Maria Treben

Les Guérisons de Maria Treben

Lettres et témoignages de guérisons
d'après son ouvrage
« La Santé à la Pharmacie du Bon Dieu »

ENNSTHALER VERLAG STEYR

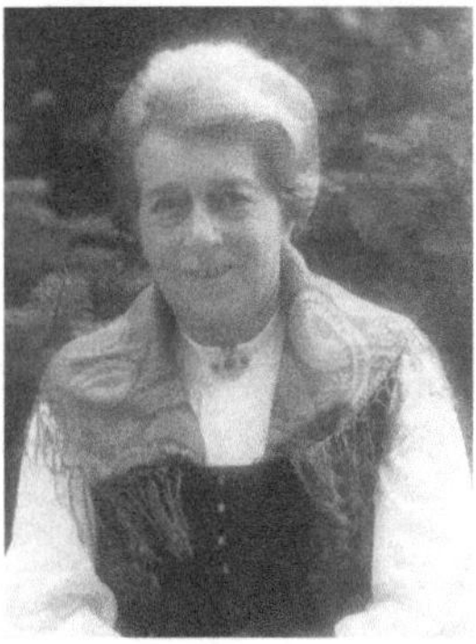

MARIA TREBEN
(1907-1991)

Le contenu, les propositions et les méthodes thérapeutiques présentés dans ce livre ne remplacent pas un traitement médical traditionnel ou tout autre thérapeutique. Chaque application des conseils qui y sont donnés doit rester au bon vouloir de chaque lecteur.

Les auteurs, l'éditeur, le distributeur et le libraire, ainsi que toute personne en relation avec ce livre, déclinent toute responsabilité en cas d'éventuelles suites qui résulteraient directement ou indirectement des informations livrées dans cet ouvrage.

www.ennsthaler.at

8e édition 2022

ISBN 978-3-85068-236-7

Maria Treben · Les Guérisons de Maria Treben

Ennsthaler Gesellschaft m.b.H. & Co KG, 4400 Steyr, Autriche
Composition de la couverture: Thomas Traxl
Composition: www.diebesorger.at
Imprimeur et relieur: Print Group, Szczecin

TABLE DES MATIÈRES

AVANT - PROPOS

C'est pour moi une grande joie de voir arriver par la poste de si nombreux témoignages de guérison, à la suite de mon livre sur la guérison par les plantes:« **La Santé à la Pharmacie du Bon Dieu** ». En voici un aperçu, mais je tiens avant tout à vous dire que ce n'est pas grâce à moi que ces merveilleux résultats ont été possibles, mais bien grâce à la Bonté du Tout-Puissant, qui nous offre ses plantes médicinales depuis les temps les plus reculés. C'est seulement de nos jours, où des maladies incurables prennent de l'ampleur, que les simples sont à nouveau appréciés par les gens. Quelle bénédiction pour les malades souffrant de cancer ou de sclérose en plaque, pour les paraplégiques, les enfants paralysés ou handicapés, de savoir qu'il pousse des plantes médicinales! Nous devons remercier le Seigneur qu'Il ne nous laisse point dans l'oubli, lorsque nous sommes dans la misère et malades, mais qu'Il nous offre réconfort, patience, et un nouvel espoir grâce aux simples ! C'est lors de la cueillette des plantes que la grâce divine qui les habite nous est révélée.

Beaucoup de personnes, qui ont recouvré leur santé grâce aux simples, retrouvent la foi en Dieu, parce que dès l'instant où ils ne purent plus attendre d'aide de la médecine, ils ressentirent davantage l'aide de Dieu dans leur désespoir. Nous pouvons tous remercier de tout coeur le Seigneur de l'existence des plantes de la pharmacie du Bon Dieu.

Je me dois aussi de remercier ceux qui se mettent de façon désintéressée au service des soins par les plantes médicinales. Enthousiasmés par mon livre« La Santé à la Pharmacie du Bon Dieu », ils sont animés par l'espoir de venir en aide aux autres, d'apporter leur connaissance des simples pour le bien de nombreux malades. Je souhaite donc une excellente collaboration avec des personnes prêtes à aider les autres, et qui me font part de leurs succès, pour leurs donner encore davantage d'audience. Les témoignages présentés ici sont la plupart des extraits de lettres qui m'ont été envoyées par toutes les couches de la société. Qu'ils servent à redonner espoir à tous les malades et à tous les affligés, afin qu'ils trouvent une nouvelle volonté de vivre et un nouvel espoir dans la guérison des autres.

Pour terminer, je voudrais vous donner une information: le 20 avril 1980, j'ai rompu mon contrat avec l'association « Les Amis des Plantes Médicinales » à Karlstein (Basse-Autriche) par voie judiciaire. La brochure « La Santé à la Pharmacie du Bon Dieu », éditée par l'association et désormais épuisée, ne pouvait être diffusée par elle que jusqu'à cette date. Entre-temps est parue aux Editions W. Ennsthaler à Steyr (Haute-Autriche), depuis le 15 juin 1980, une édition révisée et augmentée de « La Santé à la Pharmacie du Bon Dieu », qui contient toutes mes connaissances, **en langage bien clair et compréhensible**. Un index alphabétique bien étudié vous informe sans peine de son contenu.

Maria Treben

EXTRAIT D'UN VIEUX LIVRE SUR LES PLANTES MEDICINALES (DE 1896):

SOUCI (Calendula officinalis)*, appelé parfois en allemand « ****Fleur de la Pluie**** », parce que, comme vous le savez, le souci est le prophète du temps et annonce la pluie, quand il n'a pas ouvert les petites fenêtres de sa maisonnette à huit heures du matin.*

Cette fleur ne possède ni grâce, ni beauté, et son odeur forte, pénétrante et aromatique est pour beaucoup de gens très désagréable. Mais il semble beaucoup apprécier la compagnie de l'homme, parce qu'il s'obstine avec une persévérance héroïque et sincère à s'accrocher à ses pas, se multiplie dans les jardins de façon étonnante, franchit les limites qui lui sont assignées, se mélange aux choux et à la salade, pousse dans les allées, se laisse transporter avec les déchets sur le fumier, où il prend racine, pour y pousser de plus belle; il envoie ses colonisateurs sur une décharge proche ou dans un recoin de la cour, d'où il observe joyeusement et sans problèmes toutes les allées et venues; il se laisse transporter avec le fumier et détritus dans les champs, se sent tout-à-fait à son aise parmi les blés et éventuellement demande au vent: « Enlève-moi par-dessus le mur du cimetière, je dois décorer les tombes ». Les beaux jours d'été, quand nous allons rendre visite à nos défunts, nous voyons à nouveau ces fleurs rayonnantes, d'un jaune souffre, se tenir comme un gardien auprès de la tombe, d'où il semble nous dire: « Ne crains rien, je suis là, car je suis fidèle jusqu'à la mort! ». Mais en même temps, il semble nous adresser un regard plein de reproches et nous demander: « Pourquoi m'as-tu dédaigné? Vois, j'ai accompagné ta route et me suis couché sous tes pas, afin que tu te souviennes de moi! Si tu m'avais demandé de l'aide, tu ne serais peut-être pas ici, au bord de cette tombe, en train de te lamenter…!»

Ainsi parle le souci, et il a raison. Car, bon gré, mal gré, nous devons nous habituer à le considérer et à le respecter, parce que c'est une plante aux merveilleuses vertus médicinales. A l'autorité de sa renommée médicale, se joint l'expérience du quotidien; le souci qui contient des extraits amers, huiles, gommes et sels, et qui dégage une odeur forte, salée et légèrement amère, compte parmi les meilleurs astringents amers, en même temps que dissolvants et sudorifiques. Il n'est pas excessif dans son action, ni fatiguant à l'usage, mais ce qu'il guérit, il le guérit bien et pour de bon.

SON EMPLOI: *l'influence bénéfique de la fleur de souci agit véritablement sur les* ***abcès cancéreux, tuberculeux*** *ou* ***purulents****, les* ***glandes durcies****, sur les* ***crampes d'estomac****, même* ***accompagnées de vomissements sévères****; plus encore sur les* ***stases du bas-ventre****, les* ***blessures****, les* ***plaies*** *et les* ***lésions****. Celui qui souffre d'un de ces maux, peut utiliser avec confiance la tisane au souci, qui sera préparée à base de plantes fraîches, même avec les boutons. On n'utilisera pour la préparation guère plus de 2 grammes de la plante pour ½ litre d'eau, ou mieux encore de lait, qu'on boira deux à trois fois par jour.*

Plus agréable d'utilisation, le jus pressé de la plante, ou son extrait, se prendront quotidiennement à raison de 2 cuillerées à soupe mélangées à du vin ou à du lait tiède et sucré. Bientôt, notamment pour les ***affections du bas-ventre****, l'utilisation de cette tisane ou de cet extrait normalisera le fonctionnement de ces différents organes, et rétablira donc la santé. Des affections externes, telles que le* ***cancer du sein****, des* ***abcès scrofuleux, le durcissement des glandes*** *et* *autres, demandent parallèlement à leur médication interne, un traitement externe approprié, surtout pour la dernière affection, dont les enveloppements à base de décoction de souci ramolissent les endroits durs. L'usage de l'onguent à base de souci est également recommandé pour les* ***abcès*** *évolutifs.*

Les ***plaies*** *seront souvent nettoyées à la décoction de souci puis enduites de baume. La teinture de souci, elle aussi, s'est montrée très efficace dans ce cas-là. Elle est disponible en pharmacie et guérit les plaies sans les infecter.*
Si l'on fait des applications de la plante hachée – en les remplaçant souvent – sur les ***verrues****, les* ***cors*** *et les* ***durillons****, ils disparaissent ou tombent tout seuls.*

En séchant, la fleur de souci perd une grande partie de ses éléments actifs. C'est pourquoi, elle sera employée la plupart du temps fraîche; elle peut se trouver de la fin du mois de mai jusqu'au début de l'hiver. Faute d'avoir la plante elle-même, on utilise son extrait, en n'employant cependant que la moitié de la quantité à utiliser pour le thé. Le souci n'est rien d'autre qu'une« bonne plante »; mais nous ferions bien d'oublier sa banalité quotidienne pour ne voir que son exceptionnelle volonté de nous aider, qu'il essaie de nous faire comprendre.

EXPERIENCES VECUES

Pour tous les **troubles de la circulation**, l'ortie est le meilleur remède.

Lors d'un appel téléphonique désespéré d'une femme habitant la R.F.A., j'ai appris que chez son mari il fallait remplacer une veine bouchée du coeur par une veine saine de la jambe. Une telle opération est une question de vie ou de mort. Je conseillais de la décoction d'orties pour faire disparaître les troubles de la vasoconstriction et de la circulation. Le torse doit être penché par-dessus la baignoire pour mouiller plusieurs fois par jour la région du coeur avec cette décoction d'orties. A peine 15 jours plus tard, je reçus un nouvel appel de cette même femme, heureuse cette fois, qui m'informa que chez son mari, le contrôle médical diagnostiqua un fonctionnement normal de sa veine cardiaque et, qu'en plus, il se sortit à merveille de l'épreuve du test de la bicyclette.

Une religieuse originaire de la R.F.A. avait une **veine de l'oeil bouchée**, ce qui lui fit se déplacer son oeil malade de 2 mm. On craignit une tumeur derrière son oeil, ce qui aurait déclenché une cécité. Un examen extrêmement douloureux diagnostiqua une veine oculaire bouchée. Je conseillais des bains et des enveloppements de décoction d'orties. En peu de temps, l'oeil était redevenu normal.

Une femme originaire de Heilbronn témoigne:

« Notre grand-mère de 95 ans, encore bien portante et vigoureuse, avait depuis neuf mois déjà, les poings crispés et ne pouvait plus les ouvrir. En ce temps-là, elle était en traitement chez une femme médecin, qui se donnait beaucoup de peine et qui faisait tout son possible pour aider cette femme. Elle finit par dire: « Je suis désolée, mais votre grand-maman devra garder ces mains-là ». Quelques jours plus tard, le hasard voulut qu'un enregistrement sur bande d'une de vos conférences parvint dans notre maison. Nous apprîmes que les orties fraîches et vertes soignaient tous les **troubles de la circulation**. C'est ainsi qu'on prépara des bains de mains à base d'orties. La surprise fut grande, lorsque une semaine plus tard, notre grand-maman put à nouveau ouvrir ses mains normalement. Elle peut même à présent faire quelques menus travaux de raccommodage et de ménage. »

Une dame, qui se faisait soigner depuis plus de 3 ans par des médecins pour **une sciatique**, a été soulagée en 6 mois de ses douleurs, après seulement 6 bains à base de décoction d'orties.

Un pasteur du Burgenland me rend visite annuellement pendant sa cure dans la ville voisine de Gallspach. Lors de sa dernière visite, il emmena sa gouvernante, qui me raconta que sa nièce de 23 ans avait un **problème auditif depuis sa naissance**. Comme elle voulait se marier, elle se rendit à la clinique universitaire de Vienne. Elle voulut savoir si elle pouvait, par une opération chirurgicale, récupérer au moins une partie de son audition.

Après examen, on lui fit part que son mal était irréversible. Sa tante, la gouvernante du presbytère, pensa qu'elle devait essayer les herbes du suédois (« Schwedenkräuter ») d'après mes conseils de « la pharmacie du Bon Dieu » (on trempe le doigt dans la liqueur du Suédois (« Schwedenkräuter ») plusieurs fois par jour et on le met dans l'oreille).

Cela semble miraculeux, mais 15 jours plus tard, son ouïe était normale.

En octobre 1977, je donnais une conférence au cours d'un séminaire dans la « Hippolyt-Haus » (maison d'Hippolyte) à Saint-Pölten (Sankt Pölten) en Basse-Autriche. Auparavant, une femme de 24 ans vint me voir avec son mari. Je remarquai que cette femme dégageait une odeur très désagréable. Le mari me raconta qu'après avoir été amputée du sein droit, de graves séquelles dues au **traitement par rayons** firent leur apparition. Le médecin affirma qu'il n'y avait plus de remède médical possible. Le seul recours, c'était Dieu. Cependant sa femme ne savait rien de son état critique. Après cet entretien, la jeune femme me montra ses lesions dues aux rayons. Cela me fit froid dans le dos. De la clavicule vers le bas, en passant par le sein droit, tout n'était que plaie de laquelle sortaient des proliférations cancéreuses, qui dégageaient une odeur nauséabonde. Sur les proliférations, se trouvaient des couronnes de pus, jaunâtres et écumantes; il ne s'agissait cependant que de tissus morts. De la plaie, qui se terminait par un trou béant de la taille d'un poing, dans la région de la clavicule, s'écoulait une sécrétion puante.

J'ai remonté le moral de cette femme: le Bon Dieu, grâce à ses herbes bienfaisantes, lui viendrait sûrement en aide, et pourtant j'en doutais moi-même. Je lui conseillai de faire des lavements réguliers de décoction de prêle et d'extraits de mauve sauvage (fromageon), que l'on a fait précédemment macérer à froid pendant la nuit. Des feuilles fraîches de plantain lancéolé sont lavées, écrasées à l'aide d'un rouleau à pâtisserie et déposées directement sur la plaie. Cette bouillie de feuilles peut cependant opprimer et causer des tiraillements sur une plaie si profonde. Il est possible que la malade ne puisse supporter cette douleur que très difficilement. Dans ce cas, il est bon d'enlever à nouveau cette bouillie de feuilles, de nettoyer la plaie à l'extrait de mauve et de prêle, et de recommencer à poser une bouillie de feuilles fraîches, ceci jusqu'à ce que les tiraillements et la douleur de la plaie soient supportables. Les lèvres de la plaie devront être enduites de pommade de fleurs de souci. Après cela, je n'ai plus eu de nouvelles de la jeune femme, mais j'ai souvent pensé à elle, et je me suis demandée si le Seigneur l'avait aidée grâce à ses plantes. Vit-elle toujours?

Six mois plus tard, la jeune femme m'appela au téléphone et me demanda si je me souvenais d'elle. C'est avec une profonde émotion que je l'entendis dire:« Tout est guéri, il ne me reste même pas une cicatrice! » Les médecins me dirent que c'était un véritable miracle.

Avant une conférence que je donnnais à Zwettl en automne 1977, une institutrice en retraite s'adressa à moi: elle a été mise en retraite anticipée à cause d'une **crise d'épilepsie** pendant ses cours. A présent, ces crises ont augmenté jusqu' à atteindre le nombre de 8 à 10 par jour. Pendant qu'elle va aux toilettes, un membre de sa famille doit se tenir à la porte, au cas où elle aurait une crise à ce moment-là. Ceci lui arriva au moment même où elle me parlait. Je reconnu cependant, qu'ici il ne s'agissait pas d'épilepsie, mais bel et bien de **spasmes**, étant donné que ses bras et ses jambes étaient crispés et tirés dans différentes positions. Comme les crampes partent toujours d'un endroit bien précis, je demandai à son mari, témoin de la scène, si la malade avait déjà essayé d'attirer l'attention sur un endroit précis. Il répondit qu'il lui semblait que la crise paraissait commencer en bas du tibia droit. Le hasard voulut que j'avais justement du lycopode frais à portée de main, et j'enroulais une vrille d'environ 25 cm de long, en boule, et la posais sur l'endroit cité du tibia. Au même moment, la femme revint à elle. Je fus d'avis que la crampe avait précisément disparu au même moment, et que cela n'avait rien à voir avec la pose du lycopode. Je lui fixai cependant tout de même ce lycopode antispasmodique sur son tibia, et lui conseillai de le laisser dans cette position, puis de le remplacer occasionnellement par du frais. Cela peut sembler invraisemblable, mais les accès cessèrent à l'instant où je mis le lycopode en place, ce que la femme me confirma le lendemain avec joie, et de même les semaines suivantes, par téléphone.

Infection des glandes sudoripares: en ce qui concerne cette maladie très douloureuse, j'ai constaté les meilleurs résultats avec le fromage blanc. De toute évidence cela n'entre pas dans la catégorie des herbes médicinales, mais je n'aimerais pas passer sous silence ce précieux moyen de guérison.

Un jour, je me suis rendue chez une amie fermière dans le Mühlviertel (Haute-Autriche). Elle se tenait assise dans sa belle pièce paysanne traditionnelle, enveloppée dans une couverture de laine bien chaude. Elle me raconta que, depuis des semaines, elle souffrait d'abcès des glandes sudoripares sous les aisselles et que cela lui causait de grandes douleurs, si bien qu'elle avait déjà songé au suicide. Dès qu'un abcès était refermé, il s'en développait un autre à côté.« Justement, aujourd'hui c'est insupportable! Mon mari est parti chez le docteur, pour me rapporter une pommade ». Elle n'avait pas de fromage blanc à la maison, me répondit-elle. Je m'en fus dans le voisinage, chez une soeur de la fermière. Dieu soit loué! Elle en avait. « Tout frais, tout beau! » comme elle disait. Je m'en retournai joyeusement auprès de la fermière malade.« Demain, les douleurs seront passées » lui dis-je, en faisant réchauffer un peu de lait dans un pot et que je mélangeai le fromage blanc en l'écrasant finement. Je le réchauffai à petit feu, mélangeant doucement le fromage et le lait, et j'étalai la bouillie sur deux morceaux d'étoffe. Je mis la pauvre malheureuse au lit, et quand je lui appliquai un cataplasme de fromage frais tiède sous les aisselles, je constatai avec horreur la présence de plusieurs abcès pleins de pus, gros comme des poings. Je la couvris bien et la laissai transpirer abondamment. Le jour suivant, le fermier transporté d'allégresse vint nous voir:« on allait sur les 8 heures hier soir, raconta-t-il, quand ma femme sentit une moiteur tiède. Et ça commença à couler, comme si on avait ouvert le robinet. Je n'ai jamais rien vécu de tel, et croyez-moi, comme paysan, j'en ai vu des choses! ». La fermière était débarrassée de ses abcès des glandes sudoripares. Bien guéris, il n'y en eut plus jamais d'autres.

En février 1978, j'eu un appel téléphonique de Graz en Styrie (Autriche) d'un fils dont la mère avait du côté droit de son cou un **abcès cancéreux** gros comme un poing. Le médecin traitant avait prédit une opération fatale à son âge.

Les champs étaient recouverts de neige, et on ne pouvait donc pas aller récolter de plantain lancéolé, ni de grand plantain, dans la nature. Ces feuilles-là doivent être lavées et écrasées à l'aide d'un rouleau à pâtisserie sur une planche et réduites en bouillie et posées sur les plaies cancéreuses malignes. De ce fait, je conseillai des jus de plantain achetés dans un magasin de diététique, imbibé dans du coton, que l'on applique sur la plaie. Cela soulage.

Fin février, l'homme se tenait sur le pas de ma porte en Haute-Autriche. A ma question, pourquoi il avait fait ce si long chemin pour venir me voir, il aurait tout aussi bien pu me téléphoner, il rétorqua: « Je devais venir moi-même, parce que cette affaire me semble trop importante. Nous nous sommes procurés de l'extrait de plantain dans un magasin de diététique et avons appliqué un coton humecté sur la plaie. Il n'y eut cependant pas de résultat. Il y a 10 jours, la neige a fondu. Nous sommes tout de suite allés cueillir les feuilles du plantain lancéolé et nous avons appliqué la bouillie sur les abcès. Le médecin, lors de son passage, s'étonna de ces applications vertes. Elles éveillèrent son intérêt, car il ne venait qu'une fois par jour, et quand il vit que les abcès devenaient de jour en jour plus petits, il se tourna vers son jardin biologique, où le plantain était bien plus développé que dans les prés. Après exactement 10 jours d'application de ces herbes médicinales, les abcès cancérigènes au cou de ma mère avaient disparu »

Ici, je voudrais soulever un problème qui me tracasse depuis fort longtemps. En été, quand la nature nous gratifie de plantes fraîches en quantité, il n'est pas difficile d'endiguer et de guérir des maladies. En hiver cependant, nous voilà avec nos mains bien vides. Il devrait se trouver des personnes qui, tout comme les entreprises de congélation de légumes, s'occupent de congeler des plantes médicinales récoltées sur des champs traités biologiquement. Ainsi, on pourrait également en disposer en hiver.

Une voisine s'était cassé la jambe. Elle y consacra 2 années de soins. La jambe enflait et lui faisait mal. Un jour cela devint si pénible, qu'elle dut à nouveau se faire hospitaliser. Après sa sortie, je la rencontrai dans la rue. Elle marchait à l'aide d'une canne, car sa jamble avait plus du double de l'autre. Il lui fallait plus d'une heure pour faire le chemin qu'autrefois elle faisait en moins de 10 mn. On n'a pas pu l'aider à l'hôpital. Je lui conseillai des bains de pieds de fromageon (mis à infuser dans de l'eau froide pendant la nuit). Je fus très surprise, quand je la vis travailler dans son poulailler trois jours plus tard, avec deux jambes saines.

Dans un presbytère en Haute-Bavière, une jeune femme, mère de 3 enfants, me demanda si elle devait faire les 32 séances de rayons prévues après une opération de la poitrine. Je lui répondis:« Ceci dépend de votre propre décision. Si j'étais la patiente, je les refuserais ».

Lors d'une visite, plusieurs semaines après, dans ce même presbytère, cette femme vint me voir, complètement désespérée. Les rayons lui avaient brulé les côtes gauches et développé des **métastases**. Dieu merci, nous avons pour les **maladies des os** et pour la **destruction des os**, la consoude, qui pour de tels cas, ne peut être assez louée. La farine de consoude peut être obtenue dans beaucoup de pharmacies et d'herboristeries. A l'aide d'eau chaude, on en fait une bouillie, qu'on applique sur les parties malades. (Voir l'article« Consoude » dans cette brochure). La jeune femme avait elle-même déterré de la consoude, l'avait lavée et brossée (la peau noire ne doit pas être grattée), rapée, mise entre deux couches d'étoffe et l'avait appliquée. Vous aurez du mal à le croire: en 10 jours, les métastases avaient disparues et les côtes étaient soudées normalement!

Lors d'une conférence à Zwettl (Waldviertel en Autriche) le 16 avril 1978, on porta une femme, qui était gravement malade, sur l'estrade. Elle tremblait de tout son corps et me raconta qu'elle avait derrière elle deux **graves dépressions nerveuses**, dont elle n'arrivait pas à se remettre. Cela faisait 2 ans, qu'elle soignait sa jambe ouverte. Du genou jusqu'au pied, il y avait une surface suintante, sans peau. Plus bas, une masse rouge-bleuâtre. A l'hôpital où elle avait déjà fait plusieurs séjours, on voulait à chaque fois l'amputer de la jambe à partir du genou. Elle raconta, en sanglotant, qu'à chaque fois, elle ne l'avait pas accepté, mais qu'elle ne voyait plus d'issue. Elle ne pouvait plus, ni marcher, ni s'asseoir, et était désespérée de ne trouver de solution.« Sûrement que les herbes médicinales, présents de Dieu, vont sûrement vous aider » lui dis-je pour la consoler. Il faudrait vous baigner dans une décoction de prêle et d'extraits de fromageon, infusé dans de l'eau froide pendant la nuit, mais utilisée tiède, et très précautionneusement, tant que le pied ouvert le supporte bien. Appliquer directement des bouillies de feuilles fraîches de plantain lancéolé écrasées à l'aide d'un pilon, avec précaution et pour peu de temps seulement. Les bains aux fromageon atténueront aussi **l'enflure** rouge-bleuâtre du pied. Quand la peau se reforme peu à peu, enduire de pommade de souci après chaque bain.

Contre **l'altération du système nerveux**, je conseillai des bains complets de thym, à raison de 150 gr. de plantes par bain, mises à infuser dans de l'eau froide pendant la nuit et ajoutées à l'eau du bain. S'y baigner pendant 20 minutes, en prenant soin de préserver le coeur hors de l'eau. On peut utiliser cette eau jusqu'à 2 fois, et en utiliser une partie pour y faire infuser les herbes.

Le 15 août de la même année, je participais à une bénédiction de plantes médicinales à Maria Bründl en Basse-Autriche, où je fus saluée par une foule de plusieurs milliers d'âmes. Après la consécration, une femme, parmi beaucoup d'autres, se faufila jusqu'à moi, m'agrippa par le bras, et ne me le lâcha plus en aucune façon. Il s'avéra que c'était la femme de Zwettl, qui avait la jambe ouverte. Après 2 mois de traitement par les plantes prescrites, la jambe avait complèment guéri et était redevenue saine. Elle pouvait à nouveau s'occuper normalement de son ménage. A Maria Bründl, elle monta et redescendit le petit chemin raide, qui menait à la chapelle, comme une jeune fille. Voilà les miracles de la pharmacie du Bon Dieu!

Après une conférence à Gallspach en Haute-Autriche, en novembre 1978, un jeune homme me raconta qu'après un accident de voiture où il s'en était sorti avec une double fracture de la base du crâne, il souffrait quotidiennement de **troubles épileptiques**. Je lui conseillai des enveloppements à base d'herbes du Suédois (« Schwedenkräuter ») sur l'occiput et sur les vertèbres crâniennes, et de prendre 3 à 4 tasses de thé d'orties par jour. En février 1979, il vint me voir, resplendissant de joie. Il avait suivi mes conseils: ses crises d'épileptie avaient diminué et avaient, à présent, complètement disparu.

Le 13 septembre 1979, Madame H. W. de O./R.F.A. me téléphona en pleurs le matin pour me dire, que son mari de 38 ans devait être opéré d'une **tumeur au poumon**. L'examen à la sonde pulmonaire avait révélé un noyau infecté de la tumeur. Les médecins conseillaient une intervention urgente, bien que son mari soit terriblement affaibli par la fièvre, et qu'il ne supporterait peut-être pas l'opération. Plus tard, les médecins autorisèrent alors des enveloppements de vapeurs de prêle (faire chauffer une poignée de prêle dans une passoire au-dessus de la vapeur d'eau), à appliquer sur les tumeurs malignes. Matin et après-midi pendant 2 heures et durant toute la nuit; pendant l'après-midi cependant, un enveloppement de 4 heures à base d'herbes du Suédois (« Schwedenkräuter ») sur les poumons. En plus de tout cela, on fit boire au malade deux litres de tisane à base d'un mélange de 3 parts de souci, I part d'achillée millefeuilles et l part d'orties. Tous les ¼ d'heure, il devait en avaler une gorgée. De cette façon-là, les très grands malades peuvent en ingurgiter une telle quantité. Ceci est de première importance pour les maladies cancéreuses.

Après un traitement de 3 jours à base d'enveloppements de vapeur de prêle, il apparut une diminution de la tumeur sur les radiographies. A la suite de quoi, la jeune femme put emmener son mari à la maison. Au bout de plusieurs jours, le malade retrouva son appétit. Neuf jours après sa sortie de l'hôpital, on put vérifier sur les radiographies de contrôle que la tumeur au poumon avait totalement disparu.

REMERCIEMENTS ET TEMOIGNAGES D'EXPERIENCES QUI ME SONT PARVENUS

Madame M. M. de M. écrit:
« Aujourd'hui je puis me permettre de vous exprimer toute ma gratitude. Pendant de longues années, je consultai sans arrêt les médecins, mais aucun ne pouvait m'aider. L'année dernière, en automne, j'étais hospitalisée pendant 7 semaines: **coeur et circulation**! Inflammation du **foie**, et en plus de cela, une **gastrite**! On me conseilla alors des orties. Je les récoltai en décembre, sous la neige. Au bout de 8 jours, cela allait mieux. A présent, grâce à vous, j'ai approfondi mes connaissances des plantes médicinales, et je suis consciente qu'elles m'aident. »

Madame J. Sch. de l. écrit:
« Notre grand-mère fait de grands progrès après trois **attaques d'apoplexie** en buvant du thé d'orties et de gui. La jambe, qui est encore un peu paralysée, je la soigne avec des feuilles de consoude chaudes, grâce auxquelles la contraction musculaire se relâche peu à peu. En plus, la nuit, je fais des applications de feuilles de fougère, qui donnent de très bons résultats. »

Un jeune garcon qui malgré un régime sévère avait de graves **diarrhées**. Au bout de 6 gorgées de thé à base de racines de roseau odorant, que vous indiquez dans votre brochure, sa diarrhée s'est arrêtée, il a retrouvé son appétit et même grossi de quelques kilos. Sa mère en est très heureuse.

Une connaissance avait depuis des mois des **douleurs aux pieds**, qui remontaient jusqu'à la cuisse. Un cataplasme de bouillie de consoude fit disparaître en une fois les douleurs; malgré une fatigue intense, elles ne sont plus réapparues

---

Une autre connaissance, après une **jaunisse d'origine infectieuse**, était depuis deux ans de santé très délicate. Depuis qu'elle prend les herbes selon vos indications (soucis, orties et liqueur du Suédois« Schwedenbitter »), elle peut à nouveau travailler à plein temps de 6 h du matin à 10 h du soir. »

Madame W. T. de E. écrit:
« Je ne sais pas si vous vous souvenez de mon appel téléphonique de janvier 1978, où je vous appelai au secours de ma petite fille de trois ans, qui souffrait de terribles **étouffements d'origine convulsive**, et qui avait déjà reçu plusieurs piqûres de cortisone. Vos conseils, qui consistaient à la traiter à l'aide de fromageon, de liqueur du Suédois et de lycopode, ont eu de bons résultats. C'est pourquoi, je voudrais, ainsi que mon mari, vous remercier de tout mon coeur. Chère Madame Treben, c'est le ciel qui vous a envoyée! Je prie Dieu et sa Mère Divine que vous restiez encore longtemps en bonne santé! »

Madame M. R. de W. écrit:
« Ma voisine, 50 ans, travaille dans une usine de confection. Après Noël, elle ressentit de vives douleurs dans les deux **articulations du poignet**, et fut portée malade, car elle ne pouvait plus du tout bouger ses pouces. On lui mit un plâtre pendant 3 semaines; après 9 semaines de traitement, rien n'avait changé. Je lui conseillai de boire du thé d'achillée mille-feuilles, ainsi que des bains, comme c'est indiqué dans votre brochure. Au bout du troisième jour, ma voisine pouvait déjà remuer ses pouces sans douleur, et depuis le 10 avril, elle a repris son travail. »

Madame P. Sp. de Gr. T. écrit:
« Ma belle-soeur souffrait de terribles **douleurs à la colonne vertébrale** en été et en automne. 300 comprimés et plus de 30 piqûres n'ont absolument pas amélioré la situation. Peu avant Noël, elle a pris 6 bains de siège de prêle, et le jour de Noël, elle nous fit joyeusement part que les bains l'avaient bien aidée. »

Un prêtre bavarois écrit:
« Quand notre médecin de famille m'a examiné hier, comme tous les ans à la même époque depuis 15 ans (car j'avais **une tumeur à la prostate** grosse comme le poing), il constata qu'elle avait totalement disparu. Il en est resté médusé: « Mais quel est le remède que vous avez utilisé? Pendant 4 semaines, j'ai bu tous les matins une tasse de thé d'épilobe à petites fleurs. » Encore un miracle que Dieu a réalisé par ses plantes. »

Madame S. R. de G./Allgäu écrit
« J'ai fait l'expérience d'une aide efficace, en buvant du thé à base d'orties. J'ai 67 ans et j'avais toujours des problèmes de ventre. Quand j'ai pris de la tisane d'orties, j'ai eu de violents **saignements**, mais qui étaient tout foncés, grumeleux et épais, presque comme après une délivrance. Le médecin affirma que c'était une totale purification. Je vous écris ceci, afin que d'autres connaissent aussi les vertus des orties. »

Madame G. R. de Basse-Autriche écrit:
« Votre conseil de faire des enveloppements chauds de prêle sur **l'articulation du gros orteil douloureux** (hallus valgus) a beaucoup aidé mon mari et lui a fait disparaître toutes ses douleurs. »

Madame G. Ph. de Basse-Autriche écrit
« J'ai déjà beaucoup lu et essayé bien des choses de votre livre. Par exemple, je suis tombée dans notre jardin et me suis blessée aux deux genoux. J'ai immédiatement appliqué du plantain lancéolé écrasé sur le flux de sang; après peu de temps, **l'épanchement de sang** s'arrêta et la douleur se calma. »

Une religieuse de Bavière écrit:
« Ma soeur, 35 ans, mère de 2 enfants de 9 et 12 ans, s'est fait opérer de la mâchoire gauche qu'on lui a enlevée, ainsi qu'une partie sous l'oeil. C'était cancéreux. Suite aux conseils que vous lui avez prodigués par téléphone, elle boit du thé à base d'orties, d'achillée mille feuille et de fleurs de souci; elle fait des enveloppements de gouttes de liqueur du Suédois (« Schwedenbitter ») et des applications chaudes de prêle. Elle va bien, et après la pose de sa nouvelle prothèse, cela ira mieux encore. Elle fait scrupuleusement des rinçages au gaillet. Avec l'aide du médecin de la clinique, qui la soutient dans ses soins, elle n'a plus besoin de rayons!

Votre brochure sur les herbes a beaucoup aidé une autre soeur: elle avait différents types de **bactéries dans la vessie**, une infection post opératoire. Pendant une année entière, elle avala des pilules qui ont été inefficaces. Elle commença alors à prendre de la tisane d'orties et plus tard des gouttes de liqueur du Suédois (« Schwedenbitter »). Lors du dernier examen, le médecin ne put découvrir aucune bactérie. Les herbes ont très vite fait leur effet. »

Madame S. R. de l. S. écrit:
« Je me réjouis énormément de pouvoir vous faire part enfin d'un résultat qu'on qualifierait presque de miraculeux. Depuis longtemps déjà, j'avais un **genou qui me faisait terriblement souffrir**. Une nuit, je fus réveillée par des douleurs atroces. Je ne pouvais absolument plus bouger **l'articulation du genou**. J'étais au bord des larmes. Je me fis un enveloppement d'herbes du Suédois (« Schwedenkräuter ») et le laissai pendant 4 heures sur le genou malade. Toutes les douleurs avaient disparu. Je pouvais à nouveau vaquer à toutes mes occupations, grimper, monter, etc... C'était affectivement comme un miracle. J'ai aussi fait disparaître des **douleurs dans l'oreille**, en mettant un tampon d'ouate imbibé d'élixir du Suédois (« Schwedentropfen ») dans le conduit. »

Soeur M. A. écrit en mai 1978:
« Mon beau-frère souffrait depuis des années de la prostate. En plus, il avait eu 5 ou 6 infarctus. Comme les **douleurs à la prostate** prenaient de l'ampleur, on voulut l'opérer. Les médecins l'ont cependant renvoyé, car une opération avec son coeur malade aurait été fatale. Nous avons alors essayé de lui sauver la vie malgré tout et lui avons procuré de la tisane d'epilobe. Il la but et dès les premiers jours, il se sentit soulagé; aujourd'hui, il est presque rétabli. »

Madame E. S. de R. écrit le 20 juin 1978:
« Les terribles souffrances de mon mari (**diarrhées avec saignement**, 30 à 40 fois par jour) se sont tellement améliorées, que depuis 15 jours, il peut à nouveau travailler. Il a fait une cure de tisane, comme vous le lui aviez indiqué: six gorgées de roseau odorant, fleurs de souci, achillée-millefeuille et orties. »

Madame M. S. de K. écrit:
« Cela vous fera sans doute plaisir d'apprendre qu'une jeune religieuse a pu retourner dans sa Mission en Nouvelle Guinée, grâce à vos conseils et aux plantes fraîches. Elle était à la maison pendant plus de deux ans, à cause **d'une maladie du pancréas**. A partir du moment où elle suivit vos conseils, cela commença à aller mieux. Elle pense sûrement à vous dans ses prières. Ce que cette soeur apporte aux plus pauvres d'entre-nous est incroyable à nos yeux. Qu'elle puisse à présent reprendre son activité caritative, est l'oeuvre de Dieu et de vous-même! »

Une religieuse écrit:
Je voudrais vous adresser mes remerciements les plus sincères pour l'aide que vous m'avez procurée. Ma tension s'est tout-à-fait normalisée, mes **douleurs à la vésicule biliaire et à l'estomac** ont disparu, je me sens comme un nouveau-né. L'an passé j'étais à Lourdes; à présent je sais que la mère de Dieu m'a aidée à travers vous. Mon médecin traitant était tellement surpris de mon état, qu'il m'a demandé ce qui m'était arrivé, pour que je sois rétablie et au mieux de ma forme. Après quelques hésitations, je lui avouai. Il était tellement enthousiaste, qu'à son tour, il s'acheta le livre « La Santé à la Pharmacie du Bon Dieu. »

Madame R. B. de R. écrit:
« J'ai apporté du lycopode à ma mère de 70 ans, qui souffrait de **crampes à la cuisse**. Pleine de joie, elle me raconta: « Pendant des années, je me suis soignée inutilement pour mes démangeaisons au talon. C'était souvent impossible à supporter. A présent, c'est fini, après 5 bains de pieds aux lycopodes ». Je voudrais aussi vous faire part de deux recettes

familiales: Un occuliste dit en 1930 à ma mère, dont les 5 frères et soeurs sont tous morts entre 20 et 30 ans:« Buvez de la prêle, de la pulmonaire et du tussilage en quantités égales. C'est la meilleure tisane pour les poumons».

Effectivement, il n'y eut plus de morts à partir de ce jour. En cas de **bronchite** ou d'**asthme**, le remède suivant fut tout-à-fait efficace: une demi-cuillerée à soupe de sucre, avec 3 ou 4 gouttes de jus de citron, remplir la cuillère d'huile de salade et frotter doucement le tout sur la langue et avaler; ceci 3 fois par jour!»

Madame Emma L. de W. écrit:
« En janvier 1978, mon mari fut admis à l'hôpital et fut relégué dans le mouroir; c'est alors que je vous ai parlé, chère Madame Treben. On donna à mon mari des piqûres et on le brancha à l'oxygène. Il avait de terribles **quintes de toux** et les **jambes très enflées**; il avait totalement perdu l'appétit. Il resta ainsi pendant 8 semaines. J'entendis parler de la liqueur du Suédois (« Schwedenbitter »). Je n'avais plus qu'un seul souhait, c'était de vous parler et de vous demander conseil. Mon mari allait tellement mal, que les médecins ne voulaient pas le laisser rentrer à la maison, car ils pensaient qu'il mourrait en route. De plus, il lui fallait trois ou quatre piqûres chaque nuit. Cependant, je l'ai tout de même emmené à la maison. Nous lui avons donné de la liqueur du Suédois (« Schwedenbitter ») dans de la tisane d'orties et de soucis et nous avons appliqué des cataplasmes d'herbes du Suédois (« Schwedenkräuter ») sur la poitrine et le foie. A partir de ce moment, mon mari n'a plus eu besoin de piqûres, ni de comprimés, et se sent, Dieu merci, beaucoup mieux. Je voudrais vous remercier en mon nom, ainsi qu'au nom de mon mari. »

Une jeune religieuse de A.-P./Haute-Autriche écrit:
« Pendant des années, je souffrais tellement à la **colonne**, que je pouvais à peine enfiler mes bas. Je lus dans votre brochure sous« Prêle des champs », qu'en cas de **troubles discaux**, il fallait prendre des bains de siège avec de la prêle. Je suivis ces conseils. Tout de suite après le premier bain de siège à la prêle des champs, mes douleurs ont disparu et ne sont pas encore revenues, six mois plus tard. Les six bains de pieds que j'ai pris par la suite m'ont délivrée de la **transpiration des pieds**. Contre mes **troubles circulatoires**, j'ai bu avec succès de la tisane d'orties. J'ai beaucoup de plaisir à la réussite des guérisons avec les herbes, si bien que maintenant, je peux aider les autres soeurs avec vos conseils.

Chez une consoeur, on a diagnostiqué une **tumeur avec des métastases** dans le bas-ventre, après une simple opération, suite à une rupture de cicatrice. Aux intimes, on fit part que la malade n'avait guère plus de 6 mois à vivre. Cette famille s'est adressée à vous, chère Madame Treben. Après sa sortie de l'hôpital, on fit un cataplasme à base d'herbes du Suédois (« Schwedenkräuter ») pendant 4 heures sur le bas-ventre de la patiente ; de plus, elle but quotidiennement les tisanes, dont vous parlez dans la rubrique« Maladies du bas-ventre ». Après 6 semaines déjà, lors du premier contrôle médical, le médicin-chef s'étonna de la qualité de la formule sanguine. Après 3 autres contrôles, qui eurent lieu toutes les 6 semaines, il se trouvait devant une énigme. Il ne trouva absolument plus rien d'anormal. A présent, la soeur a 71 ans. A part la teinture d'herbes médicinales, elle n'a pas suivi de régime spécial et elle se sent aujourd'hui en pleine forme, au grand étonnement des médecins. »

Madame K. Sch. du Vorarlberg écrit:
« Un grand merci pour votre brochure. Nous avons déjà tellement utilisé les remèdes. Je voudrais juste remarquer que les feuilles d'acanthe, dont les prés en été sont remplis, peuvent être utilisées pour purifier parfaitement. On les lave et, mouillées, on les pose sur une planche et on les écrase avec un rouleau. On peut les appliquer pour les **maux de gorge**, pour les **bronchites aigües**, les **laryngites**, et elles se montrent efficaces pour les maux de **vésicule biliaire**, de **foie**, d'**estomac**, de **bas-ventre** et des **poumons**. On les met, écrasées, entre 2 morceaux de tissus, on les applique et on les maintient par un bandage. Dans notre famille, on a souvent guéri de graves maladies de cette façon-là.

J'ai 72 ans et l'ophtalmo m'a dit qu'un **glaucome** se développait. J'ai mis à infuser de la rue dans de la bonne eau de vie pendant 10 jours et je m'en suis appliquée matin et soir sur les paupières, si bien que, bientôt, je pus à nouveau mieux voir. J'ai aussi conseillé ceci à un vieillard presque aveugle et j'ai appris par la suite, qu'il voyait à nouveau. C'est un très bon remède pour la faiblesse des yeux. L'essence d'arnica produit les mêmes effets. Ma soeur portait des lunettes; elle s'est frottée les paupières à l'arnica, et maintenant elle n'a plus besoin de lunettes. Moi aussi, je portais des lunettes, et je cousais des costumes traditionnels. A présent, pour coudre, je n'ai plus besoin de lunettes. Si on le fait régulièrement, cela aide ».

Madame L. R. de J. écrit:
« Il y a à peu près 8 semaines, je vous ai écrit que mon beau-frère devait se faire opérer le 28 avril 1978 d'une **inflammation des glandes parotides**. Du thym infusé

dans de l'huile et de la liqueur du Suédois (« Schwedenbitter ») introduits tous deux dans l'oreille ont rapidement arrêté les douleurs. 12 séances de rayons n'avaient servi à rien. A présent, je voudrais vous remercier du fond du coeur de la part de mon beau-frère ».

Madame Treben elle-même rend public l'épisode suivant:
« Lors d'un recueillement à la fin d'un pélerinage, qui se tenait dans une église autrichienne, une femme se jeta à mon cou. Elle m'apprit qu'elle avait un **glaucome** et qu'elle guérit, après qu'elle se fut soignée à l'aide des conseils que je prodiguais dans ma brochure sous 'Glaucome'. »

Monsieur A. Th. de D. écrit:
« Avec mes remerciements, j'aimerais vous faire partager l'expérience suivante: pendant le temps où je souffrais de **cataracte**, j'utilisai du jus de chélidoine, qui me soulageait manifestement, et j'en fus très content. Je lavais la feuille, écrasais la tige humide entre le pouce et l'index et frottais ce liquide obtenu à partir de la base du nez jusqu'au coin de l'oeil. De là, le jus de chélidoine agit sur l'oeil, sans toutefois y pénétrer. »

Un appel téléphonique de Bavière du Sud:
« Vos conseils de me gargariser avec du gaillet frais ont non seulement totalement éliminé mon **goitre**, mais je suis débarrassé de tous mes troubles de la **glande thyroïde**. »

Monsieur A. de Ebensee écrit:
« Ma fille avait de **l'acné** et en était naturellement très malheureuse. Nous avons fait macérer du raifort dans du vinaigre de fruits pendant 10 jours, comme vous l'indiquez

dans votre brochure; elle commença alors à se badigeonner la figure humide deux fois par jour et elle but un litre de tisane d'orties fraîches. En trois mois, il n'y avait plus de traces d'acné. A chaque fois, nous nous appliquons à faire exactement comme vous le dites dans votre brochure, et nous remarquons que tout ce que vous dites est exact. Merci de tout coeur! »

Extrait d'une lettre du 29 septembre 1978 qu'une femme de K. en Souabe a écrite:
« … de plus, je bois régulièrement le mélange de tisane contre l'**arthrose**, avec des résultats positifs, ainsi que contre le **glaucome**. En tout cas, depuis cette époque, ma vision est restée stable. Mes **douleurs** dans le **genou** gauche se sont à tel point améliorées, que je peux monter les escaliers sans aide, et sans grandes douleurs.

Avec l'aide de la liqueur du Suédois (« Schwedenbitter »), une **grande plaie**, qui saignait abondamment, a complètement guéri chez ma mère (elle va avoir 82 ans le ler octobre 1978). Nous avons pu soigner un **abcès** à l'intérieur du petit doigt de pied, de la même façon. »

Madame H. M. écrit:
« Avec les herbes du Suédois (« Schwedenkräuter »), que nous avons déjà fait macérer plusieurs fois, et que nous avons données à des parents et à des amis, nous avons obtenu des résultats remarquables. Par exemple, une **cicatrice** très vilaine au genou de ma fille s'est considérablement améliorée. Nous vous remercions pour vos efforts et pour votre engagement personnel. »

Madame M. Sch. d'Augsbourg écrit:
« Mon garçon de 12 ans avait des **abcès à la mâchoire**, 5 jours avant sa confirmation. J'ai tamponné les abcès plusieurs fois par jour avec de la liqueur du Suédois (« Schwedenbitter »), et il s'est rincé deux fois par jour la bouche avec de la tisane de sauge et de la liqueur du Suédois (« Schwedenbitter »). L'abcès s'ouvrit, le pus diminua, la joue enflée et l'abcès se résorbèrent. Mon fils passa le jour de sa confirmation guéri et heureux.

De même, quand mon **foie** se réveilla douloureusement, je me fis des compresses d'herbes du Suédois (« Schwedenkräuter »). Cela alla bientôt mieux. Lors de mes vacances en Autriche, je rendis visite à une fermière, qui était alitée. Je lui ai donné de ma liqueur du Suédois (« Schwedenbitter »), que j'ai toujours avec moi, et lui laissai aussi la brochure « La Santé à la Pharmacie du Bon Dieu ». Elle but de la tisane d'orties, d'achillée mille-feuille et de fleurs de souci, et elle prit de la liqueur du Suédois (« Schwedenbitter »). Au bout de trois jours, elle se portait bien et vaquait à nouveau à ses occupations ménagères. Elle aussi s'est tout de suite préparé de la liqueur du Suédois (« Schwedenbitter »). Autrefois, je souffrais de **constipation**, de **flatulences** et j'avais des **hémorroïdes**. Depuis que je prends de la liqueur du Suédois (« Schwedenbitter »), je peux aller régulièrement aux toilettes.
Parce que je crois en la vertu curative des plantes, j'ai déterré de la chélidoine majeure, que j'ai replantée dans mon jardin. Mon fils avait des **verrues**, qu'il se fit enlever. Cela lui donna de vilaines cicatrices. A présent tout est parti, grâce à la chélidoine majeure, même d'autres verrues qui lui restaient. »

Madame A. S. de G. écrit:

« Je considère la réception de votre brochure « La Santé à la Pharmacie du Bon Dieu » par des amis que j'ai connus à San Damiano, comme providentielle. A l'époque, je priais en toute confiance notre Sainte Mère de m'aider, car mes forces diminuaient de plus en plus, à cause de la **maladie de Parkinson**. Je fus très étonnée que les herbes du Suédois (« Schwedenkräuter ») m'aient tout de suite soulagée. Aujourd'hui, six mois plus tard, je peux dire combien tout cela m'a aidé, moi qui suivais tous les conseils de votre brochure. Avant tout, ma **gastrite** qui me faisait souffrir depuis plus de 15 ans a complètement disparu. Je peux à nouveau tout manger. Tout compte fait, je me sens à nouveau une femme normale, et personne ne remarque de quelle maladie je souffre. Je suis particulièrement reconnaissante qu'on ne puisse plus reconnaître les tremblements dans mon bras droit. Seulement après un énervement ou une grande fatigue, cela devient de temps à autre visible. Même ma démarche s'est améliorée. Ma fatigue est tout de même encore présente, mais de loin pas aussi importante.

Voilà ce que je faisais: le matin, une tasse de tisane d'orties avec de la liqueur du Suédois (« Schwedenbitter »), prise par petites gorgées; une heure après, de la teinture d'achillée mille-feuille dans un peu d'eau. Toutes les heures jusqu'à midi, boire la tisane qui est indiquée dans votre brochure sous « Maladie de Parkinson » avec de la teinture d'achillée mille-feuille. L'après-midi, je buvais cette même tisane toutes les heures et en plus, le soir, contre l'insomnie, la tisane qui figure sous la rubrique « Primevère, Coucou ». Comme chez nous il n'y a pas d'Oxalis, je n'ai pas pu en prendre. Je vous remercie avant tout et de tout coeur pour votre aide si désintéressée. »

Madame J. D. de Vienne écrit:
« Je suis dans ma 86ème année, et je souffrais depuis des années de **conjonctivite**. Aucun médecin n'avait pu m'aider. Au bout de quelques jours de traitement avec des pansements imbibés de gouttes de liqueur du Suédois (« Schwedenbitter ») sur les paupières fermées, cela s'est amélioré. Grâce à la liqueur du Suédois (« Schwedenbitter »), je suis à nouveau, Dieu soit loué, en bonne forme. »

Monsieur le Curé M. écrit:
« Ma bonne, Mademoiselle Anna, est devenue une grande collecteuse d'herbes médicinales, et elle aide partout où c'est nécessaire. Avec sa brochure « La Santé à la Pharmacie du Bon Dieu », et avec la liqueur du Suédois (« Schwedenbitter »), elle a déjà secouru plus d'une personne. Grâce au gaillet et au plantain lancéolé, elle a pu guérir un homme qui avait à peine 40 ans et qui souffrait d'un **cancer de la langue**; ceci au grand étonnement des médecins. Malheureusement, il reçut tant de rayons, qu'il perdit ses cheveux de plus en plus. Mais la joie de sa femme et de ses enfants est néanmoins grande. »

Extrait d'une lettre que Madame Treben écrivit au Pasteur Z. le 7 octobre 1978:
« … je suis tout-à-fait convaincue qu'on obtiendrait des résultats chez les malades atteints de **lèpre**, avec de la prêle et des orties. La prêle des champs guérit des maladies ressemblant au cancer à la surface de la peau par des applications externes (les orties guérissent par l'intérieur)! Il y a quelques jours, une femme ma téléphona de Linz; elle souffrait depuis des années **d'urticaire**, qui s'étendait jusqu'à l'intérieur de la bouche. Je lui conseillai les orties.

Aujourd'hui, j'ai appris qu'après 3 jours, à sa grande surprise, tout était parti. Le « miracle » pourrait bien avoir lieu avec la lèpre. »

Madame Pr. S. de F.-L. écrit le 13 octobre 1978:
« Pendant 6 semaines, j'ai bu 4 tasses de tisane (orties et achillée mille-feuille) par jour, et j'ai supporté mes **règles** sans problème, ce qui ne m'était pas arrivé depuis 4 ans. A chaque fois, je passais un jour au lit. Un grand merci! Que Dieu vous donne encore beaucoup de force et des années de bonne santé! »«

Une religieuse très avancée en âge écrit en octobre 1978:
« J'ai dû subir par 3 fois des opérations graves de l'abdomen. Il en résulta de sérieuses déformations et souvent des douleurs insoutenables. Le 11 décembre 1977, au moment où notre Soeur Supérieure fut rappelée à Dieu, on dut m'hospitaliser. Les douleurs étaient insupportables. Diagnostic: occlusion **intestinale**. Le médecin n'avait plus d'espoir. L'opération lui réussit cependant, mais les difformités étaient si importantes, il en coupa un maximum, que le chirurgien n'avait aucun espoir de survie. Une courte durée peut-être encore. Nous avions toutes recours à notre chère mère Supérieure, qui venait de décéder, si pieusement. Quelques jours avant Noël, le médecin-chef dit à notre Supérieure: « Je ferais tout pour que Soeur A. (la rédactrice de la lettre) puisse passer les fêtes parmi vous pendant les jours de fête, afin que vous n'ayez pas à nouveau un enterrement » – Cela allait un peu mieux, mais la **fièvre** ne baissa point. On me permit, fin Janvier, de quitter l'hôpital, sans doute pour me laisser mourir à la maison.

C'est alors qu'une soeur m'apporta de la liqueur du

Suédois (« Schwedentropfen ») et me lut ses effets dans la brochure. J'en pris quotidiennement; à Pâques, la fièvre avait disparu. Aujourd'hui, je me sens mieux que jamais auparavant. Dieu soit remercié, ainsi que cette chère Madame Treben, qui fait tant de bien avec son livre sur les plantes médicinales. »

Madame Maria G. de P. près de Vienne écrit:
« Une connaissance m'offrit la brochure « La Santé à la Pharmacie du Bon Dieu » et je dois avant tout vous remercier de tout coeur d'avoir accompli une tâche si magnifique. Depuis mes 24 ans, je possède tous les originaux de Sébastian Kneipp, et j'ai maintenu ma famille en bonne santé. Avec de l'argile, je me suis débarrassée en peu de jours de **rhumatismes**, et j'ai aussi utilisé des compresses de fromage blanc. Mais à présent, à 87 ans, on ne peut plus utiliser cela aussi facilement qu'autrefois. J'ai immédiatement fabriqué la liqueur du Suédois et le vin des cardiaques et je bois quotidiennement quelques gouttes d'élixir. Il m'a déjà beaucoup aidé; je suis devenue beaucoup plus active, malgré mes 87 ans. Je fais mon ménage, ainsi que mon jardin, toute seule. Je voudrais tellement aider d'autres gens qui souffrent, et j'ai besoin d'autres brochures. Je vous admire, chère Madame Trében, et je vous remercie pour votre magnifique travail, et votre promptitude à aider les autres avec votre brochure. »

Monsieur Karl Sch. de W. dans l'Allgäu écrit:
« Tout d'abord, je voudrais très sincèrement vous remercier, ainsi qu'au nom de beaucoup de malades, pour votre aide désintéressée. Quel trésor inestimable que votre livre « La Santé à la Pharmacie du Bon Dieu ». Chez ma femme,

nous avons obtenu une guérison que nous n'avions plus espérée. Depuis plus de 20 ans, elle se plaignait auprès des médecins, que sa bouche n'était plus saine, elle n'avait plus de goût et en plus elle se plaignait de **paralysie** de la mâchoire. Après 3 semaines de gargarismes à la tisane de mauve fromagère, et d'absorption de cette même tisane, sa bouche et son palais commencèrent de guérir. Le goût est revenu. A présent, ma femme espère obtenir un résultat avec l'essence de bourse-à-pasteur pour **l'atrophie musculaire**. Depuis 6 ans, elle ne peut plus se déplacer sans aide, et elle souffre depuis 18 ans de cette maladie, qui a d'abord été diagnostiquée comme sclérose en plaques.

Moi-même, j'ai obtenu une complète guérison en deux semaines d'une **hypertrophie de la prostate**. Avec du lycopode, je me suis tout-à-fait débarrassé de ma **goutte**. Pour tout ceci, nous vous remercions de tout coeur. »

Monsieur H. H. de L. écrit:

« Après que nous vous avons rendu visite au printemps avec notre fils et que vous nous avez prodigué des conseils pour sa **maladie rénale**, j'aimerais vous faire part des résultats de ces soins. Nous avons simplement suivi vos indications et avons pu, au bout d'environ 6 semaines, à part d'infimes valeurs, constater une amélioration notoire après la première analyse sanguine. Au bout de 12 semaines, nous devions à nouveau lui donner les compléments minéraux que nous avions précédemment abandonnés, car les numérations sanguines s'averaient mortellement dangereuses. Après des discussions avec le service des dialyses, nous continuons le traitement selon vos indications, mais nous devons absolument donner un apport supplémentaire de certains médicaments. De toute évidence, un résultat positif est indéniable, car les valeurs en chute jusqu'alors sont stabilisées. Nous sommes devenus des ramasseurs d'herbes médicinales chevronnés et nous vous en remercions, car à présent nous parcourons les campagnes en connaissance de cause et les yeux beaucoup plus ouverts. »

Madame M. S. de F./Main écrit:
« Depuis le printemps dernier, j'ai eu de bons résultats avec votre « Pharmacie du Bon Dieu ». J'avais une **bursite** au genou, de la taille d' un oeuf de poule, que mon médecin de famille voulait opérer, après que des pommades restèrent sans effet. C'est là que j'entendis parler de vos conseils, et je bus, tout au long de la journée, beaucoup de tisane d'orties, fis des enveloppements d'herbes du Suédois (« Schwedenkräuter ») et en plus pris 3 fois par jour 15 gouttes de liqueur du Suédois (« Schwedenbitter »). Au bout de 15 jours, il ne resta plus rien de l'infection de la glande. En plus de ça, mon état général s'est amélioré. Pour mon **hypotension**, je bus de la tisane de gui; mon mari a lui aussi pu normaliser son **hypertension**. Un collègue de mon mari avait une bursite au coude de la taille d' un oeuf d'oie, avec de très grandes douleurs; en plus, son moral était très bas. Lui aussi devait se faire opérer. Avec les mêmes soins que moi, il fut entièrement rétabli en l'espace de 3 semaines.

Moi-même, pendant une période assez longue, j'avais des **écoulements** assez désagréables. Après avoir pris de la tisane d'achillée mille-feuille, d'ortie et de prêle des champs, pendant quelque temps, ce mal a lui aussi disparu de mon univers. A présent, ma famille boit toute sorte de mélanges de tisanes. Le soir, tout le monde prend une tasse de véronique mâle et de racine de céleri et tout le monde dort bien. »

Madame L. H. de B. écrit:
« Tout d'abord, j'aimerais exprimer mes remerciements pour la brochure « La Santé à la Pharmacie du Bon Dieu ». Une amie avait toujours vomi, après chaque absorption de liqueur du Suédois (« Schwedenbitter »). Mais depuis qu'elle prend celui d'Autriche, les **vomissements** se sont arrêtés. J'ai beaucoup confiance dans les herbes médicinales et les utilise volontiers pour ma famille. Je les conseille également tout naturellement aux malades que je rencontre« par hasard ». Mais je sens que ces hasards sont dirigés par Dieu. Mille mercis! Je vous salue au nom de ma famille et des maladies Je vous souhaite paix et bonne santé! »

Madame Th. B. de G. écrit:
« Il y a 3 semaines, je me suis fait mordre par un chien. La plaie saignait abondamment et était très vilaine à voir. A la maison, je me suis appliqué une épaisse couche de pommade au souci, et au bout de 10 mn la douleur avait disparu. En 2 jours, la plaie était fermée; aujourd'hui, après 3 semaines, on ne voit plus une seule cicatrice. Je n'ai rien fait d'autre que d'y étaler toujours et encore de la pommade. Si je n'avais pas eu 4 autres témoins, à part le vétérinaire, personne n'aurait cru à une **morsure** de chien. »

Madame A. M. B. de B. K. écrit:
« Il y a quelque temps, j'entendis sur une cassette parler de votre « Pharmacie du Bon Dieu », où vous parliez de la vertu de guérison des plantes. Je souffrais depuis

assez longtemps déjà d'une **sciatique** à la jambre droite, jusqu'en haut de la cuisse. Une série de piqûres, de massages et d'étirements n'eurent aucun effet, et je commençais donc, au printemps suivant, un traitement à base d'orties, aussi bien en interne qu'en externe, et plus tard avec de la prêle des champs. Au bout de quelques semaines, je pouvais monter et descendre les escaliers sans douleur. Je vous souhaite de tout coeur d'avoir encore de si bons résultats. »

Madame I. L. de K. écrit:
« Je me suis procuré votre livre « La Santé à la Pharmacie du Bon Dieu » et je m'applique à boire de la tisane de plantes médicinales. Pour votre livre et votre peine pour divulguer tout ceci, je vous remercie sincèrement. J'aimerais encore ajouter ceci: ma mère buvait des tisanes avec ferveur. Pendant et après les années de guerre, elle nous répétait souvent: « Les enfants, ramassez toutes les herbes que nous connaissons, elles nous gardent en bonne santé ». Mon frère, lorsqu'il était petit, était très malade. Notre médecin de famille s'était fait remplacer par un jeune médecin qui était sans expérience. Mon frère, qui avait beaucoup de fièvre à cause d'une **pneumonie**, délirait tellement qu'il voulait grimper le long des murs. Ma mère chercha du thym serpolet et prépara un bain, dans lequel elle plongea mon frère. Il dormit tranquillement toute la nuit suivante. Trois jours plus tard, elle lui fit à nouveau prendre un bain, mais y ajouta un peu moins de thym serpolet et mon frère guérit – avec 200 gr de thym serpolet et 15 mn dans le bain!

Quand ma mère avait 72 ans, un beau matin elle ne pouvait pas se lever. Le médecin diagnostiqua une **pneumonie** et une **pleurésie**. Il se trouva démuni, car elle ne supportait aucun antibiotique. Quand il était parti, je préparais un bain au thym serpolet à ma mère et je laissais macérer le reste des herbes dans de l'eau froide. A la prochaine visite du médecin, il fut surpris par l'état de la malade, mais ne voulut pas croire aux vertus du bain. Le troisième jour, je préparais un nouveau bain à ma mère avec les plantes restantes que j'essorais, et elle guérit suite à ce traitement. Un bain de thym serpolet n'a jamais manqué d'avoir d'excellents résultats dans notre entourage. En même temps, j'aimerais vous demander si vous connaissez cette plante médicinale ressemblant à une betterave fouragère sauvage et qui pousse partout sur les terres maigres. En prélevant les graines, on obtient à coup sûr un excellent remède contre les **diarrhées**. Elles nous ont aidés, juste après la guerre, lors d'une épidémie en pays de Ruhr. Tout le personnel de l'usine a bu de la tisane à base de ces graines, et tout le monde en guérit. Je l'emporte chaque fois que je voyage dans les pays du Sud, et elle n'a jamais manqué son effet. Encore une fois, merci pour votre peine, et que le Seigneur continue à vous donner des forces pour pouvoir aider les hommes! »

Madame Hilde T. de Munich écrit le 24 octobre 1978:
« Ma soeur a eu un retour d'âge difficile. Malgré l'intervention de médecins, aucune amélioration n'a eu lieu. En juin, elle commença à prendre des gouttes de liqueur du Suédois (« Schwedenbitter »). Quand elle avait pris la moitié d'une bouteille, tous ses maux, et surtout les **bouffées de chaleur** très importantes, avaient totalement disparus. Elle se sent bien et son état général est satisfaisant. »

Madame R. de Munich écrit le 25 octobre 1978:

« Il est grand temps, chère Madame Treben, que je vous écrive pour vous remercier chaleureusement. En septembre 1977, je vous avais téléphoné pour demander conseil au sujet de notre fils Martin, qui avait alors 13 ans et qui souffrait, d'après le diagnostic des médecins, de **dermite nerveuse**. Pendant 13 ans, nous avons été de médecin en médecin, de clinique dermatologique en guérisseur, sans aucun résultat. A 7 ans, il avait été à Davos (ville de cure en Suisse) pendant 2 mois. Le médecin traitant nous expliqua que l'enfant était né avec cette maladie, qu'il n'y avait pas d'espoir de guérison, et que chaque crise devait être soignée à la cortisone. Dans les semaines, les années, qui suivirent, nous avons connu l'enfer. De la fièvre sans discontinuer, des phlegmons sous la plante des pieds progressant jusqu'à l'os, la paume des mains purulente, les creux des genoux, le lobe des oreilles, le cou, le visage, craquelés. Le plus terrible était les brûlantes démangeaisons, des glandes à l'aine grosses comme des oeufs de pigeon, si bien qu'il ne pouvait plus faire un pas sans souffrance. En septembre 1972, ce fut si grave, que nous avons dû le faire admettre à l'hôpital de Schwabing (quartier de Munich, N.D.T.). Les médecins parlèrent d'une infection dermique. Un traitement intensif à la cortisone déclencha une appendicite purulente et un médecin nous dit: « Vous avez de la chance, bien des enfants ont des ulcères à l'estomac, après ce traitement ». Des tests avaient montré que Martin était allergique à l'herbe, au pollen, aux cheveux, aux champignons et encore à toutes sortes de poussières, qui, à chaque fois, lui déclenchaient des crises. De février 1973 à juillet 1978, on lui fit des traitements de désensibilisation. Ce qui n'amena aucune amélioration.

Depuis septembre 1977, Martin boit, sur vos conseils, un litre et demi par jour de votre tisane contre le psoriasis, ainsi qu'il est dit dans votre brochure. Au début, il but la tisane à contre-coeur, ce qui est compréhensible, car on lui avait fait avaler tant de choses sans succès, qu'il était sans espoir. Sa première constation fut: « Maman, c'est effrayant ce que je peux faire pipi! » Quinze jours après, j'entrais dans sa chambre pour le réveiller et ses premières paroles furent:« Maman, je n'étais pas sitôt au lit, que je dormais ». Aller au lit pour Martin, était un vrai cauchemar depuis qu'il était tout enfant. Grattages et démangeaisons l'empêchaient de dormir des heures durant, souvent pendant la moitié de la nuit. Depuis cette nuit de repos sans troubles, il fut persuadé de l'efficacité de la tisane et il s'efforça de vider sa bouteille chaque jour. La peau s'est sensiblement améliorée, il y a bien encore ça et là des démangeaisons, mais depuis qu'il boit sa tisane, il n'a plus eu une seule infection. Cela nous paraît incroyable. Depuis janvier 1978, il est sans bandages, ni gants de coton. Martin est maintenant en 9ème classe (équivalent à la seconde française, N.D.T.) d'un lycée de langues vivantes. L'année scolaire 1977/78 est la première année où il ne fut pas malade une seule semaine. En septembre 1978, il a pu reprendre, après des années, l'éducation physique et il en est enchanté. En juillet, la désensibilisation a été arrêtée. Les médecins de l'hôpital n'ont pas trouvé d'explication à l'amélioration de la peau.

Sans détour, on expliqua à l'enfant qu'il aurait probablement à souffrir de crises d'asthme. Sur le moment, cela nous donna un choc à tous. D'un autre côté, on nous fit comprendre que si l'état de la peau s'était améliorée grâce à la cortisone, l'asthme serait présent depuis longtemps. Pour votre immense tâche, que la paix de Dieu soit avec vous! »

Madame L. D. de E. écrit le 6 novembre 1978:
« Chère Madame Treben, aujourd'hui j'aimerais vous remercier de tout coeur pour vos conseils concernant l'épilobe à petites fleurs. Mon mari, qui était récemment parti en voyage, revint avec de terribles **douleurs dans l'abdomen.** Il crut d'abord avoir mangé quelque chose qui ne lui convenait pas. Les douleurs devinrent de plus en plus aigües, si bien que je fis venir le médecin. Celui-ci ne put diagnostiquer l'origine exacte de ces douleurs et pensa qu'elles provenaient de l'estomac ou de l'intestin ou encore de la vessie, car il n'urinait pas correctement. Le médecin donna une piqûre contre les crampes à mon mari, et, en plus, lui administra des médicaments contre la douleur. Mais celles-ci ne se calmèrent pas pour autant. Comme le médecin avait aussi mentionné la vessie, je me suis souvenue de vos recommandations pour les **douleurs à la vessie**, et je partis dans le jardin chercher de l'épilobe à petites feuilles, et j'en préparai de la tisane. Vers 21 h 30, mon mari en prit la première tasse. Vers minuit, il put à nouveau uriner, et de ce fait, il en but une seconde tasse. Vers 3 h du matin, il ressentit soudain une violente douleur, qui lui traversa tout le corps. Mais soudain, toutes les douleurs étaient comme soufflées. Le matin, mon mari me montra un petit caillou rond, qu'il avait évacué en urinant. Vers 7 h 30 déjà, le médecin revint pour voir comment se portait son patient. Comme il était surpris de le voir pour ainsi dire au travail, celui-ci lui raconta alors les différentes péripéties. Soulagé, le médecin lui dit: « Je vous félicite pour la naissance du caillou, mais il n'y a aucun doute, la guérison a été apportée par l'épilobe à petites feuilles » … »

Monsieur Erich D. de Kl. H. écrit:
« Mon père souffrait depuis des années d'**ulcères aux jambes**, avec des **pieds** terriblement **enflés**, qui laissaient suinter un liquide et provoquaient des démangeaisons importantes. Nous avions pris l'habitude de prendre des feuilles de choux (en ayant soin de retirer les nervures) avant d'aller nous coucher, de les écraser avec le rouleau à pâtisserie jusqu'à ce qu'elles deviennent humides, puis de les appliquer sur les parties malades et de les envelopper dans un linge en coton. Au bout de 4 semaines, toutes les plaies avaient disparu et les jambes étaient guéries: depuis ce temps, ces plaies ne sont jamais plus réapparues. »

W. et E. B. de Heilbronn (R.F.A.) écrivent le 6 novembre 1978:
« Le 2 mai, nous fûmes appelés auprès d'une femme de 74 ans, qui avait de telles douleurs à cause d'ulcères aux jambes, qu'elle s'évanouissait, malgré la prise d'analgésiques. Le médecin disait qu'il ne viendrait plus, qu'elle devait se faire hospitaliser, qu'il n'y avait plus rien à faire, et que sa jambe devait être amputée. Quand nous avons vu la jambe, nous nous sommes vraiment un peu effrayés. Cette femme avait les jambes ouvertes depuis 1942! Deux mains d'homme ne suffisaient pas pour couvrir la taille des plaies. Seulement 2 ou 3 cm sur le tibia étaient sains. C'était une plaie presque sèche, noirâtre et verdâtre; elle était totalement dure en haut de la cuisse, et provoquait des douleurs atroces! De notre jardin biologique, nous avions emporté du plantain lancéolé. La plaie reprit vie immédiatement, suppura et saigna les jours suivants. Grâce au plantain lancéolé, au fromageon, à la prêle des champs et à la pommade de soucis, la plaie guérit en trois mois. Et quelle belle guérison: sans une cicatrice, la peau

était comme celle d'un bébé. Pour activer la guérison de l'intérieur, de la tisane d'orties et la liqueur du Suédois (« Schwedenbitter »), bien sûr! Nous nous réjouissons de pouvoir aider, grâce à vos conseils. Tout s'accomplit pour la plus grande gloire de Dieu!

Pour trois autres cas, nous avons pu apporter de l'aide grâce à de la marjolaine macérée dans de l'huile, et bien évidemment avec de la tisane d'orties, d'achillée mille-feuille et de souci, ainsi qu'avec de la liqueur du Suédois, à guérir des **tumeurs à la poitrine**. Les diabétiques vous remercient pour vos bons conseils. Que d'aide a déjà procuré la petite épilobe à petites fleurs! Je pourrais en mentionner beaucoup d'autres. Mais il est impossible de tout rapporter! Mais chaque jour, il nous faut dire merci, soit pour nous-même, soit pour d'autres, qui ont eu de l'aide. »

Madame M. E. St. de M. écrit le 7 novembre 1978:
« J'ai vécu un moment de grande joie, et je voudrais vous en faire part. Les **proliférations de la peau** que j'avais depuis 20 ans, près du cou, et que je n'arrivais pas à faire partir, ont à présent tout-à-fait disparu. Vous pouvez imaginer que je suis doublement contente: de n'avoir pas eu à me faire opérer et d'avoir suivi vos conseils, car avec l'élixir du Suédois (« Schwedentropfen »), toutes ces proliférations ont disparu. »

Madame W. de Schw. G. écrit le 10 novembre 1978:
« Un grand merci. Grâce à votre épilobe à petits fleurs, les **douleurs** à la **prostate** de mon mari se sont tellement atténuées, qu'il n'est plus nécessaire de l'opérer. Moi-même j'étais atteinte de **douleurs aux reins**. Mon médecin de Stuttgart m'avait laissé tomber. A présent, je bois depuis 3 semaines la tisane que vous indiquez dans votre brochure:

tisane à base de gaillet, de solidage verge d'or de l'orée de la forêt et d'ortie jaune, le tout infusé en quantités égales. Je peux à nouveau uriner, alors qu'avant il ne coulait plus que quelques gouttes. La gratitude de mon mari et de moi-même envers vous ne peut s'exprimer en mots… »

Madame F. O. de G. O. écrit le 17 novembre 1978:
« Mon fils, âgé de 38 ans, avait pour la deuxième fois une **inflammation** sérieuse de la **prostate** et ne supportait plus les antibiotiques. Après qu'il eut pris pendant trois jours de la tisane d'épilobe à petites fleurs, il put abandonner ses médicaments. »

Un coup de téléphone d'un prêtre de Basse-Autriche en novembre 1978:
« Mes **pertes de mémoire** importantes ont disparu comme par enchantement au bout de 15 jours avec l'absorption de 2 tasses par jour de tisane de véronique mâle et de prêle des champs. Pendant mes prêches, les mots importants m'échappaient. Je devins mal assuré et nerveux. Les plantes m'ont aidé de façon incroyablement rapide.

Quant à ma nièce, qui est infirmière, et très sceptique vis-à-vis des herbes médicinales, des bains de siège de prêle ont apporté une aide instantanée. Pendant des années, elle avait des problèmes de **disques**. Rien n'y faisait. J'insistai pour quelle se préparât un bain de siège de prêle des champs. Cela s'est passé comme vous l'avez dit dans votre article « Prêle des champs »: « En un clin d'oeil, les douleurs disparaissent! »

Madame E. M. de Vienne (Autriche) écrit en novembre 1978:
« Nous avons utilisé avec succès l'ortie, la liqueur du Suédois (« Schwedenbitter ») et l'épilobe à petites fleurs.

Mon mari avait reçu des injections pour son **affection à la prostate**, sans résultat. Il était désespéré. L'épilobe à petiltes fleurs a cependant apporté une amélioration sensible quelques jours plus tard. »

Monsieur H. A. de E. écrit le 21 novembre 1978:
« Je suis totalement guéri de mes **troubles** de la **prostate**, grâce à vos conseils de votre brochure « La Santé à la Pharmacie du Bon Dieu » avec de l'épilobe à petites fleurs. De même, mes problèmes à l'aine m'avaient fait souffrir pendant 15 ans déjà. J'y ai déjà subi une opération, mais en peu de temps, les douleurs étaient à nouveau là. Mais j'ai réussi à guérir, grâce à de la tisane de bourse à pasteur et d'orties. »

Monsieur K. B. de S. écrit le 2 décembre 1978:
« Je voudrais avant tout vous dire que ma femme avait depuis bien des années des problèmes d'**hypertension artérielle** et cardiaques, et prenait de ce fait régulièrement des médicaments. Après seulement trois semaines de traitement à la tisane de gui, prise quotidiennement à raison d'une à deux tasses, la tension est devenue normale. »

Monsieur L. S. de Z./Basse-Autriche écrit le 10 décembre 1978:
« Pendant près de 15 ans, j'avais un **champignon** entre les **doigts de pieds**. Au cours de ces années, j'utilisai différentes teintures, que le médecin m'avait prescrites, mais sans obtenir de guérison. D'après la recette dans votre livre, ma femme prépara la fameuse pommade de souci. A notre grande surprise, le champignon disparut. Mes pieds sont propres et guéris. Plus de grattage, ni d'humidité ou de démangeaisons. »

Madame G. J. de B./Suisse écrit en décembre 1978:
« J'aimerais vous relater l'histoire d'un patient âgé de 75 ans, qui souffrait d'**angine de poitrine** pendant des années. Au début de l'été, il commença sa cure de tisane (souci, achillée mille-feuille et orties) avec une cure de deux semaines et demie de jus d'orties et deux bains à base de consoude et d'orties, avec immersion de la poitrine. Depuis ce jour, il a retrouvé le bien-être. »

Madame Maria F. de G./Basse-Autriche écrit le 17 décembre 1978:
« Pour vos bons conseils, je voudrais vous dire mille fois merci. J'ai tout de suite commencé à boire de la tisane de souci, d'achillée mille-feuille et d'orties, et d'appliquer la pommade de souci. Les **sécrétions de la poitrine** se sont arrêtées. Que le Bon Dieu vous rende mille fois tout ce que vous faites pour les souffrants, les malades et les découragés! »

La famille A. et R. K. écrit le 17 décembre 1978:
« En janvier de cette année, je me suis adressé à vous pour des conseils. Nous étions mariés depuis 5 ans et sommes restés **sans enfant**. Vous nous avez conseillé de l'alchémille vulgaire et de l'achillée mille-feuille en tisane et du jus frais de gui. C'est avec joie que nous vous annonçons que ma femme va accoucher d'un bébé en avril prochain. Nous en sommes très heureux. »

Madame J. G. de Basse-Autriche écrit le 18 décembre 1978::
« Une relation de Son Eminence le Cardinal souffrait d'**inflammation du bassinet**. Grâce à des bains de siège de prêle, elle se sent à nouveau en pleine forme. »

Madame K. Sch. du Vorarlberg écrit le 18 décembre 1978:
« Votre brochure incite à ramasser des herbes médicinales. L'intérêt que cela représente est très grand. Le lycopode me fait un tel bien, que je n'ai presque plus de douleurs, ce qui régularise mon **hypertension**. Chaque soir, avant d'aller me coucher, je prends quelques gouttes de liqueur du Suédois (« Schwedenbitter »). Depuis l'automne dernier, je me sens en bien meilleure santé. »

La famille Sch. de Vienne (Autriche) écrit le 20 décembre 1978:
« Cela fait bien six mois que nous avons reçu vos conseils. Nous nous sommes efforcés de les suivre scrupuleusement. Etant donné que nous ne connaissons pas les herbes, il nous est très difficile de nous les procurer. Nous avons fait macérer les herbes du Suédois, elles nous aident pour tous nos maux. Mon mari s'est débarrassé de son **allergie**, grâce à la tisane d'orties, et l'épilobe à petites fleurs a beaucoup aidé mon beau-père. Votre recette pour **l'acné** a fait son effet, et le vin du cardiaque est constamment utilisé chez nous. »

La famille W. de M. écrit le 21 décembre 1978:
« Il a fallu que nous vous disions de tout coeur un grand merci pour la peine que vous vous êtes donnée pour aider les autres. Nous prenons les plantes, tel que vous l'indiquez, et nous sommes en bonne santé. Mon fils avait pendant deux ans un **champignon** aux mains. Il avait essayé de s'en débarrasser, sans succés, avec l'aide de huit médecins. La pommade de fleurs de souci l'a enfin débarrassé de cette calamité. »

Madame M. G. de E. écrit le 28 décembre 1978:
« Une dame de la région souffrait depuis trois ans d'une **sciatique** et était en traitement chez un médecin. Après seulement 6 bains complets dans une décoction à base d'orties, elle est délivrée de ses douleurs au bout de 6 mois à peine. »

Madame D. St. de E. écrit le 14 janvier 1979:
« Après avoir lu vos conseils, ma belle-soeur a utilisé de la tisane de gui pour faire **diminuer** sa **tension arterielle**, avec le plus grand succès. Un ami de la famille a réussi, grâce à l'emploi de la liqueur du Suédois (« Schwedenbitter »), à faire disparaître et à rendre totalement insensible une **plaie postopératoire** purulente. Nous vous remercions pour vos dessins. »

Madame L. Z. de D. écrit le 15 janvier 1979:
« En automne, je vous avais désespérément écrit. Il y a quelques années, j'avais une **hépatite**, et je ne m'en suis jamais remise. Aujourd'hui, je peux vous écrire avec joie et reconnaissance que je vais bien. Ma fatigue a presque complètement disparu. Grâce à la tisane de lycopode, je me suis débarrassée de ces terribles douleurs sous les côtes droites, pratiquement en un seul jour. Grâce à votre aide, je peux à nouveau travailler du matin au soir. »

Une religieuse de la Forêt-Noire écrit le 18 janvier 1979:
« Vos brochures sont aussi célèbres dans notre région, et je vous adresse mes plus sincères remerciements pour tous vos bienfaits que vous nous avez offerts à tous. Un paysan d'une cinquantaine d'années souffrait d'une **leucémie**. Pendant mes loisirs, je lui ai collecté toutes les herbes, que vous avez indiquées dans votre rubrique « Leucémie ».

Avec son régime, il a pris les quantités exactes chaque jour. A présent, il va bien, et il peut à nouveau travailler en tant que fermier. »

Madame A. B. de N. R./Basse-Autriche écrit le ler février 1979:
« C'est avec un grand enthousiasme que j'ai lu vos conseils dans « La Santé à la Pharmacie du Bon Dieu ». Pendant presque un an, j'étais en traitement chez les médecins pour une inflammation et une **enflure d'un doigt de pieds**. Les douleurs étaient insupportables. Même à la fin de l'automne, je ne pouvais que porter des sandales. C'est alors que j'ai essayé des compresses de mauve sauvage et d'herbes du Suédois (« Schwedenkräuter »). Au bout de trois jours, il s'est formé une poche pleine de pus, qui creva et trois jours plus tard, le pied était totalement guéri. J'étais comblée de bonheur que tout se soit passé sans opération. »

Monsieur J. H. de Z./Basse-Autriche écrit le 7 février 1979:
« En novembre 1977, nous vous avons présenté notre fille, qui est à présent âgée de 19 ans. A la suite d'une opération d'un sarcome à la cuisse, elle développa des **métastases** au poumon. Son état était désespéré. Suivant vos conseils, notre fille boit de la tisane de souci, d'achillée mille-feuille et de bourse à pasteur; elle prend de la liqueur du Suédois (« Schwedenbitter »), dilué dans la tisane. Elle se fait aussi des compresses de ces mêmes plantes. Lors d'un contrôle médical récent, le poumon fut déclaré tout-à-fait sain, et il n'y avait plus aucune trace de métastase. »

Madame le Dr A. L. de W. écrit le 14 février 1979:
« En tant que lectrice et « pratiquante » de votre brochure, j'aimerais aujourd'hui vous présenter mes plus chaleureux

remerciements. Grâce à un seul bain de siège de prêle des champs, je me suis débarrassée de **douleurs discales**, que j'avais depuis des mois déjà, en une seule nuit. Les douleurs étaient telles que la nuit je ne pouvais pas me tourner d'un côté à l'autre. J'ai pris ce bain à peu près à la mi-décembre. Jusqu'à ce jour, je n'ai plus eu de douleurs.

Deuxième résultat: en 1970, je fus prise d'un **syndrome cervical** très douloureux. A la radio, on ne put déceler qu'une légère usure à la hauteur de la 4ème et 5ème vertèbre cervicale et une soi-disante« mauvaise tenue » de la colonne vertébrale. Je soupçonnais cela, car j'utilise le téléphone pendant de longues heures chaque jour, celui-ci étant posé à ma gauche sur le bureau. Les douleurs dans les muscles du cou et de la nuque ont résisté pendant des années à tous les traitements, tels qu'étirements, traitements par ondes courtes, massages et bains. Après la dernière cure de bains, les douleurs augmentèrent de façon significative. Mi-novembre 1978, je commençai à prendre des tisanes d'orties, de prêle des champs et de liqueur du Suédois (« Schwedenbitter »), comme c'est indiqué dans votre brochure sous la rubrique« Arthrite-arthrose ». Je frottais la région du cou et de la nuque avec de l'élixir du Suédois. Au bout de 4 à 5 jours, les douleurs avaient totalement disparu.

Un résultat plus probant encore : 15 jours après l'absorption de liqueur du Suédois (« Schwedenbitter »), il en résulta une augmentation notoire de mes capacités physiques et mentales, une diminution de la fatigue et un mieux-être évident. Surtout l'**état de fatigue** constant, qui était une séquelle d'une maladie grave en 1971, a disparu depuis. De plus, je ne souffrais plus de **refroidissement**, ce dont j'avais auparavant à souffrir tous les hivers. »

Madame G. Sch. de R./R.F.A. écrit le 15 février 1979:
« Le 15 janvier 1979, vous m'avez donné des conseils pour soigner mon mari qui était gravement malade, à l'aide de plantes médicinales. Pendant 15 jours, mon mari but quotidiennement une tasse de lycopodes à jeûn. Tous les jours, je lui fis des enveloppements d'herbes du Suédois (« Schwedenkräuter ») dans la région du foie et des reins. La journée, pendant 4 heures, et pendant la nuit des compresses à la prêle sur ces mêmes endroits. Pour notre plus grande joie, mon mari alla beaucoup mieux au bout de 2 jours seulement. Mon mari, en 1970, subit une **ablation du rein** gauche à cause d'une infection. Les médecins lui avaient fait à l'époque une formule sanguine. Bien que pendant toutes ces années il fut traité avec des médicaments, sa numération sanguine n'a jamais été aussi bonne que depuis que nous utilisons les herbes médicinales que vous nous avez conseillées. Que Dieu vous protège de longues années encore et vous garde en bonne santé! »

Madame Käthe H. de M. écrit le 18 février 1979:
« La meilleure expérience pour soigner mon **hernie inguinale**, je l'ai faite avec la bourse à pasteur.

Tous les jours, je badigeonne mes **paupières** à la liqueur du Suédois (« Schwedenbitter »), parce que ma vue a baissé. J'ai 78 ans. A présent, mes yeux sont à nouveau en bon état. J'écris et je lis tout sans lunettes, grâce à son bienfait. A vous, un grand merci ! »

Monsieur O. W. de W. écrit le 19 février 1979:
« Ma belle-mère s'est **ébouillanté** la main. Grâce à l'application d'un linge imbibé d'élixir du Suédois (« Schwedentropfen »), elle guérit une en quelques heures seulement.

Elle dit: « Ceci est un miracle, je n'ai jamais rien vécu de tel! »

Un coup de téléphone de Madame V. K. de G. le 20 février 1979:
« J'avais une **tumeur maligne** à la **vessie**, qui causait de forts saignements. Grâce à des enveloppements de compresses d'extrait de prêle des champs et à l'absorption de tisane de bourse à Pasteur (capselle), de soucis, d'achillée mille-feuille et d'orties, la tumeur a déjà beaucoup regressé. Un examen chez l'urologue ne laissa plus apparaître qu'une petite grosseur. Après l'absorption de la première tasse de tisane de bourse à pasteur, les saignements ont aussitôt arrêté. »

Madame L. Sp. de St. L. écrit le 21 février 1979:
« Mon beau-frère était à deux doigts d'une **opération de la hanche**. Je lui ai offert votre brochure; depuis qu'il boit les tisanes que vous indiquez sous la rubrique: « Arthrose – arthrite – coxarthrose », il ne pense plus un seul instant à l'opération et me dit il y a quelques jours: « Cela fait des années que je ne me suis senti aussi bien

---

La pommade de fleurs de soucis que je me suis préparée moi-même d'après votre recette, avec les soucis que j'avais plantés dans mon jardin, m'aide contre mes **varices**. Elle a même soulagé un enfant qui souffrait d'engelures. Mille mercis et Dieu soit loué; car seule la foi peut aider et sauver. »

Monsieur Ernst D. de H. écrit le 28 février 1979:
« A environ 8 cm de l'anus, j'ai développé au niveau du gros intestin un **polype malin**. On me rendit attentif à

votre brochure et j'ai trouvé la rubrique:« Maladies malignes du gros intestin». J'ai suivi très exactement vos conseils: les 6 gorgées de tisane de roseau odorant infusé pendant la nuit et réchauffée au bain-marie, prise avant et après chaque repas. De même que de la tisane de soucis, d'orties et d'achillée mille-feuille, I litre et demi par jour, mélangée à de la liqueur du Suédois (« Schwedenbitter »). A présent, je crois et j'espère pouvoir guérir sans être opéré, car je me sens déjà beaucoup mieux. »

Madame C. D. de E. écrit début mars 1979:
« Votre liqueur du Suédois (« Schwedenbitter ») que vous décrivez dans votre brochure, nous l'avons utilisé avec succès contre une **gingivite**, des saignements du nez, des plaies dues aux **brûlures** et aux **coupures**, des **douleurs au cou** et des **courbatures**. Une **grippe** a été enrayée en 4 jours. Nous digérons mieux et nous dormons comme jamais auparavant. Nous nous sentons en pleine forme. Depuis 35 ans, mon **articulation** du coude gauche est raide et, de ce fait, je ne puis me servir totalement de ma main. A présent, il me semble que les articulations des doigts retrouvent leur sensibilité. »

Monsieur J. H. de B. écrit le 4 mars 1979:
« Au mois de mars 1978, le médecin découvrit une **tumeur maligne** de la **prostate**, qui ne comprima pas la vessie, mais qui pressa plus derrière vers le nerf sciatique. Je fus opéré, mais les douleurs devinrent de plus en plus vives. En juin 1978, les **douleurs dorsales** devinrent tellement intenses, que je ne pouvais plus me tenir debout, et encore moins me mouvoir. Mon état empira de jour en jour, je maigris, ne pouvais plus rien manger, ne faisais que vomir

et pensais à ma mort prochaine. Je ne pesais plus que 48 kg. A cette époque, ma femme eut entre ses mains votre brochure et, en même temps, la liqueur du Suédois (« Schwedenbitter »), la pommade de fleurs de soucis, l'épilobe à petites fleurs, de l'ortie, du plantain lancéolé et de l'achillée mille-feuille. Elle m'apporta quotidiennement 2 litres de thé à l'hôpital. Au bout de 7 jours, je me mis assis dans le lit et je pus manger des choses légères, tels que du pudding, de la semoule, etc…, sans vomir, Quand je sortis de l'hôpital, je continuai à boire de la tisane et pris encore des bains de siège d'orties et de prêle des champs. Mon état s'améliora constamment et avec l'appétit revint l'augmentation de poids. Que je puisse à nouveau marcher sans canne, ni béquille, et que j'ai retrouvé mon poids normal, je le dois aux plantes médicinales, qui m'ont aidé à sortir d'une situation sans espoir. Si, aujourd'hui, je peux me réjouir d'avoir retrouvé la joie de vivre, c'est à vous, chère Madame Treben, que je le dois, à vous et à votre livre, qui permet à beaucoup de recouvrer la santé. »

Madame A. H. de N. écrit le 5 mars 1979:
« J'avais un **nodule** de la taille d'une cerise à un endroit, qu'en tant que femme, je n'aime pas évoquer. Je me suis fait des compresses d'herbes du Suédois (« Schwedenkräuter ») et je restais stupéfaite, quant au bout de 2 jours, mon nodule avait disparu. »

Madame S. de Gr. G./Basse-Autriche écrit le 14 mars 1979:
« Un ami a dû arrêter son élevage de bovins à cause d'une **pneumoconiose**, puisque ce travail était derenu trop dur pour lui. Les radiographies montrèrent plusieurs poches de pus dans les poumons. Alors, il but, selon votre conseil,

beaucoup de tisane de diverses plantes. Une récente radiographie prouva que les poumons étaient guéris (prêle des champs, tussilage pas d'âne, pulmonaire, achillée mille-feuille et les 6 gorgées de tisane de roseau odorant prises quotidiennement ont provoqué la guérison). »

Madame A. H. de E. écrit le 20 mars 1979:
« Récemment, j'ai rendu visite à une dame âgée de 52 ans très gravement malade. Elle pleurait et disait aller très mal; elle vomissait depuis 3 semaines à chaque repas. Les médecins pensaient à une **infection intestinale**, une **pancréatite** ou, éventuellement, des **ulcères à l'estomac**; personne ne pouvait plus l'aider. Je lui cherchai tout de suite des orties rouges, de l'achillée mille-feuille, de la mauve sauvage, de la prêle des champs et de la liqueur du Suédois (« Schwedenbitter »).

Ma surprise fut grande, lorsque cette pauvre malheureuse, qui se voyait pour ainsi dire dans la tombe, vint à ma rencontre lors de ma prochaine visite, en souriant et en me racontant qu'elle n'a plus vomi et que ses **douleurs abdominales** devenaient aussi plus supportables. En peu de temps, elle fut à nouveau sur pied et en pleine forme. »

Un missionnaire de Berlin écrit le 21 mars 1979:
« Un jour, je rendis visite à une femme, qui attendait de la visite, mais qui n'entendit ni la sonnette, ni la porte d'entrée. Le visiteur alerta la police, qui, elle-même, prévint les pompiers, qui allaient tout juste forcer la porte d'entrée, lorsque j'arrivais. Le maître de maison sauva la situation et je profitai de l'occasion pour recommander

à la malentendante la liqueur du Suédois (« Schwedenbitter »), que nous employons nous-même avec toujours beaucoup de succès. Le 4ème jour déjà après cet incident, cette femme me raconta qu'elle entendait à présent le téléphone ou la sonnette de la porte d'entrée, même à travers une porte close. »

Madame Käthe S. de H. écrit le 29 mars 1979:
« J'avais souvent des **douleurs dans le sein** gauche et avais peur d'une éventuelle opération. Je me suis fait des compresses de liqueur du Suédois (« Schwedenbitter »), ainsi que vous le conseillez dans votre brochure. Après une semaine, toutes les douleurs avaient disparu et n'ont jamais réapparu, bien que cet épisode date d'il y a 2 ans. »

Monsieur Helmut S. de Pf. écrit le 30 mars 1979:
« Notre grand-mère me posa sur la **plaie ouverte** de mes jambes une compresse d'herbes du Suédois (« Schwedenkräuter ») et dans la journée me mit de la pommade de fleurs de soucis. Pour notre grande joie, tout est cicatrisé! »

Madame Irmgard S. de l. écrit le 30 mars 1979:
« Nous ne pouvons pas assez vous remercier d'avoir éveiller cet intérêt pour les plantes dans notre vie! C'est une vraie bénédiction de Dieu. Nous aussi pouvons témoigner du succès de leur utilisation. Une femme qui avait une **leucémie**, et à laquelle le médecin pronostiqua encore 6 mois à vivre, est grâce à votre mélange de tisanes sans aucun symptôme. Il en va de meme chez un enfant de 10 ans qui a perdu tous ses cheveux à cause d'une radiothérapie et qui, depuis le traitement par les plantes, est à nouveau tellement en forme qu'il peut rejouer au football. Une autre

femme avait un **cholestérol** anormalement élevé qui a de nouveau chuté après la prise de tisane de véronique mâle.

Une dame d'un certain âge avait tous les matins de terribles **maux de tête**. Elle commença à boire le soir une tasse de tisane d'orties rouges et à présent, elle n'a plus de douleurs du tout.

Une jeune femme, après la naissance de son troisième enfant, n'avait plus qu'un coefficient d'hémoglobine de 8,9 lors d'une **numération sanguine**. Malgré un traitement de deux ans avec du fer, elle ne remonta qu'à 9,2. Elle commença par boire de la tisane d'orties, pendant les 4 premières semaines trois tasses, puis, pendant 2 semaines une tasse par jour. Lors de l'examen suivant, le médecin était très surpris: le taux était remonté à 13,2.

Mon mari a traité efficacement une **morsure de tique** avec de l'ulmaire. Un petit garçon, qui souffrait d'une **intolérance à la farine**, a été guéri grâce à de la tisane de roseau odorant (6 gorgées par jour), en alternance avec un mélange de tisanes de soucis, de mauve fromagère et d'achillée mille-feuille. »

Madame G. J. de B./Suisse écrit le 3 avril 1979:
« Je ne peux me retenir de vous raconter la joie que me procure les herbes médicinales. Un homme d'une quarantaine d'années souffrait de **maux de tête** continus depuis sa 20ème année environ. Des médecins, des spécialistes, des professeurs furent consultés, il fut passé aux rayons, à la radio, sans résultat, avec seulement cette constatation: on ne pouvait rien faire. Il se mit à boire de la tisane d'orties fraîches et voilà qu'au bout de 2 jours, pour la

première fois depuis 20 ans, il n'avait plus mal à la tête. Une semaine plus tard, il me raconta que ses maux de tête ne sont plus réapparus. C'est pour lui une joie sans nom d'être délivré de ces maux de tête après 20 ans. »

Madame M. L. de P./A. écrit le 11 avril 1979:
« L'hiver passé, je ne pouvais presque plus quitter la maison. J'éprouvais une grande **douleur dans le nez**, il devenait rouge et enflait, même après le court trajet pour aller à l'église. Après avoir pris connaissance de la liqueur du Suédois (« Schwedenbitter ») par l'intermédiaire de votre livre, j'ai commencé de me frotter le nez pendant 8 jours avec l'élixir. Les rougeurs ont à présent disparu, et le nez est redevenu normal. Je remercie le Bon Dieu de m'avoir fait connaître ce livre. »

Madame K. S. du Burgenland écrit le 12 avril 1979:
« Une famille renommée s'était installée, il y a quelques années, dans la région. Cependant, le mari ne supportait pas le climat; il était souvent malade, surtout pendant les mois d'hiver et chaque année, souffrait de **pneumonie**. Sa vie a été plusieurs fois en danger. Grâce à vos conseils d'utiliser la liqueur du Suédois (« Schwedenbitter »), et différentes tisanes, le mari ne fut pas malade du tout le dernier hiver et cette famille ne songe plus à déménager. Au fait, c'est cette famille qui me rendit attentive à votre **livre**.

Ma soeur, âgée de 54 ans, souffrait de **lésions au muscle cardiaqu**e et avait en plus des **varices** et un **pied enflé** en permanence. Depuis qu'elle prend de la tisane de gui et du vin du cardiaque, elle va un peu mieux et peut au moins s'occuper de sa maison. Le baume de soucis fit disparaître les varices et diminuer les douleurs dans la jambe. Cependant sa jambe ne désenfle pas avec ce traitement, mais elle est reconnaissante d'aller mieux. (Le conseil de Madame Treben: de la tisane de prêle des champs, à raison de deux tasses par jour. En boire le matin et le soir jusqu'à ce que l'enflure des jambes disparaisse).

Une voisine avait derrière l'oreille une toute petite **tache de vin**. Un beau jour, celle-ci commença à l'irriter, à grandir et à suinter. Elle avait l'apparence d'une amande pelée. Le médecin conseilla une opération et une radiothérapie. Elle se montra toutefois prête à faire une expérience. Le baume à base de souci n'apporta rien. Après la fonte des neiges, je déterrai de la chélidoine (grande éclaire) avec ses racines et la lui apportai (elle-même ne connaissait pas cette plante). Depuis l'application de cette méthode décrite dans votre brochure, la tâche devient de plus en plus petite, et nous espérons qu'une intervention chirurgicale ne sera pas nécessaire. (Madame Treben répond: l'emploi de chélidoine est appropriée.)

Et pour finir, voici mon propre cas. Je suis née en 1922, et depuis quelques années, je ne me sens pas en bonne santé: **les problèmes de circulation**, **troubles de la circulation** du sang et avant tout de graves **états de fatigue intense**, m'ont donné des soucis. Je travaille (des demi-journées dans deux bureaux différents, à la comptabilité), je suis mariée, j'ai un ménage et une maison dont je dois m'occuper. Comme mes plaintes étaient essentiellement dues à un surcroît de travail, il n'était pas question de pouvoir prétendre à une retraite anticipée, et je devins de moins en moins capable de travailler. C'est dans cette situation difficile qu'on me rendit attentive à votre livre. Je me le suis tout de suite acheté, et j'ai commencé immédiatement à boire de la tisane de gui. Au bout de 2 semaines, je me sentais déjà mieux. Les **douleurs cardiaques** disparurent avant tout. A présent, je bois de la tisane d'orties, et je me sens de mieux en mieux chaque jour. Je suis à nouveau à la hauteur de ma tâche, et j'ai remis à plus tard mon intention de démissioner de mon travail. Je n'ai pas du tout d'expérience en ce qui concerne la liqueur du Suédois (« Schwedenbitter »), je l'ai commandée en février et je ne l'ai reçu qu'il y a 2 jours. »

Madame R. B. de R. écrit le 22 avril 1979 du Presbytère de Vachendorf (Autriche):
« S'il vous plaît, dites à cette chère Madame Treben que les bains de siège à base des 3 plantes, ont tout de suite soulagé. Une heure après le bain, le petit Anton (5 ans) se mit à siffler. C'était un miracle. Auparavant, il gémissait presque pendant 4 jours et 4 nuits de douleurs, malgré les suppositoires. Il souffrait d'une grave **inflammation des reins et de la vessie**, le tout accompagné de coliques. Grâce à votre aide, l'inexplicable arriva. Anton va bien depuis. Un très grand merci! Je dois ces joies à votre engagement personnel! »

Madame V. W. de B. écrit le 2 mai 1979:
« En juin 1978, le médecin-chef abandonna mon cas. **Troubles du rythme cardiaque, hypotension, arthrose, coxarthrose, surpoids** et **asthme cardiaque**, entre autres apparitions de maladies. Le 29 octobre 1978, je fis une embolie cérébrale avec un début de paralysie du côté droit et gauche. J'ai entendu votre enregistrement, pris de

la tisane d'orties et j'ai suivi vos conseils. Des feuilles de choux ont soulagé les terribles douleurs que j'avais dans les genoux. Lentement cela alla mieux. Même la **forte toux bronchique** se calma un peu. Grâce à la teinture d'orties, j'ai perdu en peu de semaines plus de 50 litres d'eau. Dans mon jardin, je plante des fleurs de souci. Je me suis préparé de la pommade de soucis, avec laquelle je m'enduisis les genoux, le dos et toutes les parties douloureuses de mon corps: les douleurs disparurent grâce aussi aux frictions à la liqueur du Suédois (« Schwedenbitter »). »

Madame Käthe B. écrit le 6 mai 1979:
« Pendant 3 mois, je me fis tous les jours pendant I heure des compresses d'herbes du Suédois (« Schwedenkräuter ») sur les paupières fermées. Je sentais comme ma **vue** s'améliorait, mais je restais tout de même ébahie, lorsque mon occuliste me prescrivit une nouvelle paire de lunettes avec deux dioptries en moins. »

Madame R. G. de Salzbourg écrit le 8 mai 1979:
« Ma mère, qui a 54 ans, souffrait depuis des années de **rhumatisme** et de **sciatique**. Les douleurs augmentèrent ces derniers temps. Elle passait des nuits blanches, et était désespérée, parce qu'aucune cure, ni autre traitement, n'apportaient d'allégement à ses douleurs, si ce n'est que pour un temps très court (les médecins disaient que c'était dû à l'âge). Depuis que nous avons votre brochure entre les mains, ma mère commença à faire des compresses avec les herbes du Suédois (« Schwedenkräuter ») sur les endroits douloureux dans le dos. Déjà la première nuit apporta un mieux-être certain, ainsi que le sommeil. A présent, elle n'a plus besoin de compresses, mais elle se

frictionne quotidiennement avec quelques gouttes. Elle est devenue une femme nouvelle et se sent rajeunie. »

La famille du Dr. K. R. de G./R.F.A. écrit le 10 mai 1979:
« Je souffrais de terribles **bouffées de chaleur** nocturnes depuis 4 semaines. Je n'ai bu de la tisane de sauge des prés que pendant 3 jours et tout a disparu tel un miracle. »

Madame M. H. écrit le 14 mai 1979:
« Depuis quelques mois, mon mari avait en-dessous de la poitrine une **grosseur** persistante. Grâce à des compresses de plantain lancéolé frais, elle s'est résorbée le premier jour, et peu de jours plus tard, tout avait disparu.

Moi-même, depuis plus de 8 ans, je souffre d'un **cancer du sein**, avec des métastases osseuses. Depuis l an, je bois de la tisane d'orties et de soucis, et j'utilise l'élixir du Suédois, ainsi que de la pommade de fleurs de souci. Les plantes m'ont fait beaucoup de bien. »

Madame M. E. de G./R.F.A. écrit le 20 mai 1979:
« Un de nos bons amis souffrait de **diabète** depuis des années, et avait tout le temps besoin de piqûres. A présent, il a réussi à faire baisser son taux de sucre dans le sang, grâce aux tisanes et aux herbes utilisées tel que vous le dites dans votre brochure. Il reste cependant sous contrôle et le médecin était très étonné de la chute du taux de sucre. »

Monsieur S., ingénieur, de P. écrit le 12 juin 1979:
« J'avais plus de 280 de **taux de sucre** dans le sang, et les pilules ne m'ont que peu aidé à le faire baisser. Lorsque j'ai pris connaissance de votre brochure, j'ai suivi vos

conseils. Quelque temps plus tard, lors d'un contrôle médical, il s'avéra que le taux était descendu à 130, … un résultat positif sans aucun doute. »

Madame Sch. de K. écrit le 13 juin 1979:
« Notre fille de 17 ans, qui souffrait de **pertes de connaissance** et de troubles depuis des années, va mieux à présent, grâce au traitement par les plantes. Avant tout, nous lui avons fait des compresses d'herbes du Suédois (« Schwedenkräuter ») derrière la tête, si bien que les crises deviennent de plus en plus rares. »

Madame K. S. du Burgenland écrit le 24 juin 1979:
« Ma soeur souffre depuis des années d'une grave **affection du muscle cardiaque**. Grâce à l'absorption répétée de tisane d'alchémille vulgaire, son état s'est amélioré en peu de temps. »

Madame L. W. de K. écrit le 29 juin 1979:
« Je souffrais d'une **amygdale** qui était très **enflammée**. L'oto-rhino-laryngologiste voulut tout de suite opérer. Je refusai. La nuit, je me suis fait une compresse d'herbes du Suédois (« Schwedenkräuter ») et je me suis badigeonné l'amygdale avec de la liqueur du Suédois (« Schwedenbitter ») sur un coton-tige. Le jour suivant, l'amygdale a éclaté et a libéré le sang et le pus. J'ai fait des gargarismes à la tisane de sauge et plus tard de prêle. Au bout de 15 jours, on ne voyait plus ni rougeur, ni même d'enflure, comme si rien ne s'était passé. »

Une religieuse de Vienne-Mödling écrit le 3 juillet 1979:
« Récemment, j'ai souffert d'un **écrasement** du bout de deux doigts. J'ai fait des compresses alternativement avec

des feuilles de plantain lancéolé et d'élixir du Suédois. La douleur s'atténua, et au bout de 8 jours, on ne vit plus rien.

Depuis 1947, lors d'une grippe, je suis devenue sourde, et je souffre de **bourdonnements d'oreilles** continus. A présent, j'entends à nouveau, car je me suis mis un petit tampon d'ouate imbibé de liqueur du Suédois (« Schwedenbitter ») dans l'oreille.

Depuis des semaines, j'éprouvais une **forte pression dans la tête**, et je me disais souvent que cela allait me faire sortir les yeux de la tête. Tout cela accompagné par des envies de vomir et des **étourdissements**. Je me fis alors des compresses de liqueur du Suédois (« Schwedenbitter ») deux fois par jour, et voici que deux jours plus tard, la pression et l'envie de vomir diminuèrent. »

Madame H. H. de Sp./R.F.A. écrit le 5 juillet 1979:
« Le fils d'un des commerçants bien connu de notre ville souffrait depuis longtemps d'un **mal de dos**. Les piqûres n'y firent rien. Je lui conseillai la liqueur du Suédois (« Schwedenbitter »): chaque jour en prendre matin et soir une petite cuiller à café et se masser le dos avec. Quand je le rencontrai la fois suivante, j'entendis que les douleurs avaient disparu et la remarque suivante:« Vous vous en réjouissez aussi, non? »…

Le père d'une de mes relations avait depuis longtemps déjà des **troubles de l'estomac**. Le père, sur mon conseil, but de la tisane de racine de roseau odorant à raison de 6 gorgées, comme vous l'indiquez dans votre brochure sous« Roseau odorant ». La tisane a eu un effet immédiat. »

Madame M. M. de H. écrit le 9 juillet 1979:
« J'ai souvent préparé moi-même l'élixir du Suédois et l'ai offert. J'en prends moi-même et je me réjouis que mes **sensations de vertige** ont disparu. Ma mère avait un **abcès aux doigts de pied**. Le médecin voulut lui arracher l'ongle. Grâce à des compresses d'herbes du Suédois, les douleurs disparurent rapidement et en peu de temps, les doigts de pied furent guéris. »

Madame G. J. de B./Suisse écrit le 15 juillet 1979:
« Un fermier de 52 ans, qui exploitait une grande ferme, souffrait d'une **terrible arthrose du bassin** et se déplaçait à l'aide d'une canne. Il était au bord de l'intervention chirurgicale. En août 1978, il commença à se soigner à l'aide des herbes que vous préconisez dans votre brochure sous la rubrique« Arthrose » et à Pâques 1979, il était complètement délivré de ses douleurs. Il pouvait à nouveau se tenir droit, et il est à nouveau plein de vigueur au travail. Il est très reconnaissant aux herbes médicinales et en est très heureux. »

Madame A. K. de Würzburg écrit le 15 juillet 1979:
« J'ai 49 ans et depuis 20 ans je souffre de **troubles de l'estomac**. Mais depuis que je suis les conseils que vous prodiguez dans votre brochure et que je bois de la tisane quotidiennement (6 gorgées de tisane de roseau odorant, d'orties, de soucis et d'achillée mille-feuille, en alternance), je me sens merveilleusement bien. »

Madame M. Sch. de K. écrit le 15 juillet 1979:
« Il y a quelque temps, je vous ai demandé conseil pour un jeune homme qui avait un **cancer du système lymphatique** et des **métastases pulmonaires**. Après environ

5 semaines, depuis qu'il suit vos conseils, il s'est avéré que la maladie a été enrayée. Vous pouvez vous imaginer la joie de la famille! Il continue de faire des compresses, de boire de la tisane et il espère être délivré de cette maladie. »

Monsieur F. F. de Cologne écrit le 17 juillet 1979:
« Depuis octobre 1978, je souffrai **d'enrouement**. C'était très désagréable, car j'avais besoin de ma voix d'orateur pour des assemblées. J'ai vu plusieurs oto-rhino-laryngologistes, mais aucun traitement ne put m'aider. Le dernier m'a dit:« Stoppez tous les traitements, car cela devient de pire en pire ». La même semaine, votre livre me tomba entre les mains et j'y lu le pouvoir de guérison de la mauve sauvage (fromageon). J'en achetai et m'en fis une infusion. J'en bu une tasse le matin, une autre pendant la journée par petites gorgées et le soir une autre tasse, et voilà que le lendemain, l'enrouement avait disparu jusqu'à ce jour, six mois après le traitement. Merci mille fois! »
Madame L. T. de M./Haute-Autriche écrit le 19 juillet 1979:
« J'avais déjà plusieurs fois une sciatique. Il y a environ 3 semaines, j'avais une telle crise… Je me suis fait une compresse de liqueur du Suédois (« Schwedenbitter »), et en l'espace de deux heures et demi, les douleurs avaient disparu. Quand récemment, j'en eus d'autres, moins douloureuses cependant, je me fis de nouvelles compresses et au bout de trois heures, les douleurs avaient totalement disparu. »

Madame Ch. R. de H./R.F.A. écrit le 23 juillet 1979:
« Pendant 23 ans, j'ai souffert d'un **rhume bronchique**. Rien ne pouvait me guérir. J'ai bu pendant quelques semaines de la tisane d'orties et le mal a disparu. »

Monsieur W., ingénieur, de K./Basse-Autriche écrit le 23 juillet 1979:
« Il y a 8 ans, j'ai subi une intervention chirurgicale à l'estomac. Début mars 1979, je fus à nouveau opéré, suite à une **jaunisse**. On y découvrit un cancer de la vésicule biliaire avec des proliférations malignes. Le kyste malin sur la vésicule fut enlevé et le conduit biliaire détourné dans l'intestin amputé plus tôt. Mais d'après les déclarations du chirurgien, l'opération a été pratiquée trop tard, car le foie était atteint. Une amélioration ne pouvait être obtenue que par un déblocage chirurgical des canaux biliaires. Deux semaines après l'opération, je pus rentrer à la maison. Ma circulation avait été dérangée, et j'avais de graves oedèmes aux pieds. J'étais très affaibli et malgré un régime sévère, j'avais quotidiennement des crampes à l'estomac. Je commençai à boire de la tisane de roseau odorant, à raison de 6 gorgées par jour, une avant et une autre après chaque repas. Je pris aussi de la tisane de soucis et d'achillée mille-feuille, à raison de 2 litres par jour, par petites gorgées. Au bout de quelques jours, les urines s'éclaircirent, et la jaunisse régressa. Malgré ma faiblesse physique, je fis matin et soir une promenade d'au moins un kilomètre. Seulement deux semaines plus tard, après que ma femme m'eut fait part de la vérité sur mon opération, je me fis des compresses d'herbes du Suédois (« Schwedenkräuter ») pendant la nuit; je pris une tasse de tisane de lycopode matin et soir, une heure avant les repas, 6 à 10 tiges de pissenlit par jour, ainsi que des jeunes pousses d'orties finement hachées. La circulation du sang s'améliora, et au bout de quelques semaines, les mains et les pieds furent à nouveau chauds. Pendant 3 mois, j'allais toutes les semaines faire faire une analyse de sang.

Une amélioration régulière de la numération fut constatée. A partir de la mi-mai 1979, elle dépassait tout juste la normale. La chute de tension se normalisa. Les examens à l'hôpital ne laissaient plus paraître de durcissement; le foie était normal et ne présentait plus d'anomalies. »

Monsieur le Pasteur A. R. de G. écrit le 3 août 1979:
« Une femme de 70 ans avait un **cancer du larynx** et avait eu des rayons. Je lui conseillai de se reporter à votre brochure « La Santé à la Pharmacie du Bon Dieu ». Après 3 jours de traitement à la mauve sauvage (fromageon), il y eut déjà une amélioration, et après quelque temps, elle m'écrivit que tout allait bien. »

St. D. de St. P. en Carinthie écrit le 9 août 1979:
« En très peu de temps, j'ai guéri un **eczéma** dans l'oreille, qui me faisait souffrir pendant des années, avec la liqueur du Suédois (« Schwedenbitter »). »

Monsieur A. S. de P./Haute-Autriche écrit le 11 août 1979:
« Contre les **douleurs** à la **prostate**, j'utilise l'épilobe. Matin et soir, je bois une tasse de cette tisane et je ressens une amélioration en peu de temps. La strangurie s'est résorbée et je puis à nouveau dormir pendant quelques heures. Pendant des années, j'avais des plaies douloureuses aux deux oreilles. Des visites à différents médecins n'ont apporté aucun bienfait. C'est alors que j'ai essayé avec des compresses d'herbes du Suédois (« Schwedenkräuter »). En peu de temps, les plaies aux deux oreilles étaient fermées. La liqueur du Suédois (« Schwedenbitter ») a fait un miracle! »

Monsieur Karl F. de O. écrit le 12 août 1979:
« Le traitement avec des cataplasmes de prêle des champs a apporté une nette amélioration dans mon état. Tous les jours, je me fais trois applications sur le ventre, où se trouve cette **tumeur maligne**, ainsi qu'au même niveau dans le dos. Entre-temps, je me fais des compresses aux herbes du Suédois (« Schwedenkräuter »). J'en suis arrivé au point de pouvoir me rendre seul en voiture chez mon médecin, qui habite à 4 km. »

Monsieur A. W. de A. écrit le 12 août 1979:
« Pendant 40 ans, je souffrais d'une terrible **dartre**, qui me démangeait dans le creux du genou et qui en arrivait à saigner la nuit, tellement je me grattais. J'ai utilisé beaucoup de pommades et autres produits, mais sans succès. En utilisant la liqueur du Suédois (« Schwedenbitter ») et la pommade de soucis, tout disparut en un mois. La surface de la peau malade, grande comme une main, est à présent d'une belle couleur rose. »

Madame M. K. de W. écrit le 13 août 1979:
« En 1976, je me suis fait opérer du sein droit, j'avais des **métastases** dans le corps et en plus de ça des lésions sérieuses au foie. Jusqu'en février 1979, j'ai suivi les conseils du Dr. Kuhl « Combattre le cancer », mais mon foie ne supporta plus ce régime. Depuis ce jour, je bois quotidiennement de la tisane de lycopode pour le foie, trois tasses de tisane de prêle des champs pour la tumeur, deux litres de mélange d'orties, d'achillée mille-feuille, de soucis, ainsi qu'avant et après chaque repas une gorgée de tisane de racines de roseau odorant. Avec ceci, j'ai réussi à enrayer le tout. Mon **bras** droit, très **enflé**, est devenu

presque normal avec des compresses de plantain lancéolé. Mon **oreille enflée** est guérie grâce à des compresses de liqueur du Suédois (« Schwedenbitter »); les **tumeurs aux doigts** sont redevenues normales, grâce à des bains et des compresses de prêle des champs. »

Madame Christine A. de M. écrit le 15 août 1979:
« En l'espace de deux ans, j'ai subi deux opérations du **bas-ventre**. On me donnait encore un an à vivre. Depuis que je bois les tisanes décrites dans votre brochure sous « Maladies du bas-ventre », je vais mieux. Je subis des contrôles médicaux tous les trois mois.

Mon oncle qui a 91 ans, fut opéré 5 fois en l'espace de 11 semaines. On ne lui donnait plus que 15 jours à vivre. La 6ème opération de la **prostate**, nous l'avons refusée à cause de sa faiblesse. Il ne retenait plus, ni urine, ni selles. En 2 semaines, grâce à des bains de siège de prêle des champs, de gaillet et de millepertuis perforé, tout redevint normal. Grâce à ces cures de tisanes, il peut uriner 4 fois plus qu'à la clinique. Le médecin de famille et la clinique s'étonnent du résultat. »

Madame Anna R. écrit le 21 août 1979:
« Depuis des années, je souffre **d'enrouement**, ainsi que d'une **gastrite chronique**. Depuis que je fais des gargarismes avec de la tisane de mauve sauvage, et que j'en bois comme vous l'indiquez dans votre brochure, je vais mieux de jour en jour. Je vous remercie souvent de l'avoir écrite. »

Monsieur H. E. de R./R. D. A. écrit le 27 août 1979
« Aujourd'hui, je puis vous faire partager une bonne nouvelle: je souffre, surtout depuis ma commotion cérébrale

en 1973, de **troubles du système circulatoire** sous forme de crises soudaines. Ces derniers temps, elles se présentaient presque toutes les semaines. Suivant vos conseils de votre livre sans prix « La Santé à la Pharmacie du Bon Dieu », je bois régulièrement de la tisane de gui, infusée à froid. Je suis infiniment reconnaissant à Dieu et à vous même, chère Madame Treben, que ces crises ne m'atteignent plus que tous les 25 jours environ. Seul celui qui connaît de telles souffrances peut comprendre une profonde reconnaissance!

Ma belle-soeur à Magdebourg (R.D.A.) est depuis longtemps **aveugle** d'un oeil. On ne pouvait malheureusement plus l'aider médicalement. Comme vous l'indiquez dans votre brochure, elle a fait une compresse quotidienne avec des herbes du Suédois (« Schwedenkräuter ») sur les paupières closes. Après peu de temps, à sa grande joie, elle put distinguer la lumière de sa lampe de chevet; elle peut également distinguer la clarté et l'obscurité dans sa cuisine avec son oeil « aveugle ». Elle déborde de joie, car elle se rend compte que la facuité visuelle de son oeil est encore disponible. Remplie d'espoir, elle continue à faire ses compresses tous les jours, en louant le Seigneur et en vous remerciant pour vos bons conseils. »

Madame Heidi Sch. de W. écrit le 27 août 1979:
« Ma belle-soeur a réussi à enrayer avec de la chélidoine majeure un **cancer de la peau,** en suivant vos conseils de « La Santé à la Pharmacie du Bon Dieu ». Elle en est très heureuse. Elle habite un petit village en Allemagne. Il n'y a là-bas pratiquement pas de foyer sans votre brochure, jusqu'à la pharmacie qui vend toutes les tisanes indiquées. »

Madame Johanna O. de W. écrit le 3 septembre 1979:
« En novembre 1978, est apparue une **verrue** rougeâtre sur ma paupière droite. Le premier juin 1979, l'occuliste conseilla de me la faire enlever sur le champ. L'opération devait avoir lieu le 12 juin. Selon votre brochure, je me mis à ramasser de la chélidoine et je badigeonnai l'excroissance rouge avec ce liquide jaune-orangé 5 à 6 fois par jour. Elle est devenue de plus en plus petite, et un mois et demi plus tard, elle avait complètement disparu. Une peau nouvelle se forma à cet endroit. »

Monsieur O. P. de B. écrit le 6 septembre 1979:
« Je ne sais par où commencer. Depuis que j'ai écouté votre enregistrement, je suis devenu un autre homme. Sur les conseils de mon médecin, je devais prendre ma pré-retraite. Avant tout, c'était le **coeur** qui me faisait du soucis. Je manquais d'air et ne pouvais plus me baisser à cause du vertige, tout tournait autour de moi, et je ne pouvais plus faire le moindre effort physique. On m'interdit la consommation de graisse animale, la viande de porc et le vin; je me sentai inutile. Je n'ai jamais fait d'infarctus, mais mon coeur s'arrêtait par moments de fonctionner. De temps en temps, ces arrêts devennaient de plus en plus longs. **Troubles hypotoniques de la régulation circulatoire, calcification de l'artère, bronchite emphysémique, troubles du système artériel** aux deux jambes, **sciatique chronique**. Je suis artiste indépendant, je tiens beaucoup à mon métier et j'ai dû l'abandonner du jour au lendemain. Cela m'a profondément perturbé. A présent, cela fait 3 semaines que je fais une cure d'orties fraîches avec un peu d'achillée mille-feuille. Je puis à nouveau porter quelques petites affaires, sans mal; plus rien

ne me tombe des mains; la sensation de froid dans les jambes a presque disparu. Je n'ai plus de rétention d'eau dans les jambes, elles ne sont plus endormies, je n'ai plus d'étourdissements quand je marche, et je reçois à nouveau assez d'air. »

Madame l. Sch. de l. écrit le 8 septembre 1979:
« Le petit garçon qui souffrait **d'intolérance aux céréales**, au sujet de laquelle je m'étais entretenue avec vous en juillet après une conférence à Vachendorf, en est délivré depuis 4 à 5 semaines. Sa mère le laisse cependant à la diète, mais il supporte à peu près tous les fruits. Elle veut à nouveau commencer avec du roseau odorant – 3 gorgées par jour, puis lui faire doucement commencer une alimentation normale –. La jeune femme paralysée peut à présent soulever son bras: elle a puisé une grande énergie. »

Soeur A. P. de St. I. écrit le 8 septembre 1979::
« C'est un devoir pour moi de vous écrire pour vous remercier d'avoir porté vos connaissances des plantes médicinales au public. Depuis que je bois la tisane à base d'orties, d'achillée mille-feuille et de soucis, je me sens beaucoup mieux. Je tiens à me montrer particulièrement reconnaissante envers les herbes du Suédois (« Schwedenkräuter »); depuis, que je prends la liqueur du Suédois (« Schwedenbitter »), je peux partir en voyage sans inquiétude. Auparavant, quand je partais, au bout de quelques kilomètres seulement, j'étais **trempée de sueur**, et je vomissais. A présent, avant de monter en voiture, je bois quelques gouttes de ce liquide, et je me sens bien, et je n'ai plus besoin de prendre de comprimés. »

Madame Edith W. de H./R.F.A. écrit le 12 septembre 1979:
« Avant tout, j'aimerais vous remercier pour tout ce qui concerne l'emploi des herbes du Suédois (« Schwedenkräuter ») dans votre brochure. Je prends ces gouttes depuis quelques semaines, matin et soir, à raison d'une cuillerée à soupe mélangée à de l'eau ou dans une tisane. Lors de la dernière visite médicale, j'étais étonnée que ma **formule sanguine** se soit considérablement améliorée. Depuis ma jeune enfance, je souffrais de **déficience sanguine**, c'est pourquoi j'étais contente du résultat annoncé par le médecin. »

Madame M. T. W. écrit le 12 septembre 1979:
« Le gaillet que vous décrivez dans votre livre m'a aidée de façon merveilleuse. Il y a environ 10 ans, se développa une petite **croûte** rougeâtre sur mon visage. Elle devint plus grande depuis environ 1 an et je ne pouvais plus sortir sans couvrir mon visage. Les médecins me conseillaient de me faire opérer. J'ai lu dans votre brochure les pouvoirs de guérison du gaillet. Pendant le jour, je me suis fait des lavages de tisane et la nuit je me suis enduite de pommade, que j'avais moi-même préparée (elle se prépare de la même façon que la pommade de soucis). Après quelques semaines de soins, mon visage a guéri. Ma voisine dit: « Mais c'est un véritable miracle! »

Madame Kath. I. de G. écrit le 12 septembre 1979:
« A Pâques, mon mari tomba subitement malade de la **prostate**, si bien qu'il ne pouvait plus du tout uriner. Pendant 2 jours, je lui fis boire de la tisane de prêle des champes et lui fis des cataplasmes; après cela, nous commençâmes avec de la tisane d'épilobe à petites fleurs.

Tout est redevenu si normal qu'il se sent beaucoup mieux qu'avant sa crise. Merci beaucoup pour les bons conseils.

Quand vous avez donné votre conférence dans notre ville en mai, un homme qui souffrait de **psoriasis** s'est présenté à vous. Il a suivi vos conseils de votre brochure à la lettre, et à present il est guéri. Sa peau a la douceur du velours. Il est prêt à témoigner pour vous à chaque instant. »

Madame G. J. de B./Suisse écrit le 21 septemre 1979:
« J'ai passé quelques jours dans un monastère dans le Tessin. Les soeurs m'ont rapporté un événement récent. On a soigné une **atrophie des** deux **reins** par des lavements, etc. … On rendit la soeur attentive au remède indiqué dans votre brochure (Gaillet, ortie jaune, solidage verge d'or, en quantités égales, à raison de 3 tasses par jour). En 6 semaines, la guérison fut médicalement constatée, au grand étonnement de tous. »

Madame Gertrud W. de Munich écrit le 21 septembre 1979:
« Mon mari, 42 ans, souffrait depuis des années de terribles **migraines**. En buvant de la tisane d'orties, elles ont tout-à-fait disparu.
Ma soeur avait pendant un an une **infection**, à cause de **dents infectées**, qui affectait essentiellement la région de la poitrine. Grâce à des lavages d'orties, grâce auxquelles le pus est remonté à la surface par la peau, elle fut guérie en 4 mois. Chez nous, nous ne l'appelons plus que « ortie miracle ». Tous les deux, nous aimerions vous dire notre gratitude éternelle ! »

Madame Maria E. de M./Haute-Autriche écrit le 25 septembre 1979:
« Nous sommes enthousiasmés par votre livre. Nous avons entendu dire qu'un garçon de 10 ans souffrait d'**eczéma éruptif**. Nous avons photocopié l'article« Orties » et l'avons envoyé à sa mère. Il y a quelques jours, elle m'a remercié tout heureuse, car le garçon était guéri. Il a maintenant une belle peau lisse. Elle disait encore que toute la famille buvait à présent de la tisane d'orties.

Un ouvrier avait pendant longtemps de l'eczéma sur tout le corps. Surtout au niveau des articulations, où il avait de véritables plaies. Aucun médecin, ni spécialiste de la peau, n'avait pu l'aider. C'est là qu'on lui a conseillé la tisane d'orties, comme dans votre brochure. Il en but tous les jours, autant qu'il en pouvait. Il en emportait au travail dans sa thermos. Au bout de 3 semaines, à part une petite plaque sous le bras, tout avait disparu. »

Madame Magda T. de W./Neckar écrit le 29 septembre 1979:
« En mars 1979, je vous ai écrit pour vous dire que mon beau-frère devait se faire opérer de la **prostate**. Sur votre conseil, il but de la tisane d'épilobe à petites fleurs. Depuis il se sent bien et Dieu soit loué n'a pas besoin d'opération.

J'ai fait une découverte étonnante avec la racine de roseau odorant! Je suis **diabétique** et, selon vos indications, je bois de la tisane de roseau odorant. Un jour, le **bout de ma langue** me fit mal et était **très rouge**. Je me suis dit:« Je vais essayer la tisane! » Aussitôt dit, aussitôt fait. Pendant ¼ d'heure, j'en ai gardé une bonne gorgée dans ma bouche. Au bout de ces 15 minutes, j'ai recraché le tout et tout était parfait: plus de rougeurs, ni de douleur. Si j'ai mal quelque part et que je me soigne, j'emploie immédiatement la tisane de roseau odorant, j'humecte l'endroit qui me fait mal plusieurs fois et tout s'arrange. Je remercie le Seigneur qu'il m'ait permis de découvrir ceci moi-même. »

Le Docteur Wolfgang de W. de G./Haute-Autriche écrit le ler octobre 1979:
« Depuis plus de 30 ans, je souffre d'un **abcès au pied**, juste au-dessus de l'os, et c'est souvent lié à de **l'eczéma**. Des pommades, de la consoude et des fleurs de souci ont apporté une guérison momentanée. Quand j'avais cet eczéma, des bains de prêle des champs ont fait merveille. Après le bain, les rougeurs avaient disparu. Cela a un effet, jusqu'à ce qu'une autre cause provoque à nouveau l'eczéma. Mais un nouveau bain de prêle des champs aide à nouveau. »

Madame E. B.-B. de Pf./Suisse écrit le 3 octobre 1979:
« Ma mère, âgée de 89 ans, avait il y a 3 ans des **ulcères d'estomac** et avait trop **d'acidité**; elle ne pouvait pas manger de nombreuses choses. Grâce à vos bons conseils, elle boit ½ heure avant le petit déjeuner ¼ de tasse de mauve sauvage (fromageon) à petites gorgées, qu'elle avait mise à infuser à froid pendant la nuit. A présent, à part le vinaigre dans la salade et le pain noir, elle peut à nouveau tout manger. Un telle guérison à un âge si avancé est formidable. Il est aussi intéressant de noter ceci: ma mère souffrait depuis son enfance de **constipation chronique**. Depuis qu'elle prend cette tisane, elle peut allez aux toilettes après chaque repas à midi, après s'être reposée un peu, afin que l'estomac ne soit pas fatigué. Si jamais elle

lave la vaisselle d'abord et ne se couche qu'après, elle ne peut pas aller à la selle. Cela prouve bien qu'il faut que les vieilles personnes laissent leur estomac se reposer. »

Soeur H. D. de B. écrit le 5 octobre 1979:
« La mauve sauvage (fromageon) a prouvé toute son efficacité lors d'une **infection des muqueuses de l'estomac et des intestins**. Même séchée, elle développe les sécrétions de la muqueuse. »

Madame Gertrud J. de B./Suisse écrit le 15 octobre 1979:
« Le 14 octobre 1979, j'ai rendu visite à une amie et à ma grande joie et surprise, je l'ai trouvée en pleine santé. En septembre 1978, elle avait des ennuis intestinaux, à cause d'un carcinome, qui avait été diagnostiqué cliniquement. Trois semaines après Pâques (1979), le médecin déclarait que c'était un **cancer incurable du rectum**. Elle a bien mélangé les plantes suivantes: 300 gr de souci, 100 gr d'orties et 100 gr d'achillée mille-feuille. Elle a fait 2 litres de tisane tous les jours et prit une gorgée tous les ¼ d'heure; à côté de ça, six gorgées de racine de roseau odorant, à raison d'une gorgée avant et après chaque repas. Elle a fait des compresses d'herbes du Suédois (« Schwedenkräuter ») sur la région du foie et sur les plaies opératoires. A chaque examen de contrôle, il y avait de meilleurs résultats. A présent, elle est guérie! Grâce à Dieu qui nous prodigue tous ces bienfaits par vos connaissances de ces chères plantes qu'il offre à l'humanité malade! »

Madame D. H. G. de G. écrit le 21 octobre 1979:
« A l'aide de votre livre « La Santé à la Pharmacie du Bon Dieu », j'ai pu guérir une espèce d'**affection cancéreuse**

de la peau chez mon mari. Nous avons utilisé des fleurs de souci, en teinture, en pommade et en tisane. J'en suis très heureuse. »

Madame Inge Sch. de B./R. F. A. écrit le 4 novembre 1979:
« Une amie, qui avait des petits **problèmes** de **bas-ventre**, commença à boire des mélanges de tisanes d'achillée mille-feuille, de souci et d'orties. Le troisième jour, elle remarqua à côté du téton une petite grosseur douloureuse, qui sans doute se trouvait depuis un bon moment sous la peau. Elle traita l'endroit avec de la pommade de soucis et continua de prendre de la tisane. Les jours suivants, la grosseur commença à la démanger, mais ne lui fit plus mal, et devenait moins dure, pour finalement disparaître. Mon amie vous est très reconnaissante de vos conseils

---

Depuis qu'elle boit de la tisane à l'ortie ma belle soeur se sent beaucoup mieux et elle est plus active. Une connaissance, qui souffrait de **migraines**, avait beaucoup moins de douleurs après qu'elle but de la tisane d'orties. Une autre de mes connaissances éprouva un grand soulagement aux douleurs que lui provoquaient ses varices, grâce à la pommade de souci et à la consoude

---

A cause de son enrouement une amie ne pouvait absolument plus parler, tout juste encore chuchoter. Cet enrouement survint chaque hiver et elle ne le perdait qu'après trois semaines d'un traitement d'inhalation chez le médecin. Sur mes conseils, elle se fit une compresse d'huile de millepertuis autour du cou pendant la nuit. Le lendemain, son enrouement avait disparu. »

Madame Anna H. de P./Haute-Autriche écrit le 15 novembre 1979:
« Notre fils de 9 ans était de constitution frêle(pâle, maigre et sans appétit,) et souffrait de **crampes d'estomac**. Mais selon l'avis des médecins, n'avait pas de maladie organique. Il a retrouvé son appétit normal grâce à deux tasses d'achillée mille-feuille par jour, ajoutées d'une petite cuiller de liqueur du Suédois (« Schwedenbitter »). Plusieurs flacons de Sanastol et d'autres médicaments n'ont pas eu ce résultat en deux ans. »

Madame Th. Sch. de St. J., 30 ans, témoigne le 15 novembre 1979:
« A la suite d'une opération sur une tâche de vin, elle a subi encore quatre graves opérations sous les aisselles, jusque sur le dos, et elles avaient affecté des **glandes lymphatiques**. Les **cicatrices opératoires** étaient profondément **ouvertes** et **infectées**. Elle était incapable de s'occuper de sa maison et de ses enfants. Elle était désespérée. Une soeur garde-malade vint à la maison. Le 15 octobre 1979, elle commença à lui faire des compresses de plantain lancéolé et de grand plantain, dont les feuilles sont réduites en bouillie (laver les feuilles fraîches et les écraser sur une planche avec un rouleau à pâtisserie), des lavages avec de la décoction de mauve sauvage et de prêle des champs, qui est mise à infuser dans de l'eau froide pendant la nuit. Elle prit des bains complets de thym, à raison de 100 gr de thym par bain, de la tisane de 300 gr de soucis, de 100 gr d'achillée mille-feuille et d'orties, à raison d'un litre réparti sur toute la journée. Ce traitement apporta un soulagement rapide. Le 15 novembre, les plaies avaient guéri et elle put à nouveau s'occuper seule de son ménage. »

Le presbytère de Vachendorf reçut cette lettre en novembre 1979:
« Afin d'être utile à d'autres gens, nous aimerions vous faire part de nos expériences avec les herbes du Suédois: (« Schwedenkräuter ») il y a 2 ans, un jeune garçon commença à avoir des **troubles des glandes endocrines**. Il avait trop d'hormones femelles. La mère, pendant sa grossesse, avait été soignée deux fois aux hormones. Les hormones mâles prescrites par le médecin ont presque engendré une situation stationnaire. Mais malgré une prise régulière, on observait de grandes fluctuations. On commença alors le traitement avec les gouttes de liqueur du Suédois (« Schwedenbitter »): un résultat très rapide se fit sentir. Au début, le garçon en prit 3 petites cuillerées pleines par jour, dilué dans de l'eau avant les repas, et en cas d'aggravation 3 fois par jour deux cuillerées. Aujourd'hui, il en prend deux fois par jour deux cuillerées, et depuis un an, il n'a plus d'hormones femelles; d'après les parents, la maladie est arrivée à un point d'équilibre. »

Madame Hildegard P. de H. écrit le 17 novembre 1979:
« Votre brochure m'impressionne beaucoup et je la lis régulièrement. Le médecin avait diagnostiqué une enflure des **glandes lymphatiques** chez Agnès, 8 ans (nous étions allés le voir tard le soir, car nous craignions une appendicite). A chaque fois que le froid, intérieur ou extérieur, avait un effet sur elle, elle souffrait de douleurs à l'estomac, à la fin presque quotidiennement, surtout le matin. J'ai lu dans votre brochure « Huile de millepertuis pour les affections des glandes », et le je lui ai frotté le ventre pendant trois jours chaque fois qu'elle se plaignit. L'enflure des glandes lymphatiques a complètement disparu.

J'ai préparé les fleurs de millepertuis dans de l'huile de germe, en été, car je n'avais pas d'huile d'olive.

A une voisine que j'aimais bien et qui s'était fait opérer l'an dernier d'**abcès à la gencive**, je dis qu'elle devait faire un essai avec des compresses d'herbes du Suédois (« Schwedenkräuter »), car elle avait encore des douleurs plusieurs mois après. (Dans votre brochure « La Santé à la Pharmacie du Bon Dieu », j'ai lu l'article « Suppuration des sinus »). Cela s'est déjà nettement amélioré. Auparavant, les rayons n'avaient eu aucun effet! »

Madame Lucia F. de B./Allgau écrit le 18 novembre 1979:
« Il y a un an, j'ai subi deux opérations dans le bas-ventre: lors de la première, on a découvert un **kyste malin aux ovaires**, et la deuxième fut préventive. En fait, avant qu'on m'ait opérée d'urgence, j'avais déjà, sans savoir ce dont je souffrais, commencé à boire de la tisane aux trois plantes (soucis des champs, achillée mille-feuille et orties) comme c'est indiqué sous« Maladies pernicieuses ». Grâce à cela, j'avais déjà enrayé la tumeur et je me trouvais dans les meilleures conditions possibles pour subir une opération. A présent, je me sens en bonne santé, malgré les deux opérations et huit traitements antikystes, que j'ai refusés depuis la deuxième opération. Je bois quotidiennement un litre et demi de cette tisane et je prends trois cuillerées de liqueur du Suédois (« Schwedenbitter »). Je suis certaine que la malignité de la maladie peut être tenue en échec, et que j'y arriverai. Avec votre brochure, vous avez tellement apporté d'espoir et de véritable guérison! Que Dieu vous bénisse! Pour d'autres affections aussi, j'ai trouvé de l'aide grâce à la mauve sauvage, à l'essence d'alchémille

vulgaire et de bourse à pasteur. C'est tout simplement merveilleux. Lors de mon séjour à l'hôpital, j'éprouvais de grandes douleurs à cause de **flatulences** qui ont été provoquées par des lavements évacuateurs et des laxatifs sur un intestin très enflammé. Rien n'y faisait. Je ne dormais pas une seule nuit. Une petite fiole de tisane de mauve sauvage, qu'une brave femme prête à m'aider m'apporta, eut un effet immédiat. Encore une fois, mille mercis pour toute cette aide! Ne vous laissez pas décourager par des personnes incompréhensives! Dans les herbes médicinales, surtout quand elles sont fraîches, il y a une telle force!

Une jeune fille de 19 ans, qui habite dans notre voisinage – je connais sa mère personnellement – s'est débarrassée, grâce à vos remèdes, d'un terrible **cancer des glandes lymphatiques**. D'après les médecins, elle avait tout au plus deux ans à vivre. Elle se sent bien, elle fait du ski, et joue dans une équipe de handball! Que Dieu vous récompense pour toute l'aide que vous apportez à l'humanité! »

Monsieur M. G. de B./Suisse écrit le 23 novembre 1979:
« Grâce une rencontre heureuse avec une famille de réfugiés libanais en Suisse, je suis en possession de votre brochure tout-à-fait exceptionnelle« La Santé à la Pharmacie du Bon Dieu ». J'ai subi, il y a 8 ans, une opération de la **prostate**. En 1975 et en 1976, deux autres interventions furent nécessaires. Depuis que je bois régulièrement la tisane d'épilobe à petites fleurs avec de la liqueur du Suédois, je suis très satisfait de leur influence positive sur mon état général, ainsi que de l'apaisement de la douleur dans la région du diaphragme. A cet instant, je voudrais vous exprimer ma sincère gratitude. Votre contribution

au soulagement de la douleur de l'humanité est bien grande, grâce à la publication de votre brochure! »

Monsieur Karl de W. Z. de H.-W. écrit le 25 novembre 1979::
« Votre travail véritablement béni a déjà beaucoup aidé les gens. Notre Seigneur va vous récompenser! Quand en septembre, je suis parti avec mon épouse en vacances, j'ai eu un terrible **refroidissement** lié à une **cystite**, avec **saignements**. Nous voulions retourner à la maison, quand je me suis rappelé les conseils de votre brochure: j'ai acheté de la prêle des champs pour faire des bains de siège, et de la bourse à pasteur en tisane, pour arrêter les saignements. Au bout de 24 heures, je fus à nouveau rétabli. »

Monsieur Adolf B. de H. écrit le 26 novembre 1979:
« En août de cette année, j'étais en cure thermale à cause d'une **inflammation de la prostate**. J'en souffrais déjà depuis environ 10 ans. Les soins auprès d'urologues n'ont apporté qu'un apaisement temporaire. Le matin, au réveil, j'avais du pus dans l'urêtre. J'ai entendu parler de votre « Pharmacie du Bon Dieu », et je me suis mis à cueillir de l'épilobe à petites fleurs. Depuis ce jour je bois cette tisane. Cela fait des semaines déjà que je n'ai plus de pus le matin dans l'urêtre. »

Madame Hilde St. de P./Bavière écrit le 28 novembre 1979:
« J'éprouve un grand besoin de témoigner parce que beaucoup de gens que je connais ont envie de posséder votre brochure« La Santé à la Pharmacie du Bon Dieu ». J'ai moi-même 51 ans. Depuis 28 ans, je souffre d'une **fistule à la joue**. Je ne peux pas vous décrire ce que j'ai souffert

pendant ces 28 ans. On m'a conseillé de me faire opérer, ce que je ne fis pas, car le professeur avait un doute quant à l'issue. J'ai trouvé un peu d'apaisement et beaucoup de compréhension auprès d'un guérisseur. Il me procura des livres de recettes à base de crudités, de guérisons par la respiration et de psychocybernétique. Après un travail intensif de ma part, c'est devenu très supportable, mais ça n'a pas guéri.

Le 7 mars de cette année, j'ai cueilli mes premières orties fraîches et j'ai commencé à boire 3 tasses de tisane par jour, chaque fois additionnée d'une cuillerée de liqueur du Suédois (« Schwedenbitter »). Au bout de 15 jours exactement, ma fistule était guérie et je n'avais plus aucune douleur. C'est resté comme cela depuis. C'était pour moi, et pour tous ceux qui me connaissaient, comme un miracle! Je remercie Dieu pour tant de bonté! Et aussi parce qu'il existe des êtres comme vous, avec une foi inébranlable, avec une telle volonté d'aider et d'aimer les gens qui souffrent. »

Madame Renate St. de H./Vorarlberg écrit le 29 novembre 1979

« Depuis 2 ans, j'avais des **douleurs d'estomac**, et je ne pouvais supporter de passer un jour sans prendre de médicaments. Je pris 6 gorgées de tisane de racines de roseau odorant, comme c'est indiqué dans« La Santé à la Pharmacie du Bon Dieu ». Au bout de 3 jours, mes douleurs avaient disparu et ne sont plus réapparues

A une femme, qui avait subi deux opérations ophtalmologiques (elle avait des **verrues aux yeux** qui repoussaient sans arrêt), je conseillai de faire des compresses d'herbes du Suédois (« Schwedenkräuter ») pendant la nuit, sur ses paupières fermées. Une fois de plus, elle était sur le point de se faire opérer. Le jour de l'opération, lors de l'examen, le médecin constata qu'il n'y avait plus de verrue à l'oeil. Mille fois merci! »

Madame Maria H. de G. écrit début décembre 1979:
« Mon neveu de 8 ans, qui souffre de crises d'épilepsie suite à une vaccination anti-variolique, s'est gravement brûlé à la cheminée (deux plaies grandes comme la main). Nous avons immédiatement appliqué quelques gouttes de liqueur du Suédois (« Schwedenbitter ») et de la pommade de fleurs de souci sur les **brûlures**. Elles ont pratiquement guéri pendant la nuit, sans trace de cicatrices. »

Madame S. B. de Ludwigshafen/R.F.A. écrit le 7 décembre 1979:
« Je vous remercie beaucoup pour votre conseil d'utiliser de l'ortie blanche au lieu de la jaune, comme le conseille le Pasteur Künzle pour sa tisane pour les reins, et de prendre des bains de siège de prêle des champs. Ma santé s'est tellement améliorée grâce à 3 tasses de tisane de solidage verge d'or et de gaillet ainsi que de tisane d'ortie blanche pour traiter un **mauvais fonctionnement des reins** que je vous remercie pour votre aide. Grâce à la tisane de gui, ma **tension artérielle** est montée de 90 à 150, normalement j'avais 100, tout au plus 110.
Pour ma **nervosité**, j'ai pris de la tisane de thym de la Pharmacie du Bon Dieu, alternée avec de la tisane d'orties, d'achillée mille-feuille et de prêle des champs, en observant un jeûne de 5 à 6 jours, qui consistait à ne prendre que des jus de fruits, des jus de légumes et du pollen. De cette façon, je me suis lentement désintoxiquée.

Tout cela, sous le contrôle de mon neurologue, qui favorise les traitements aux produits naturels. »

Une religieuse du Waldviertel/Haute-Autriche écrit le 21 décembre 1979:
« Grâce à vos conférences et à votre livre « La Santé à la Pharmacie du Bon Dieu », vous avez ramené les gens vers la nature. Comme je ne pouvais plus m'en sortir avec des médicaments de plus en plus forts, ce sont les gouttes d'élixir du Suédois qui m'ont sauvée: une **inflammation chronique du larynx**, ainsi que des problèmes dus à la ménopause, se sont considérablement améliorés. Mes nerfs fatigués sont eux aussi devenus plus résistants. Mille mercis! Ma voisine de table boit quotidiennement sa tisane aux 10 herbes, sans quoi elle ne pourrait plus rien faire. Notre concierge, grâce à la tisane à base d'épilobe à petites fleurs, d'orties et de lycopode, vous l'avez remise sur pied et aidée à conserver sa capacité de travailler. »

Madame Eldegard H. de A. écrit le 21 décembre 1979:
« Mi-août, nous vous avons demandé conseil à propos d'une **grosseur au-dessus du sein**. J'ai suivi vos conseils figurant dans la rubrique« Conseils contre les maladies pernicieuses » dans votre brochure, et j'ai en plus fait des cataplasmes de prêle des champs pendant la nuit. Au bout de 6 semaines, la grosseur avait disparu. Je vous en remercie beaucoup. »

Une religieuse de St./Bavière écrit le 22 décembre 1979:
« C'est avec une grande reconnaissance que je pense à votre travail désintéressé. J'ai pu aider beaucoup les pauvres avec vos conseils. Moi-même, j'ai à nouveau les

pieds guéris, j'avais des **champignons aux pieds** pendant 15 ans et des **inflammations des veines**, que je soigne avec de la pommade de soucis depuis un an.
Deux êtres, qui souffraient pendant des dizaines d'années de **psoriasis**, ont presque guéri au bout de 6 mois, en utilisant la tisane décrite dans la rubrique« Incurable psoriasis. »

Une religieuse de Vienne écrit juste avant Noël 1979:
« Aujourd'hui, je sens en moi la nécessité de vous remercier de tout coeur pour tout ce que vous avez fait pour contribuer à ma santé, avec l'aide de Dieu et la protection de notre Sainte Mère. Depuis 1964, j'étais tous les ans obligée de faire une cure, sinon je n'aurais pu passer une année scolaire sans interruption. Mes **douleurs dans le dos** étaient souvent telles, que je me trouvais au bord des larmes. Depuis que j'utilise les herbes médicinales, surtout la prêle des champs, les orties et la liqueur du Suédois (« Schwedenbitter »), je suis heureuse et contente de pouvoir à nouveau travailler allègrement. Si seulement vous pouviez jeter un oeil dans la cuisine de notre couvent, et voir le nombre de thermos contenant de la tisane. … Les soeurs vont et viennent et apprécient ces dons de Dieu. Beaucoup d'entre elles prennent des bains de siège de prêle, qui leur font beaucoup de bien. Tout l'été, j'ai ramassé de la prêle pour l'utilisation et l'intérêt de nos chères soeurs. Mille fois grand merci pour vos conseils! »

Madame G. N. de l./R.F.A. écrit le 27 décembre 1979:
« Je dois apporter mon témoignage à l'efficacité et à la valeur des plantes médicinales qui poussent dans la nature. Pendant 7 ans sans interruption, je souffrais de **varices**, d'**inflammation des veines** et de **thromboses**, et cette

hérédité me causait des douleurs atroces. En ne mangeant plus que des crudités et en employant toutes sortes de moyens personnels possibles et impossibles, cela s'est quelque peu amélioré. Après une cure d'alimentation de 35 jours à base de crudités , il y a de cela exactement un an, il se déclara une thrombose de la veine, qui me causa d'insoutenables douleurs. A la suite de ça, j'aurais dû rester 6 mois à l'hôpital et me faire opérer en octobre dernier. Comme je n'avais rien d'autre, un séjour de 6 mois à l'hôpital était impensable. J'étais tout-à-fait désespérée. (Je joins une copie de la lettre du chirurgien.) C'est là qu'une connaissance me parla de la liqueur du Suédois (« Schwedenbitter »). C'était pire qu'une cure de cheval, car j'en prenais trois fois cinquante gouttes par jour, mais au bout de huit jours, un changement intervint. Les douleurs diminuèrent, je pus bouger ma jambe et quatre jours plus tard, les douleurs avaient disparu. »

Monsieur Rudolf H. de Schönberg/R.D.A. écrit le 8 janvier 1980:
« Depuis septembre, je bois tous les jours 6 tasses de tisane d'orties mélangées à de la prêle, ainsi que de la tisane de gui. Pendant des années, j'ai souffert de **vertiges** et de **troubles de la circulation**, suite à une attaque, il y a de cela 10 ans. Mon corps redevient élastique et je me sens en forme. Mon attachement aux herbes médicinales est fort et profond. »

Madame Luise W. de B./France écrit le 16 janvier 1980:
« Je viens d'apprendre que vous vous faites attaquer dans la presse et j'en suis outrée. En août et en septembre 1979, je me sentai misérable, rien n'y fit. Je suis partie en cure, on

voulait me renvoyer, car j'étais trop malade. Des douleurs insupportables de la tête aux doigts de pieds. Après une cure de trois semaines, je suis rentrée à la maison, fatiguée et faible, et mes forces déclinaient. C'est alors que je reçus votre brochure d'Allemagne. J'ai commencé à en appliquer les conseils, une chose après l'autre, et voilà que, 15 jours plus tard, une amélioration générale se fit sentir. Je peux mieux dormir, les **maux de tête** ont presque disparu, mes jambes lourdes me supportent à nouveau; mon coeur, aux battements irréguliers, s'est calmé; mon estomac supporte mieux les aliments. Ma vessie, qui me causait tant de soucis, si bien que j'avais abandonné tout espoir d'amélioration, s'est progressivement remise pour le mieux. Je souffrais tellement **d'hémorroïdes**! Cela aussi s'est amélioré. Pendant 2 ans, j'avais des **douleurs à une cicatrice** à l'une de mes cuisses, et je devais me faire opérer, mais à présent, tout est redevenu normal. Tout mon état général s'est amélioré. Tout cela, c'est à vous que je le dois et à l' amour que vous dispensez aux malades pour leur venir en aide. »

Madame Antonie K. de R./Bavière écrit le 17 janvier 1980:
« J'étais en traitement pendant des années pour mes **varices**, et j'avais surtout de terribles **douleurs** à la jambe gauche. Après un traitement de 3 semaines avec de la pommade de soucis, les douleurs avaient disparu. »

Madame Ingeborge K. de Graz écrit le 18 janvier 1980:
« Dans mon désespoir que me causait l'état de mon père, je me suis adressée à vous, après avoir lu vos brochures « La Santé à la Pharmacie du Bon Dieu » et « Les Guérisons » quelques jours auparavant. Je crois au pouvoir de guérison des herbes du Bon Dieu. Quand on lit un de vos livres, on

se sent devenir fort et courageux, si bien que la peur de la maladie s'estompe. Malheureusement, en ce moment, on est en plein hiver, et les herbes fraîches ne peuvent pas être trouvées. Mais je dois tout de même vous dire que même les herbes séchées et utilisées selon vos conseils, ont apporté une amélioration en peu de jours. La soif s'est apaisée, de même que la **diurèse importante**. Tout l'état général de mon père s'est amélioré en peu de temps. Auparavant, il préférait rester couché toute la journée et seulement de bonnes paroles pouvaient le faire se lever. Aujourd'hui donc, après peu de jours, il est allé dans la cour pour y balayer la neige! Vous ne pouvez pas vous imaginer ma joie! Aujourd'hui, il m'a dit:« Tu verras, au printemps, tout ira bien à nouveau! » Depuis 3 semaines, il avait une **répulsion pour la viande**, qu'il mastiquait sans arrêt, sans pouvoir l'avaler. A présent, il mange de nouveau du boeuf maigre bouilli! Pour sa diurèse, mon père fait des bains de siège d'achillée mille-feuille et de sel, en alternance. Il prend 50 gr. d'achillée et une poignée de gros sel par bain. »

Madame Friederike W. de A./Haute-Autriche écrit le 21 janvier 1980:

« J'ai pu, grâce à la recette du« vin des cardiaques » contenue dans votre brochure et préparée par moi-même, obtenir des résultats étonnants. Il y a 10 ans, j'ai dû me faire opérer. On m'a dit que j'avais le **coeur faible** et, que de ce fait, j'aurai toujours des douleurs. Au bout de 2 mois de traitement avec le vin des cardiaques, mes ennuis ont disparu et, en plus, je ne me sens plus faible du tout. »

Monsieur Josef Sch. de H./R. F. A. écrit le 22 janvier 1980:
« J'ai lu, incrédule, dans votre livre « La Santé à la Pharmacie du Bon Dieu » le pouvoir de guérison de l'épilobe à petites fleurs. J'ai toutefois essayé moi-même: au bout de quelques tasses de tisane à base de cette petite plante, je fus délivré de mon affection de la **prostate** et de la **vessie**. Auparavant, les médicaments que je prenais depuis assez longtemps déjà n'ont pas donné de résultats sensibles. Je vous adresse mes vifs remerciements. Puissiez-vous encore aider beaucoup de gens! »

Une religieuse de E./Haute-Bavière témoigne le 2 février 1980:
« En septembre 1979, j'ai donné des plantes que j'ai cueillies moi-même (solidage verge d'or, lamier jaune et gaillet) à une jeune femme très **malade des reins** et qui devait se faire opérer. Je lui en ai envoyé une deuxième fois, à sa demande, alors qu'il y avait une nette amélioration. J'ai reçu le 30 janvier 1980, la lettre suivante:« Merci pour la tisane. Depuis que je la bois, je vais bien, alors qu'auparavant, je n'allais pas bien du tout ». Le rein, qui ne fonctionnait plus correctement, devait être enlevé. De sa vie, elle n'avait eu une telle peur d'une opération. A présent, la situation est telle, que le médecin se trouve devant une énigme. »

Madame Dora G. de Vienne écrit le 2 février 1980:
« Cela fait longtemps que j'ai envie de vous écrire quelques mots pour vous remercier pour votre peine et votre amour, que vous avez mis dans la rédaction de votre ouvrage « La Santé à la Pharmacie du Bon Dieu ». Vous ne pouvez pas savoir combien de personnes vous avez aidées, à qui j'ai conseillé votre livre. Ces gens vous apprécient

également, et grâce à vos tisanes, ils ont obtenu de bons résultats dans la guérison de leurs divers maux. Partout, votre brochure apporte la joie. Depuis à peu près 7 ans, je souffrais de **crampes dans les cuisses**, qui, à mon grand désespoir, se répercutaient dans toute la jambe. Mon médecin, qui pourtant était très consciencieux, ne pouvait rien pour moi. Cependant, depuis que je bois deux tasses de tisane de sauge par jour, les crampes ont complètement disparu. De même que les **douleurs osseuses** dans les hanches ont disparu, après que j'ai bu de la tisane d'achillée mille-feuille. Là, vous pouvez voir combien je vous suis reconnaissante pour votre livre! Et plus encore, j'ai pu aider tellement de connaissances!

A titre d'exemple: des grandes **douleurs dans les genoux chez** une religieuse ont disparu grâce à des compresses de liqueur du Suédois («Schwedenbitter»). J'ai eu de bons résultats avec votre tisane contre l'**insomnie**, que je prends avant d'aller me coucher. De tout temps, je souffrais d'insomnie. Je pense tout particulièrement à vous, quand je me réveille le matin, bien reposée, et que je puis m'étirer, sans avoir de crampes!»

Madame Lina Sch. de R./R. F. A. écrit début février 1980:
«Depuis longtemps déjà, je me devais de vous écrire pour vous remercier. Quand je me suis trouvée à l'hôpital avec une fracture d'une vertèbre, quelqu'un m'a apporté votre brochure «La Santé à la Pharmacie du Bon Dieu» ; j'avais le temps de l'étudier. En février 1979, ma belle-soeur a quitté l'hôpital avec un **cancer du bas-ventre**, qui était sans espoir de guérison; elle ne pouvait plus rien manger et sa chambre avait une ôdeur de pourriture. Les médecins disaient que plus rien ne pouvait l'aider et qu'elle avait peut-être encore

4 semaines à vivre. A partir de ce moment, elle se mit à boire quotidiennement deux litres et demi de tisane de soucis, d'achillée mille-feuilles et d'orties, à petites gorgées tout au long de la journée et, matin, midi et soir, une cuillerée de liqueur du Suédois (« Schwedenbitter »), dilué dans la tisane. Elle s'est aussi fait des compresses d'herbes du Suédois (« Schwedenkräuter ») sur le ventre. Au bout de quelques temps, elle retrouva l'appétit, put à nouveau manger et cette odeur de décomposition disparut. Elle libéra alors des lambeaux noirs, qui l'effrayèrent, mais cela alla de mieux en mieux et aujour'hui, elle travaille à nouveau dans son ménage, fait la cuisine et va se promener. Le médecin de famille, à qui l'hôpital avait fait parvenir un rapport, n'a jamais rien vu de tel. A côté de cela, elle avait aussi subi des lésions à cause des rayons: une **lésion à l'intestin**, et plus tard à la **vessie**. Elle eut de **terribles douleurs à la vessie**, le médecin dut lui prescrire de la morphine. Nous avons alors découvert l'épilobe à petites fleurs reproduite dans votre brochure. Elle en a bu de la tisane et, au bout de 8 jours, tout était parti. Nous remercions notre Seigneur et vous-même pour cette bonne oeuvre, que vous faites auprès des hommes! »

Madame Gertrud J. de B./Suisse écrit le 6 février 1980:
« Fin octobre, j'ai entendu parler d'une petite fille de 5 à 6 ans, qui **souffrait de la vessie** et qui **mouillait ses draps**. Ah, si seulement j'avais de l'achillée mille-feuilles fraîche! Tel un miracle, le lendemain, arriva par la poste un paquet plein d'achillée tout rose, magnifique. J'ai pu en faire parvenir à la mère, avec les informations adéquates: faire prendre à l'enfant des bains de siège à l'achillée mille-feuilles. Lors du contrôle médical suivant, l'enfant fut déclarée guérie.

Une voisine se plaignait, il y a 3 ou 4 mois, d'être **nerveuse**, d'avoir des **insomnies** et des **migraines**. Les médecins n'en ont pas trouvé la cause et n'ont pas pu l'aider. Contre sa migraine, je lui ai donné de mon achillée que j'avais cueillie le coeur content et reconnaissant, dans le soleil éblouissant du Jura Suisse. Huit jours plus tard, elle me raconta que sa migraine avait disparu et, un peu plus tard, que tout allait bien, et ceci, malgré la vie stressée de cette femme!

Est-ce que tout ceci ne sont pas des joies procurées par les plantes médicinales qui m'ont été offertes, grâce à votre brochure et à vos conférences? Qu'à travers cette joie, chère Madame Treben, s'ajoute beaucoup de force à votre don d'amour pour le prochain. »

Une religieuse de Westphalie écrit le 7 février 1980:
« Surtout ne laissez pas s'épuiser ce livre! Celui qui le lit reconnaît sa valeur, malgré des articles opposés paraissant dans la presse! En mai 1965, et ensuite 4 semaines plus tard, je subis deux opérations d'un **cancer des intestins**. En 1967, on m'introduisit du radium par l'anus, à Cologne. De 1965 à 1967, j'aurais dû mourir 4 fois. Suivant les bons conseils d'une soeur, qui est décédée depuis, j'ai bu de la **tisane de thuja** (thuja plecata), au début 3 verres par jour, de 1969 à 1978 l verre (¼ de litre) par jour. On m'en demande souvent, grâce aux bons résultats obtenus avec le thuja. Je me suis donc noté les mélanges suivants pour lutter contre les maladies pernicieuses:
Feu le Dr. Kuhl de Rheine, reconnu aux U. S. A., a parcouru les pays de l'Est, pour enquêter sur la nourriture des peuplades normades qui étaient exemptes de cancers. Il en arriva aux conclusions suivantes: le cancer est la conséquence de la nourriture végétale, surtout dû au

raffinage des farines et des sucres. Le petit lait a un effet de prévention et de guérison, quel que soit l'aliment où il est contenu. D'après le Dr. Kuhl, on devrait éviter les produits cuits au four, tel que tartes, pain blanc, ainsi que les sucreries et les sucres de raisin, le miel est autorisé à petite dose. Sont recommandés: le pain complet, les pommes acides, le jus de choucroute, la choucroute surtout crue, le lait caillé … le kéfir. Le kéfir pénètre directement dans le sang, alors que le lait caillé doit d'abord être digéré.

Notes importantes concernant le kéfir: le kéfir doit être frais. On peut le préparer soi-même. La présure peut être achetée dans un magasin de diététique. Quand il a libéré de l'eau, dans laquelle nage une masse blanchâtre, le kéfir n'est plus à consommer.

En 1974, on pouvait lire dans la presse: le directeur général d'une grande entreprise a été guéri par des extraits de plantes médicinales préparées par Jacob Rampp Kevelaer/R.F.A. Rampp lui même était prisonnier en Grèce pendant la seconde guerre mondiale. Il s'est évadé dans les forêts des montagnes. Il s'est nourri de plantes, qui étaient souvent moisies, car il n'était pas toujours capable de s'en procurer des fraîches. Au bout d'un certain temps, il se rendit compte de la diminution de son éruption et se sentit bientôt guéri. Ceci fut attesté par des étrangers et les médecins allemands après son retour au camp. De retour en Allemagne, il mélangea différentes herbes et guérit plusieurs cancéreux dans son entourage. De nos jours, il expédie ses produits.

Une consoeur, qui s'est fait opérer du **cancer** à Cologne, reçut religieusement de ses proches les produits de Rampp. Elle n'a plus de cancer aujourd'hui. J'appris aussi la chose suivante:

Une consoeur lut un extrait d'une lettre provenant du Pérou: ici, deux messieurs ont bu de la tisane de grand plantain et ont guéri du **cancer**. De ce fait, nous buvons cette tisane à titre préventif.

Une consoeur exerçant dans les mers du Sud fut opérée du **cancer** en 1957. A la suite de ça, elle mangea tous les jours de la choucroute crue de la boîte. Elle n'a plus de cancer.

Une consoeur reçut une lettre de Suisse, en avril: le professeur Menschlikoff traita son neveu au kéfir. Il fut guéri du **cancer**.

De tout ce que j'ai écrit ci-dessus, je ne connaissais rien, quand en mai 1965, je fus opérée du cancer à Munster, et que je fus laissée pour compte. A Cologne, en 1965, on diagnostiqua dans 2 laboratoires d'analyses différents un des cancers les plus virulents. On me soigna au radium, mais on interrompit le traitement, car il n'y avait plus d'espoir: "Le cancer prolifère d'un organe à l'autre, tel un chou-fleur et la vessie est déjà atteinte". Une seconde fois je fus abandonnée: « Plus que quelques mois... ». Je ne pesais plus que 39 kg. C'est alors qu'une soeur me dit: « Bois du thé de thuja. Je connais 5 cas, où cela a servi à quelque chose. Mais, il faut que ce soit **le grand thuja** (thuja placeta) ». J'en bus et j'en bois encore aujourd'hui. Mes consoeurs incrédules, qui avaient assisté à mes opérations ou qui m'avaient soignée, secouaient alors la tête pleines de pitié. Aujourd'hui, elles disent:« Vu l'état de ta maladie, tu n'aurais plus dû vivre, si cette tisane ne t'avait pas aidée ». Et nos médecins: « Incroyable qu'elle soit encore en vie. Et c'est la tisane qui a fait ça? »

Madame E. Z. de Vienne écrit le 11 février 1980:
« Je ressens comme une véritable nécessité de vous écrire et de vous remercier de votre aide à tellement de gens, grâce à votre magnifique livre sur les plantes médicinales. C'est par hasard que je l'ai obtenu pendant les vacances en 1979. De retour à Vienne, j'ai commencé à boire de la tisane à base d'orties. Au bout de 3 semaines environ, je me suis rendue compte que mes **pieds** ne me faisaient plus autant **mal**. Je pèse 88 kg et il arrive parfois que mes jambes ne me portent plus. Vu le résultat, mon mari commença à en prendre aussi. Tous les jours, il emporte deux bouteilles thermos pleines au travail. Entre-temps, tous mes amis et mes relations à Vienne ont acquis votre livre et essaient toutes sortes de tisanes, de teintures et de pommades. Nous prenons aussi des gouttes de liqueur du Suédois (« Schwedenbitter »), et mon coeur est si plein de gratitude à votre égard, que je ne sais comment l'exprimer ».

Madame Laure H. de S. écrit le 15 février 1980:
« De tout mon coeur, je veux vous remercier pour votre livre « La Santé à la Pharmacie du Bon Dieu » et aussi parce que vous n'avez pas gardé toutes ces connaissances pour vous. En ce qui me concerne, l'achillée mille-feuilles m'a aidée pour ma **migraine**. Depuis que j'en bois une tasse matin et soir, je n'ai plus de migraine. »

La religieuse E. W. de R./Bavière écrit le 23 février 1980:
« C'est avec succès que depuis le mois d'avril dernier, je bois de la tisane de gaillet, d'ortie jaune et de solidage verge d'or, contre une **atrophie du rein**. Depuis la même époque, je bois tous les jours, à jeûn, une tasse d'épilobe à petites fleurs, avec succès, contre des **maux de la vessie**. Je ne trouve pas les mots pour vous exprimer ma gratitude pour cette aide et ce merveilleux livre de plantes médicinales. »

Madame M. H. de H./R.F.A. écrit le 27 février 1980:
« L'été dernier, mon frère de 40 ans, qui était souffrant, a soudain eu une **plaie suintante** à la **commissure des lèvres**. Cela a pris rapidement de l'ampleur et s'est aggravé jusqu'à devenir un véritable trou. Le médecin lui prescrivit des pommades variées, dont une très chère qu'on ne pouvait trouver qu'en Angleterre, mais rien n'y fit. Cela continuait de suppurer. Ma mère alla au jardin cueillir une tige de chélidoine majeure et en badigeonna la plaie, qui sécha. Qui sait ce que serait devenu cette affaire! »

Madame E. avec son mari W. écrit de Stuttgart le 27 février 1980:
« Mon mari ne s'est pas décidé à se faire opérer, et c'était sa chance, grâce à votre livre. Il ne souffrait pas d'un cancer, mais d'un **ulcère à l'estomac** déjà ancien. Le miracle s'accomplit grâce à votre pharmacie du Bon Dieu! Il boit consciencieusement sa tisane à base d'un mélange de soucis, de consoude et de renouée. Ces plantes ne l'ont pas seulement aidé, mais elles l'ont rajeuni! La **cicatrice** qu'il avait à la poitrine, je l'ai soignée à la pommade de fleurs de souci, elle a déjà disparu. A côté de cela, je fais en ce moment une cure de tisane d'orties et avant d'aller

me coucher, je bois de votre tisane pour dormir. Je ne manque pas non plus de liqueur du Suédois (« Schwedenbitter »). Pour la première fois, je n'ai plus besoin de mes puissants somnifères habituels. Ma migraine, je la soigne à la liqueur du Suédois (« Schwedenbitter »). Chère Madame Treben, vous devriez obtenir une décoration; mon mari est même d'avis que si ça ne dépendait que de lui, il vous décernerait un titre de docteur. Vous êtes désignée par Dieu pour transmettre votre savoir aux autres. Nous prions tous les jours pour vous. »

Madame M. B. de Dü./R. F. A. écrit le 28 février 1980:
« En écrivant ces mots, j'aimerais vous remercier pour le livre « La Santé à la Pharmacie du Bon Dieu ». Par son intermédiaire je vis une guérison incroyable. Depuis 5 ans, j'avais des douleurs terribles et continues dans ma jambe gauche, remontant jusqu'à l'articulation des hanches. Dans votre livre, j'ai découvert sous la rubrique « **Troubles de la circulation** » le conseil qui consiste à prendre des bains de racines d'orties fraîches. Je les ai préparés exactement selon vos conseils, et après le premier bain, les douleurs avaient disparu. C'était en mai 1979. J'ai renouvelé encore plusieurs fois ces bains. J'avais de la peine à y croire, car auparavant j'avais l'impression qu'on me perçait artères et muscles avec des couteaux. En octobre 1979, j'avais soudain ces douleurs dans la jambe droite, mais seulement pendant deux jours. Car je préparais à nouveau un bain avec des racines d'orties fraîches et ces douleurs disparurent aussi. Pendant mon traitement, on ne m'a jamais dit qu'il s'agissait de troubles de la circulation. »

Madame Hildegard F. de Graz/Styrie écrit le 3 mars 1980:
« Par la providence divine, j'ai discuté avec un vieillard de 74 ans qui était très heureux, car il avait retrouvé son **audition** pendant la nuit à l'aide d'élixir du Suédois (« Schwedentropfen ») – ouïe qu'il avait perdue à la suite d'une grave blessure à la tête et au cerveau pendant la guerre en 1944. Il a réussi après trois introductions d'un petit coton imbibé de liqueur du Suédois (« Schwedenbitter ») dans le conduit auditif. Mon fils avait de nombreuses **enflures** sur le côté droit du cou et sous le bras. Après plusieurs applications de compresses de liqueur du Suédois (« Schwedenbitter ») et de compresses de mauve sauvage (fromageon) mise à infuser à froid, ainsi que l'absorption de tisane de mauve et d'une tasse de tisane de gaillet et deux tasses de prêle des champs, les enflures sont devenues plus souples et atténuées. Pour mon **hypotension**, je bois trois fois par jour du jus de gui.

Ceci ressemble à un miracle: depuis longtemps, je ressentais une petite **boursouflure** du côté droit du cou, sous la thyroïde. Il y a à peu près 15 jours, j'ai soudain ressenti une grande douleur, qui se propageait dans l'épaule droite au-dessus de l'oreille droite jusqu'à la région crânienne. Grâce à l'utilisation intensive de la liqueur du Suédois (« Schwedenbitter ») dans la région du cou, des épaules, dans et autour de l'oreille, sur les tempes et le front, ainsi que dans la nuque, et à l'application de compresses de feuilles de mauve sauvage, de plantain lancéolé et de tussilage, ajouté à l'absorption de toutes ces tisanes, plus de la tisane d'orties – que je bois d'ailleurs quotidiennement – la grosseur a disparu, et mes douleurs aussi. »

Madame Edwig T. de G./R.F.A. écrit le 8 mars 1980:
« Un homme âgé que je connaissais avait un **cancer des poumons**. Il se sentait très misérable. Il avait déjà fait un infarctus et souffrait d'autres maux. Grâce à votre livre, il est en bonne voie de guérison. Lors de la dernière radiographie, son médecin était très étonné et demanda ce qu'il avait fait! Le monsieur lui raconta tout; ce à quoi le médecin répondit: «Laissez tomber tout le reste et continuez comme cela! ».

Madame Inge F. de Rh./R.F.A. écrit le 10 mars 1980:
« Grâce à la liqueur du Suédois (« Schwedenbitter »), j'ai pratiquement réussi à faire disparaître une vilaine cicatrice au bras provenant d'une intervention chirurgicale sur une très **vilaine plaie** chez ma fille de 12 ans. Elle est déjà à moitié guérie. Ma tante, qui depuis de longues années déjà souffrait d'une **inflammation d'une grosseur au pied**, si bien qu'elle ne rentrait plus dans ses chaussures, a réussi à la faire disparaître, grâce à des compresses d'herbes du Suédois (« Schwedenkräuter »). La grosseur a diminué et l'inflammation a disparu. Elle peut à nouveau marcher sans pansement et sans douleur. »

Monsieur Hermann K. de Lubeck écrit le 11 mars 1980:
« Début 1979, des faiblesses, sans doute dues à mon âge avancé, se sont déclarées: **palpitations cardiaques, arthrose** dans les genoux, les hanches et les clavicules, le **sommeil** non plus n'était plus aussi réparateur qu'autrefois. Ma femme et moi, nous nous sommes adressés à un médecin interniste et à un orthopédiste, mais au bout de 6 mois, nous avons arrêté les traitements, car aucune amélioration n'intervenait.

Mais c'est là qu'intervient le retournement divin: en juillet 1979, j'ai consciencieusement étudié votre merveilleuse brochure et j'ai commencé à employer les plantes curatives pour nos troubles et nos maux grâce à vos conseils. Nous avons bien, dans les 10 premières années de notre mariage, bu les tisanes aux herbes médicinales, matin et soir, comme l'indiquait l'Abbé Kneipp, mais jamais nous n'avions atteint des résultats comme ceux issus des explications claires et précises de votre brochure.

Je vous fais part de notre joie et de notre surprise, pour vous dire que dès la quatrième semaine d'utilisation de vos herbes, il y a eu une amélioration sensible. En juillet, j'ai préparé de la liqueur du Suédois (« Schwedenbitter »); ensuite, le fameux vin des cardiaques du Dr. Herzkas, dont nous buvons tous les jours un petit verre. Le soir avant d'aller nous coucher, nous buvons la tisane aux 5 plantes pour dormir. Et pour n'en citer que quelques unes: tisane de gui, d'ortie, de prêle, d'achillée, de lycopode, etc…

A présent, au bout de plus de 6 mois d'utilisation de tous ces produits merveilleux, nous nous sentons plus frais, plus dynamiques, en meilleure santé et pleins de joie de vivre. »

Madame E. Sp. de F./Basse-Autriche écrit le 18 mars 1980:
« Une fermière de notre région a guéri une **sinusite purulente** avec des gouttes de liqueur du Suédois (« Schwedenbitter »). En automne, on a découvert chez cette fermière un **myome**. Quand elle devait se faire opérer, le chirurgien lui dit: « Mais que faites-vous là? Vous êtes guérie! » Elle avait pris des gouttes de liqueur du Suédois (« Schwedenbitter »).

Madame B. F. de R./Basse-Autriche écrit le 20 mars 1980:
« Dans ma maison, on ne manque jamais de gouttes de liqueur du Suédois (« Schwedenbitter »)! J'ai 36 ans et, grâce à vous, je me suis débarrassée en l'espace d'un an de mes terribles **douleurs dues aux règles**, et pourtant les médecins me disaient qu'il fallait que je m'y fasse. A côté de cela, je me suis arrêtée de fumer, sans pour autant grossir. Mon fils, âgé de 12 ans, a perdu son **manque d'appétit** au bout de 3 mois et il est moins nerveux et moins hystérique à l'école et les **rhumatismes** de mon mari vont mieux. »

Madame Hélène M. de B./R.F.A. écrit le 20 mars 1980:
« J'ai guéri ma **constipation**, que j'avais depuis de nombreuses années avec de la liqueur du Suédois (« Schwedenbitter »). Quel que soit l'endroit où j'ai mal, cela aide. Un jour, j'avais un doigt enflé, suite à une **piqûre d'insecte**. J'ai imbibé mon mouchoir de liqueur du Suédois (« Schwedenbitter ») et l'ai roulé autour de mon doigt. En une heure, l'enflure disparut. J'ai d'ailleurs souvent obtenu de bons résultats, que ce soit chez mon mari ou moi-même, avec de la tisane de roseau odorant, prise à raison de 6 gorgées, comme vous l'indiquez, chaque fois que ça n'allait pas avec **l'estomac** ou les **intestins**. »

Madame E. C. de G./Styrie écrit le 24 mars 1980:
« Suite à un violent **claquage** et quelques semaines de plâtre, je pris des bains aux fleurs de fenaison. Les douleurs disparurent au bout de quelques jours. Une connaissance, qui n'a pas pris de ces bains, en souffre encore aujourd'hui. A la suite d'un effort intense mon mari a eu des **hémorroïdes**, qu'il a essayé en vain de guérir pendant 4 semaines à l'aide de différentes pommades et autres

suppositoires. Quelqu'un nous a conseillé de prendre des bains de siège de prêle des champs. Au bout de 5 bains, elles ont disparu et ne sont plus réapparues. »

Madame Gertrude J. de B./Suisse écrit le 25 mars 1980:
« Un jeune homme de 24 ans rentra du service militaire et dut se coucher avec de la **température**. Il avait près de 41 de fièvre. Le médecin restait sans diagnostic. Rien n'y fit. Lorsqu'au bout de la 3ème semaine, un chapelet de ganglions apparut autour du cou, le médecin diagnostiqua une **inflammation aigüe des ganglions lymphatiques**. La mère, très inquiète, me demanda secours. Je lui procurai de l'huile de marjolaine préparée à base de plantes cueillies dans mon jardin. Le fait de frotter les ganglions avec cette huile eut un effet immédiat. La fièvre tomba le même jour et ne revint plus. »

Madame Angelika L. de Sarre écrit le 26 mars 1980:
« L'été dernier, j'ai fait macérer des feuilles de cèdre dans de l'eau de vie à 38% pendant 10 jours pour pouvoir enlever des **verrues**. Mon petit-fils est serrurier et ses mains étaient couvertes de verrues, à cause de l'utilisation constante de savons très forts. Il s'est tamponné tous les jours ses verrues à l'essence de cèdre et elles ont disparu. Merci beaucoup! »

Monsieur Peter K. de B./R.F.A. écrit le 26 mars 1980:
« En novembre dernier, une de mes connaissances m'a apporté votre «Santé à la Pharmacie du Bon Dieu», quand je lui avais raconté que notre grand-mère de 78 ans ne pouvait même plus se coiffer après un séjour à l'hôpital. Elle était alitée et ne pouvait absolument plus se remettre.

A l'hôpital, on n'a pas pu lui dire ce qui n'allait pas. La seule chose qu'on lui prescrivit, c'était des comprimés pour son **hypertension** (20), mais qui restèrent sans effet. On lui a alors appliqué un petit coussin rempli de lycopode séché dans la région lombaire, comme vous le décrivez dans votre brochure. Nous tous avions de la peine à le croire: lors de la dernière visite du médecin, la tension était descendue à 14. La liqueur du Suédois (« Schwedenbitter ») et de la tisane de gui l'ont tellement remise d'aplomb, qu'elle peut à nouveau faire son ménage, comme autrefois. »

Monsieur Emil M. de Munich écrit le 30 mars 1980:
« Pendant des années, j'ai souffert d'une **blessure au genou**, si bien que, souvent, je pouvais à peine marcher pendant des journées entières. J'ai 70 ans. J'ai traité mon genou avec de l'essence de consoude. Au bout de quelques semaines de massages quotidiens avec cette essence, les douleurs ont diminué et même la **déformation de la jambe** a totalement disparu, si bien que je puis à nouveau marcher normalement. Je voudrais vous exprimer ici toute ma gratitude. »

Monsieur Albert K. de Sch./Tirol écrit le 12 avril 1980:
« Une femme avait le **pied ouvert** pendant des années. C'était dû à une blessure qui ne voulait plus guérir. J'ai recueilli du jus de plantain lancéolé, que j'avais écrasé et pressé, et que la vieille femme s'est mis sur sa plaie. Le pied était guéri en moins de 15 jours.

Je vois plus clairement, grâce à la liqueur du Suédois (« Schwedenbitter ») que j'appliquais sur mes paupières deux fois par jour. J'ai subi une opération de la **cataracte** à l'oeil et, à présent, j'en ai une à l'autre oeil. Depuis que je me mets des gouttes dans l'oreille, j'**entends mieux**. A l'aine gauche, j'avais depuis 4 à 5 ans une **grosseur** de la taille d'un oeuf d'oie. Après avoir fait des compresses sur un bout de coton à l'élixir du Suédois, la grosseur d'un centimètre de haut a disparu à ma plus grande joie. »

Monsieur Jaroslav V. de L./Haute-Autriche écrit le 14 avril 1980:
« J'avais des **rhumatismes** dans les épaules et dans les genoux. Grâce aux comprimés et aux rayons, cela s'est un peu calmé, mais j'avais toujours de pénibles élancements dans les articulations. Grâce à vos conseils dans votre «Pharmacie du Bon Dieu», j'ai fait macérer les herbes du Suédois (« Schwedenkräuter ») pour en faire de la liqueur (« Schwedenbitter ») et j'ai surtout ramassé de la prêle des champs. Cela ne s'est bien sûr pas arrangé pendant la nuit, mais les douleurs permanentes ont disparu. Aujourd'hui, je n'en ai plus du tout. Et ceci, c'est à vous seule que je le dois! »

Madame Gertrud J. de B./Suisse écrit le 15 avril 1980:
« Une fermière d'environ 68 ans s'est fait opérer d'un **cancer du bas-ventre**, il y a à peu près 10 mois de cela. Peu de temps après son admission à l'hôpital, j'ai discuté avec son mari, qui me parla de son grand souci. Je lui remontai le moral et lui conseillai de ramasser tout de suite les plantes de« La Pharmacie du Bon Dieu » pour aider sa femme à pouvoir quitter rapidement l'hôpital. C'est ce qu'il a fait avec zèle. A cela, se rajoutèrent bientôt des **troubles rénaux**, ainsi que de **l'hypertension**. Le médecin, au lieu de comprimés, lui prescrivit toutefois des tisanes.

Après sa sortie de l'hôpital, on lui prépara toutes les plantes qui figurent sous la rubrique « Maladies pernicieuses du bas-ventre » dans « La Pharmacie du Bon Dieu ». Cela ne fait pas 15 jours que j'ai rencontré le couple, qui revenait d'un contrôle médical. Le résultat:« Tout à fait guérie! » Etonné, le médecin demanda ce que la patiente avait fait. Quand il apprit qu'entre autre, elle avait bu de la tisane d'orties, il lui répondit:« C'est très bien, continuez! »

Après la messe du matin, une voisine, qui possède un grand restaurant, se plaignit que son mari souffrait de **néphrites** et avait du **sang dans l'urêtre**. Et le dimanche, beaucoup de clients sont prévus au restaurant. Pour éviter cette peine à la restauratrice, j'ai préparé dans une grande thermos une tisane pour les reins avec beaucoup d'orties fraîches. Déjà à midi, le patient se sentit tellement bien que, le même jour, il pu prendre part à une assemblée de restaurateurs. Le soir, il m'a raconté tout cela avec une joie rayonnante, pendant que je soignais les **doigts** de sa femme, qui étaient **abîmés par les produits de vaisselle**, avec de la liqueur du Suédois (« Schwedenbitter »), afin qu'elle puisse servir les clients du dimanche. Comme cette aide et ces services rendent heureux!

J'ai pu guérir en moins de 15 jours un gentil petit garçon de 8 ans, le fils de notre receveur des Postes, qui souffrait de **maux de tête** et de **vomissements**, avec de la tisane d'achillée mille-feuilles, que j'ai ramassée dans les monts du Jura en juillet. Les plantes cueillies à cette altitude, je les cueille avec un grand respect et je ressens la bonté du ciel et la bénédiction divine de notre Seigneur les caresser! »

Madame Gudrun Sp. de Pr./R.F.A. écrit le 17 avril 1980:
« Chez nous, à Pr., entre femmes, suite à un anniversaire, nous en sommes venues à parler de « La Pharmacie du Bon Dieu ». Chacune d'entre nous est convaincue qu'il faut se tourner davantage vers la nature. Depuis des années déjà, j'ai souffert de **troubles de la digestion.** A présent, mon mari et moi, nous buvons régulièrement de la tisane d'orties et nous nous sentons mieux. La liqueur du Suédois (« Schwedenbitter ») nous a aussi beaucoup aidés. »

Madame Isabella St. de G./R.F.A. écrit le 17 avril 1980:
« J'ai fait une expérience heureuse avec la liqueur du Suédois (« Schwedenbitter »), après la naissance de mon fils. J'ai subi une sorte d'accouchement éclair et, comme le médecin voulait éviter que mes hémorroïdes ne deviennent plus importants, il me fit faire une épisiotomie particulièrement large. Je pouvais à peine m'asseoir, la plaie me tiraillait terriblement et, en plus, à cause des hémorroïdes, j'avais de sérieux problèmes de selle. Les bains de siège et les lavements à base de substances contenant de la camomille, qu'ils m'ont fait prendre à l'hôpital, n'ont apporté aucun mieux, ni soulagement. Quant au bout de 6 jours, on observa non pas une amélioration, mais une détérioration, le médecin qualifia les hémorroïdes, qui avaient repris de l'ampleur, d'hémorroïdes de longue durée, qui pouvaient durer des mois. J'ai alors utilisé de la liqueur du Suédois (« Schwedenbitter »). Dès la première application que je me fis la nuit à l'hôpital, la tension de la plaie se relâcha; dès que le pansement devenait plus sec, je l'humidifiais à nouveau; dès le lendemain matin, les hémorroïdes avaient visiblement diminué et les fortes enflures régressé. L'infirmière, qui me prodiguait les soins,

s'en est rendue compte aussi. J'aurai bien aimé lui dire pourquoi un début de guérison si rapide était intervenu, mais les préjugés des hôpitaux envers les plantes médicinales sont si grands que les conseils qu'on pouvait émettre rencontreraient un mur de granit. Le surlendemain, j'ai pu me passer d'analgésiques sans lesquels je n'avais pas pu dormir depuis la naissance de mon fils. De retour à la maison, j'ai continué à me soigner à l'élixir du Suédois et avec une pommade contre les hémorroïdes, que ma mère avait préparée selon votre recette. Bientôt, je pus à nouveau m'asseoir et je n'eu plus besoin de laxatifs. Tout a très bien guéri et les grosses hémorroïdes que j'avais, se sont presque totalement résorbées.

Mais la liqueur du Suédois (« Schwedenbitter ») m'a encore aidée d'un façon tout-à-fait différente. Pendant les derniers jours de ma grossesse, je me sentais terriblement **fatiguée**, **faible** et **sans énergie** et, en plus de ça, les **malaises** avec ces **envies de vomir** ont recommençé comme lors du premier tiers de ma grossesse. Je sentais que quelque chose n'allait pas avec mon corps, et j'ai pris plusieurs fois par jour de la liqueur du Suédois (« Schwedenbitter ») diluée dans un verre d'eau et, plusieurs fois par jour, je m'en faisais des compresses sur la tête, parce que j'étais bien fatiguée et qu'après ces compresses, je me sentais mieux et plus fraîche. J'ai fait faire une analyse de sang par mon médecin de famille. Avant les résultats de l'analyse, les douleurs commencèrent et je dus aller à la clinique. Un jour après mon accouchement, mon médecin eut les résultats de l'analyse et sonna l'alarme en disant que j'avais une **jaunisse contagieuse**. Je fus immédiatement mise en quarantaine, avec interdiction de quitter ma chambre. Un jour plus tard, je fus transférée dans un autre hôpital dans un service de contagieux. Les médecins ne s'expliquaient pas pourquoi mon corps n'était pas devenu jaune. Ils ne pouvaient pas non plus diagnostiquer quoi que ce soit en me palpant le foie. Je n'avais pas de douleurs, les malaises ne sont plus réapparus et je n'avais pas non plus de forte température. Je pris consciencieusement tous les jours de la liqueur du Suédois (« Schwedenbitter »); ma formule sanguine s'améliora de jour en jour, si bien que les médecins ne voyaient plus aucune raison de me garder à l'hôpital. J'ai appris à connaître le magnifique pouvoir de guérison de la liqueur du Suédois (« Schwedenbitter ») et je n'en manque jamais chez moi. Ces expériences positives me motivent tout naturellement à essayer les plantes médicinales de façon plus intensive encore qu'auparavant et à vous offrir ma confiance. Je vous remercie beaucoup pour vos conseils contenus dans votre brochure et je vous souhaite encore beaucoup d'années de travail et de réussite. »

Monsieur Alfred H. de Cobourg/R.F.A. écrit le 23 avril 1980:

« L'épilobe à petites fleurs m'a aide à guérir mes **ennuis de prostate**. J'étais hospitalisé à l'hôpital régional de Coburg pour soigner un infarctus. En plus de ça, j'avais des problèmes de prostate, qu'on ne pouvait opérer, à cause de ma faiblesse cardiaque. Il a fallu m'introduire une sonde à demeure, au cas où cela s'aggraverait. C'est alors que j'entendis parler de l'épilobe à petites fleurs, qui a aidé tant de personnes souffrant de ce mal. J'ai commencé à boire 3 tasses de tisane par jour et, au bout de quelques jours, tous mes maux à la prostate avaient disparu. A présent, j'en bois encore 2 tasses par jour, afin de parachever ma guérison. Je remercie notre Seigneur de tout coeur. J'espère que vous aussi, Madame Treben, vous pourrez encore aider de nombreuses personnes avec l'épilobe à petites fleurs. C'est incroyable ce que les plantes du Bon Dieu apportent comme aide, quand la médecine est dépourvue de moyens. »

Monsieur Fritz F. de M./R.F.A. écrit le 25 avril 1980:
« Je souffrais de **maux de tête** jour et nuit pendant des années. Aucun médecin n'avait pu m'aider. Des neurologues se sont penchés à plusieurs reprises sur mon cas, sans résultat. J'ai entendu parler de votre « Pharmacie du Bon Dieu ». En suivant ces conseils, je bois depuis quelques semaines de la tisane d'orties et les maux de tête ont presque disparu. En plus de ça, je bois avec succès de la tisane de gui (**coeur, circulation** et **tension artérielle**). C'est à vous que je dois tout cela! J'emploie aussi la liqueur du Suédois (« Schwedenbitter »). »

Madame le Dr. Eva M. de Budapest écrit le 29 avril 1980:
« Je voudrais vous remercier de ce que vous soulagez tant de personnes. D'abord, j'ai essayé de soigner les **articulations des genoux** de ma mère avec de la tisane de prêle des champs et d'orties. Bien qu'elle n'en prenne pas toujours les quantités recommandées, une amélioration s'est fait sentir au bout de 6 semaines. Auparavant, elle ne pouvait plus monter les escaliers et, toutes les nuits, elle mettait plusieurs heures à s'endormir à cause des douleurs. Quand elle se lève, ses genoux sont toujours un peu raides, de même quand elle travaille trop, mais ses nuits se passent sans douleur et elle peut monter les escaliers aussi bien que par le passé.

Il y a 8 ans, j'ai attrapée une **colibacillose de la vessie et du rein**. Ni plante, ni médicament, ne m'aidèrent. J'avais de plus en plus de crises avec des douleurs terribles, une **température élevée**, des **frissons** et des **hématuries**. Plus de 3 ans passèrent ainsi et les crises revinrent toutes les 3 semaines, malgré les antibiotiques: même pendant les périodes d'acalmie, je ne me sentais pas bien. Un vieux livre de plantes médicinales préconisait de manger des oignons. Je commencais à manger un ou deux petits oignons tous les jours. En 3 jours, mes couleurs étaient revenues, la température baissa et je n'éprouvais plus de douleurs. J'ai arrêté de manger des oignons et, au bout de quelques semaines, je me suis à nouveau sentie mal. J'ai repris courageusement les oignons avec du fromage de brebis dans de la salade de pommes de terre. Quelques semaines plus tard, j'étais complètement guérie et m'arrêtais de manger des oignons. J'aimerais transmettre cette recette à tous ceux qui souffrent de colibacillose de la vessie et du rein!

De vieilles paysannes cultivent des scilles. Finement hâchés, rissolés dans de l'huile, puis filtrés à travers un linge, on en récupère une magnifique pommade, qui accomplit des merveilles sur les seins enflammés des jeunes mères. Je soigne aussi les **furoncles**, les **inflammations des ongles**, les **coupures** et les **plaies infectées**. Chez un enfant de 9 ans, la plaie opératoire, suite à une appendicite, ne voulut pas guérir. La pommade de scilles a guéri cela en une nuit. On retira une grande quantité de pus de la plaie qui, au bout de deux applications, sécha et se ferma. J'ai soigné des eczémas sanguinolants avec du jus de chélidoine frais. »

Madame Maria K. de N. i. H. écrit le 5 mai 1980:
« C'est un devoir pour moi que de vous remercier de tout coeur. Pendant 7 ans, j'avais un **pied ouvert** (**ulcère variqueux**), qui guérissait très mal et s'ouvrait sans arrêt. La dernière année, il ne voulut plus guérir du tout. La plaie ouverte se trouvait sur le tibia et était grosse comme une pièce de 5 F. Je devais aller à l'hôpital. Par hasard, je reçus votre brochure « La Pharmacie du Bon Dieu » et j'y lus la recette de la pommade de fleurs de souci. Je l'ai préparée. L'inflammation s'est rapidement calmée et au bout de 6 mois, la plaie au pied était guérie. Je voudrais encore une fois vous remercier de tout coeur! »

Madame Helga K. de Vienne écrit le 16 mai 1980:
« Tout d'abord, je voudrais vous remercier de tout coeur pour l'aide que j'ai reçue grâce à « La Santé à la Pharmacie du Bon Dieu ». Pendant 10 ans, j'ai souffert **d'insomnie**. A côté de pilules très puissantes (tranquilisants), j'ai suivi une cure de sommeil, qui ne m'a pas aidé non plus.
J'ai travaillé pendant 30 ans comme jardinière d'enfants; on a diagnostiqué une **dépression due à l'épuisement**, qui m'a valu d'être mise à la retraite anticipée. C'est là que j'ai essayé, pleine de doutes, votre recette contre l'insomnie et je suis toute contente de ne plus avoir besoin de médicaments. En plus, j'ajoute à cette tisane que je prends avant de me coucher, une cuillère à soupe de liqueur du Suédois (« Schwedenbitter »), ainsi que quelques gouttes de teinture de valériane, selon mon état de fatigue. »

Madame le Dr. Ulla W. de Stuttgart me laisse lors d'un séminaire sur les plantes médicinales le 2 juin 1980 le conseil suivant:
« Ma mère a soigné sa **sciatique** avec de la **fougère royale** (celle avec les points noirs sous les feuilles). On applique les feuilles de la fougère, face avec les points noirs, sur la cuisse et on les bande bien serrées avec une serviette. On garde ceci toute la nuit sur la jambe, même si on devait beaucoup souffrir. Le lendemain matin, dans la plupart des cas, la sciatique a disparu; on secoue la serviette et le noir de la fougère tombe. »

Monsieur Josef G. de Br./Haute-Autriche écrit le 6 juin 1980:
« Cela fait 10 ans que je souffre d'une **inflammation du gros intestin**. Des années de soins et plusieurs séjours à l'hôpital sont restés sans effet. Grâce à une cure de tisane de mauve sauvage infusée pendant la nuit à froid, et de crème de riz, j'ai été débarrassé de cette maladie. »

Madame Elsa A. de S./R.F.A. écrit le 8 juin 1980:
« Avant tout, je veux vous remercier pour la« Pharmacie du Bon Dieu ». Samedi avant la Pentecôte, mon mari avait un accident. Il voulait accrocher un râteau après le travail. Le râteau, qui pesait environ 15 kg, lui échappa des mains et lui fracassa le nez et l'oeil. La paupière éclata et son visage, surtout son nez, enfla rapidement et se colora de toutes le couleurs de l'arc-en-ciel. Toutes les heures, nous avons fait des compresses d'herbes du Suédois (« Schwedenkräuter »). Le mardi après la Pentecôte, il était à nouveau au travail (il est vigneron et agriculteur). Seul son oeil était encore un peu injecté de sang. Les douleurs,

ainsi que **l'épanchement de sang bleu-vert**, avaient disparu le soir même de l'accident. »

Madame Wilma M. de Br.-A./R. F. A. écrit le 9 juin 1980::
« Notre fille n'a plus eu ses **règles**, alors qu'elle avait 18 ans. En faisant confiance à votre livre sur les plantes médicinales, elle a bu tous les matins à jeûn, une tasse de tisane d'achillée mille-feuilles. Ces derniers temps, nous y avons ajouté un peu de romarin. A notre grande joie, elle a à nouveau eu ses règles après un an d'interruption. Grâce à cet exemple, nous avons appris à connaître les vertus des plantes médicinales de la pharmacie du Bon Dieu et nous acceptons cette offrande divine avec reconnaissance. »

Madame Aurelia D. de U. L./Syrie écrit le 11 juin 1980:
« Depuis 20 ans, je souffre **d'eczéma** qui me démange et qui couvre toute la cuisse. Les pommades qui m'avaient été prescrites, les rayons et le régime très strict, n'ont pas apporté d'amélioration. J'étais au bord du désespoir. C'est alors qu'on me conseilla de faire une cure d'orties, selon votre brochure. J'ai bu de la tisane d'orties pendant 9 mois. A présent, l'eczéma a disparu, plus rien ne me démange, le pied est totalement guéri. Merci de tout coeur! »

Madame Maria H. de H./R.F.A. écrit le 21 juin 1980:
« Pendant 6 semaines, j'ai mangé des tiges de pissenlit en fleurs finement coupées. J'ai ressenti combien je rajeunissais! Mais voici un résultat étonnant: le fait de mastiquer consciencieusement chaque tige a guéri ma **parodontose**. Mes **incisives** inférieures étaient **déchaussées**, souvent **infectées** et **pleines de pus** et **saignantes**, sans parler des

grandes douleurs que cela occasionnait. Mon étonnement était grand, quand suite à cette cure, mes dents étaient toutes à nouveau solidement implantées. Elles devaient être arrachées. Encore maintenant, je mange de ces tiges, quand j'en trouve. A la surface de mon coude, j'avais une **petite excroissance dure**. Elle repoussait continuellement, bien que je m'en débarrassais souvent. Le jus de chélidoine majeure l'a complètement fait disparaître. »

Madame Ingeborg K. de Stuttgart écrit le 21 juin 1980:
« Comme je suis contente que vous ayez réédité « La Santé à la Pharmacie du Bon Dieu » de Maria Treben. J'étais très malheureuse quand j'ai entendu qu'il ne serait plus imprimé. Madame Treben a compris comment rendre attentives beaucoup de personnes aux plantes médicinales. Moi-même, j'avais un **cancer du sein** avec des **métastases pulmonaires** et, 3 ans après, je suis toujours en vie et je m'occupe des cinq personnes qui composent ma famille. Je suis reconnaissante à la tisane qui m'a été conseillée et à la nourriture saine du Dr. Kuhl, sans chimiothérapie. Il y a 3 ans, on ne me donnait plus que quelques mois à vivre.

Le livre de Madame Treben fait autorité, il y a beaucoup plus derrière tout cela qu'une simple information pratique. Il y a son coeur, sa volonté d'aider, la peine qu'elle se donne à rassembler le savoir de beaucoup de vieux paysans et non des moindres, sa foi en Dieu.

Ils sont nombreux, les gens du voisinage qui ont guéri! Chez un homme de 30 ans, une **atrophie musculaire** est restée stationnaire, aussi longtemps que les conseils ont été suivis. Un monsieur d'un certain âge souffrait d'**accès de transpiration**. Chaque nuit, il transpirait tellement, que sa femme devait chaque matin changer la literie.

Il pouvait à peine faire des visites, car il était rapidement innondé de sueur. Quatre jours après sa première tasse de thé, qui lui a été conseillée par la brochure de Madame Treben – il s'agit de mauve – son lit était resté sec pour la première fois et cela perdure. Mon mari souffrait depuis de longues années de **douleurs aux genoux**. A raison de 2 compresses d'herbes du Suédois (« Schwedenkräuter ») pendant la nuit, les douleurs ont disparu pendant un an; il a suffi d'une seule compresse pendant une nuit, et les douleurs n'ont plus jamais réapparu. Tous les médicaments avalés et les pommades appliquées n'avaient apporté aucun soulagement. Tout n'aide pas tout le monde si on ne se donne pas la peine de mener un traitement jusqu'au bout

Enfin voici un bel effet secondaire: après la lecture du livre, on commence à ramasser des herbes et on jette un regard neuf aux bienfaits de Dieu. C'est un baume pour l'âme. »

Madame K. de W./R. F. A. écrit le 24 juin 1980:
« Ma soeur, âgée de 77 ans, souffrait de la vésicule biliaire. Elle s'en est débarrassée en prenant des gouttes de liqueur du Suédois (« Schwedenbitter ») et en faisant des compresses d'herbes du Suédois (« Schwedenkräuter ») sur la région de la **vésicule**, comme vous l'indiquez dans« La Pharmacie du Bon Dieu ». Je vous dis sincèrement merci! »

Madame Rita K. de R./R. F. A. écrit le 25 juin 1980:
«Je dois exprimer les louanges des herbes du Suédois (« Schwedenkräuter »). Des **verrues** opérées et cautérisées ont toujours repoussé. Elles ont complèterment disparu en les tamponnant de liqueur du Suédois (« Schwedenbitter »). »

Madame Erika G. de St./Haute-Autriche écrit le 25 juin 1980:

«Grâce à votre livre «La Santé à la Pharmacie du Bon Dieu», j'ai retrouvé ma santé. Il y a à peu près 3 ans, je suis allée consulter un médecin après l'autre, car j'avais sans arrêt des **infections de la vessie**, du **sang et de l'albumine dans les urines** et, à côté de cela, de l'**hypotension** et une **constipation chronique**. Quelques médecins me conseillaient de me faire opérer, d'autres de travailler moins, de ne rien soulever, mais avec une ferme et des enfants, c'est plus vite dit que fait. J'entendis parler de votre livre sur les plantes. Pour commencer, j'entamai une cure de gui et, plus tard, de tisane d'orties, grâce à laquelle je pus à nouveau uriner normalement. J'ai complètement guéri mes **affections du bas-ventre** grâce aux tisanes de camomille, d'achillée mille-feuilles et d'alchémille vulgaire. La constipation, je m'en suis débarrassée grâce à de la choucroute crue et à son jus; je me suis débarrassée d'un **oeil de perdrix** (cor) au pouce (dû au dur travail à la ferme) en faisant des applications de gouttes de liqueur du Suédois («Schwedenbitter»). Quand je ne me sens pas bien, quand j'ai des **maux de dents** ou **de tête**, je prends de l'élixir du Suédois («Schwedentropfen»). Autrefois, mon fils et moi avions souvent des **angines**. Maintenant, je râpe 2 à 3 cuillères de raifort, le met dans un linge et le tout autour du cou. Le raifort sèche pendant la nuit et le matin le mal de gorge a disparu. De cette façon-là, nous nous sommes tous les deux débarrassés de l'angine. Que la Vierge vous donne encore beaucoup de force et de santé.»

Monsieur Alfons L. de R./R. F. A. écrit début juillet 1980: « Peut-être que le conseil suivant va apporter à une personne souffrant de psoriasis une véritable guérison, comme ce fut le cas chez ma femme. Dans le livre « La Santé à la Pharmacie du Bon Dieu », la cause de cette maladie qualifiée« **d'incurable psoriasis** » est due à un mauvais fonctionnement du foie. C'est un fait que le **psoriasis**, dont souffait ma femme depuis des années, a pratiquement disparu, en moins de 3 mois, grâce à l'absorption de la tisane contre le psoriasis et à un strict régime pour le foie. La cure a eu, en plus, des effets secondaires très positifs: disparition de migraines et normalisation d'une **circulation sanguine très perturbée!** Je voudrais vous remercier de tout coeur pour ce livre. »

Madame Ingeborg E. de Rh./R. F. A. écrit le 11 juillet 1980: « J'aimerais vous dire un grand merci pour votre livre « La Santé à la Pharmacie du Bon Dieu », qui a été préparé avec beaucoup de savoir et d'amour. Je suis très contente d'avoir appris quelque chose de plus sur les orties. Mon grand-père, dans les années vingt, a toujours arrosé le jardin avec de l'eau infusée d'orties. Je fais de même et mes roses, par exemple, n'ont jamais de **pucerons**! Voici une bonne recette pour ceux qui ont un jardin avec du compost: mettre des orties, des fleurs d'achillée et de la prêle dans un vieux seau, couvrir le tout d'eau et recouvrir, afin que la pluie ne fasse pas déborder le seau. Laisser macérer pendant 6 semaines environ. Faire des trous dans le compost et y faire couler l'eau recueillie des plantes. Cela fait qu'il pourrit très vite et on s'épargne la peine de le remuer. »

Madame Gertrude J. de B./Suisse écrit le 13 juillet 1980:
« Je voudrais encore ajouter ceci au résultat obtenu chez cet homme de 45 ans, qui souffrait pendant 20 ans de terribles **maux de tête**, et qui s'en est débarrassé grâce à la tisane d'orties: il était en partie invalide et incapable de travailler, à cause d'une opération du rein et il était sous contrôle médical constant. Il avait obtenu un complément de salaire grâce à une pension d'invalidité, qui lui permettait de subvenir aux besoins de sa famille. Récemment, il me raconta que son médecin l'a déclaré tout-à-fait apte au travail. Etant donné le bon état de ses **reins**, de son sang et des urines, il ne pouvait plus prétendre à une rente d'invalidité! Le médecin lui demanda ce que diable il avait fait pour que tout soit à nouveau en ordre. Le patient lui répondit un peu crûment qu'il avait ingurgité un litre de tisane d'orties tous les jours, ce à quoi le médecin lui répondit:« Et ce n'est qu'aujourd'hui que tu me dis ceci? » Le patient travaille à nouveau à plein temps. Ma joie était grande et j'espère que la vôtre l'est aussi. Comme la personne en question est très populaire dans le village et qu'elle est très communicative, sa cure d'orties en a fait tout naturellement le tour. »

Soeur Elisabeth, une carmélite, écrit le 15 juillet 1980:
« Nous avons essayé avec succès des compresses d'acanthe sur un **genou** plein **d'arthrose**. Nous avons fait des compresses d'herbes du Suédois (« Schwedenkräuter ») sur les yeux d'une de nos soeurs, qui souffrait de **conjonctivite**. Cela a bien aidé, de même qu' une de mes relations, qui avait été chez plusieurs occulistes, sans trouver de soulagement. Moi-même, je me tamponne souvent les yeux, qui me font mal à cause du vent, avec de la liqueur du Suédois

(« Schwedenbitter »), j'en suis très reconnaissante. Nous vivons au plus haut point de la région et nous avons beaucoup de vent, surtout en ce moment, où il y a beaucoup de jours sans soleil. »

Madame Elisabeth N. de W./Palatinat écrit le 16 juillet 1980:
« En janvier de cette année, je vous ai demandé conseil pour la **maladie cardiaque** de mon mari (il avait un infarctus et s'est fait enlever la partie paralysée du muscle cardiaque). La cure que vous m'avez conseillée, à base de gui, de vin des cardiaques, d'achillée mille-feuilles, de véronique mâle et d'herbes du Suédois (« Schwedenkräuter »), fait beaucoup de bien à mon mari. Nous aimerions vous envoyer nos plus sincères remerciements. La Vierge nous a aidé grâce à vous. Mon mari va beaucoup mieux. Il va essayer de reprendre son service après un arrêt d'un an et demi. »

Madame Gisela J. de Vienne écrit mi-juillet 1980:
« J'ai traité des **varices** en suivant vos conseils, avec de la pommade de soucis et, après 2 semaines de traitement, elles sont à peine encore visibles. »

De Giessen, au bourd de la Lahn, j'ai reçu la carte suivante d'une connaissance:
« A présent, au bout d'un an de traitement, je peux vous écrire que ma **sinusite** est parfaitement guérie. Pendant 7 mois, j'ai fait chaque nuit des compresses de gouttes de liqueur du Suédois (« Schwedenbitter ») et j'ai bu quotidiennement deux cuillerées à soupe de ces mêmes gouttes. »

Madame Rosina M. de T./Inn écrit le 19 juillet 1980:
« Merci beaucoup pour votre livre sur les plantes médicinales. Grâce à lui, le Bon Dieu m'a guérie de beaucoup de maladies. Je devais me faire amputer des pieds. J'étais à bout de nerfs et j'ai fait plusieurs tentatives de suicide. **Cancer de la langue, varices** et **affections cardiaques**, tout guérit. D'un être triste et démoralisé est né une nouvelle personne: heureuse et contente. Que Dieu vous bénisse pour cela. »

Madame Edith H. de Bad K./R.F.A. écrit le 21 juillet 1980:
« Merci beaucoup pour ce livre magnifique qu'est « La Santé à la Pharmacie du Bon Dieu ». Suite à cela, j'ai planté du pissenlit, des orties et des soucis dans mon jardin. J'avais déjà des herbes dans mon potager: de la ciboulette, du persil, du thym, du poireau, de la citronelle, de la menthe, de l'estragon, de la rhubarbe. J'ai préparé de la pommade au souci et du sirop de fleurs de pissenlit. J'ai pris du sucre gélifiant, ce qui représente un temps de cuisson très court. J'ai toujours de la liqueur du Suédois (« Schwedenbitter ») à la maison. Le matin, ma famille boit de la tisane de prêle des champs. Pendant la journée, je bois de la tisane d'orties, car j'ai beaucoup de **rhumatismes**. Sans doute une conséquence de mon exil. Je suis de Tilsit en Prusse orientale. Nous avons marché par une température de – 32°. J'avais à l'époque 18 ans et me déplaçais pour mon travail. J'ai retrouvé ma famille au bout de 2 ans, grâce au service de recherche. Mes parents, mes 7 frères et soeurs et moi sommes à nouveau ensemble, venus de tous les points cardinaux. Quelle grande bénédiction. »

Madame H. de Spr./Deister écrit le 5 août 1980:
« La soeur d'une de mes connaissances souffrait d'une **grave inflammation des nerfs** et fut opérée 3 fois. Elle se trouvait à la ville d'une nouvelle opération: je lui conseillai de prendre des bains de siège de prêle et d'achillée. Comme elle avait l'habitude de prendre des bains de siège, car sans cela ses douleurs étaient insupportables (c'était la région entre le vagin et l'anus), elle prit donc un bain de prêle des champs. Le matin qui suivit, elle appela sa soeur et dit textuellement:« Dis-moi, est-ce que je suis devenue dingue, les douleurs ont disparu! »

Madame Irmgard W. de A./R. F. A. écrit le 14 août 1980:
« Votre brochure a fait tellement de bien à notre ménage que je dois vous remercier de tous ces conseils. Mon mari avait pendant des années un **syndrome** à l'épaule et au bras, qui lui faisait endurer de grandes douleurs. Après une cure à la liqueur du Suédois (« Schwedenbitter »), cela s'est arrêté, et nous en sommes très reconnaissants. »

Madame Erna G. de R./A. de l'E. écrit le 16 août 1980:
« Lors de votre conférence à Ried (circonscription de l'Inn), je vous avais raconté qu'à la suite de 4 opérations des yeux (**thrombose** de la veine occulaire, à laquelle s'est ajoutée une **cataracte**), j'avais pris de la tisane indiquée dans votre brochure sous« Cataracte » et depuis, cela va bien. Lors de l'examen, le médecin était très content. La tension occulaire n'est pas encore tout-à-fait normale. Depuis que je fais des compresses d'herbes du Suédois (« Schwedenkräuter ») sur les paupières et que je me les enduis de pommade de souci, je vois mieux. Je suis enthousiasmée par vos conseils et je bois de la tisane de soucis, de véronique

mâle, de prêle et d'orties en quantités égales. Si j'avais bu cette tisane tout de suite après ma première opération, les 3 autres auraient peu-être pû être évitées. Je voudrais aussi vous remercier pour votre conférence; je crois qu'on pourrait vous écouter toute une nuit

Hier, en mangeant une pomme, une **abeille a piqué** l'intérieur de ma lèvre. J'ai badigeonné la partie douloureuse avec de la liqueur du Suédois (« Schwedenbitter »); elle n'a même pas enflé. Je trouve cela merveilleux! »

La famille Otto P. de B./R. F. A. écrit le 17 août 1980:
« Notre mère s'est récemment fait mordre par une chatte, qui avait eu des petits quelques jours auparavant. Cela n'était pas bien grave, car nous y avons appliqué une petite compresse d'alcool. Plus tard, elle a cueilli des groseilles à maquereau et s'est piquée, malgré son attention, plusieurs fois à sa main **blessée**. Le jour suivant, la main était infectée et, malgré tous les remèdes appliqués, cela empira et commença à faire mal. On a alors cherché du plantain lancéolé, on l'a lavé, passé à la moulinette et on a enveloppé toute la main dans cette bouillie. Le matin, l'enflure avait quasiment disparu et on y voyait une nette amélioration. On fit cet enveloppement de bouillie de plantain lancéolé pendant 2 jours encore, la **fièvre** tomba et la main guérit rapidement.

Notre père boit le vin des cardiaques et, contre son **hypertension**, de la tisane de gui. Cela lui réussit. Nous avons aussi préparé la liqueur du Suédois (« Schwedenbitter ») et, tous les matins, nous buvons de la tisane à la place de café. Merci de tout coeur pour vos conseils sur les plantes médicinales. »

Un curiste de Hofgastein écrit le 18 août 1980:
« Une colique néphrétique se déclara chez une dame. Le médecin lui fit un piqûre et lui conseilla de boire beaucoup. Je lui ai ramassé des orties et lui ai préparé de la tisane. Le lendemain, elle alla déjà beaucoup mieux et passa encore de belles vacances à Hofgastein. »

Madame Cäcilie Sch. de M./R. F. A. écrit le 20 août 1980:
« On peut tout simplement être enthousiasmé par votre livre « La Santé à la Pharmacie du Bon Dieu »! Les herbes du Suédois (« Schwedenkräuter ») ont un effet magnifique; je les fais préparer exactement d'après votre livre par un herboriste de Stuttgart, qui me les expédie. Mon mari a expérimenté lui-même les vertus des gouttes de liqueur du Suédois (« Schwedenbitter »). Depuis son enfance, il souffrait de **brûlures d'estomac**. Il ne pouvait pas manger de gâteau, ni de fruits, ni cuits, ni crûs, sans devoir prendre tout de suite après des médicaments. Grâce à la prise d'élixir du Suédois, 3 fois par jour, dans de la tisane ou avec de l'eau minérale, ses brûlures d'estomac ont disparu comme par enchantement. J'ai guéri un **intoxication due à de la saucisse** chez mon mari, avec de l'élixir du Suédois. Cela aurait pu avoir des conséquences graves. Il en a prit 3 verres à liqueur, pur, l'un après l'autre: le résultat fut sensationnel! En tout cas, vos conseils et votre livre valent plus que tout l'or du monde! Nous sommes si contents de l'avoir, que nous vous en remercions. »

Madame Anna Sch. de B./R. F. A. écrit le 20 août 1980:
« En tant que lectrice assidue de votre brochure « La Santé à la Pharmacie du Bon Dieu », je peux vous faire part de trois cas de succès: l'utilisation quotidienne de la liqueur du Suédois (« Schwedenbitter ») m'a délivrée **de vers**, de

la **mauvaise haleine** et de **douleurs dans le cou**; pour le dernier cas, j'ai fait des compresses tous les jours. »

Monsieur Oskar S. de B./R. F. A. écrit le 22 août 1980:
« Par la grâce de Dieu, je fus rendu attentif à votre livre « La Santé à la Pharmacie du Bon Dieu » par une infirmière pendant mon séjour à Norddeich dans la pension Nazareth. L'infirmière, qui était originaire de Dietmold, passait ses vacances dans la pension Nazareth et me raconta qu'elle avait un **cancer de l'oesophage** et qu'elle l'avait guéri grâce à ses prières et aux plantes médicinales. Elle a d'abord prié notre Seigneur et ensuite pris de la liqueur du Suédois (« Schwedenbitter »). Cette maladie maligne a disparu. Que Dieu soit loué et béni! »

Madame Tilly B. de E./R. F. A. écrit le 28 août 1980:
« J'ai souffert pendant 3 années d'un eczéma, qui provoquait de terribles démangeaisons; personne n'a pu m'aider. Ma soeur, qui est diaconesse, m'offrit votre magnifique livre « la Santé à la Pharmacie du Bon Dieu ». A présent, cela fait 8 semaines que je bois de la tisane d'orties et j'ai enfin la paix. Je continue d'en prendre consciencieusement et je recommande votre livre à tous. Ma voisine et d'autres encore boivent de la tisane d'orties et se sentent bien. J'aimerais vous remercier pour votre livre sur les plantes médicinales, grâce auquel vous pouvez aider beaucoup de personnes. »

Madame Inge G. de K./Afrique du Sud-Ouest écrit le 28 août 1980:
« Mon mari se fait examiner tous les 6 mois par un médecin pour sa **prostate**. Cela me cause à chaque fois beaucoup de soucis, car il doit faire 280 km en voiture pour

aller voir le médecin. Depuis 10 jours, il boit de la tisane d'épilobes à petites fleurs et remarque une amélioration. Et moi, avec mes **sueurs nocturnes**, je me suis fait prescrire des médicaments par le médecin, qui ont eu, au bout d'un mois et demi, un effet tel que je n'ai plus pu passer une porte sans me cogner au mur de droite ou de gauche. Suite à cela, le médecin m'a prescrit de nouveaux comprimés contre le **vertige avec** la stricte recommandation de ne pas abandonner le traitement précédent. Alors, je reçus votre livre! Nous avons commandé de la sauge et quelle ne fut pas notre surprise: tout était O. K.!

Votre livre a aidé un voisin qui avait un **cancer de la peau**. Au bout d'un mois, sa peau a un bien plus bel aspect. J'en pleurerais, tellement j'en suis heureuse. Une autre voisine a commandé du gui pour soigner son **hypertension**, mais elle prétend que cela ne l'aide pas du tout (mais peut-être que le gui n'a pas été cueilli à la bonne époque, où il a le plus grand pouvoir de guérison, comme vous le dites dans votre livre!).

Ici, en Afrique du Sud-Ouest, nous avons aussi quelques plantes médicinales, mais elles n'ont pas été essayées, et la jeune génération en sait encore bien moins que moi. C'est une catastrophe que le peu de connaissances qu'on possède se perde et que chacun ne jure que par les médicaments. Je voulus déjà me faire un petit jardin avec des plantes médicinales, mais on me le déconseilla à cause du climat. »

Madame Käthe L. de W./Holstein (R. F. A.) écrit le 30 août 1980:

« Mon taux de **cholésterol** est devenu tout à fait normal après avoir bu de la tisane de véronique mâle. Merci à vous et à la « Pharmacie du Bon Dieu »! »

Madame Hildegard Sp. de L./Tyrol du Sud écrit le 9 septembre 1980:

« J'espère vous faire plaisir en vous racontant comment vos conseils m'ont aidée. La semaine dernière, j'ai soudain ressenti une grande **douleur** dans la **région des reins**. Je ne pus **uriner** qu'à petites gouttes et mes pieds **enflaient** terriblement. Rien n'aida, ni la tisane à la prêle, ni l'épilobe à petites fleurs, ni les médicaments diurétiques. Alors, je me suis préparé un bain de siège de prêle des champs. Ce fut ma chance. La première nuit après le bain, je dus me lever 7 fois et, le matin, cela continua comme cela pendant un bon moment. Quand mon corps eut éliminé toute l'eau accumulée, tout redevint normal. »

Madame Ingrid K. de B./Haute-Autriche écrit le 15 septembre 1980:

« Il y a quelques années, votre brochure sur les plantes m'est passée entre les mains par hasard. Entre-temps, j'en suis devenue une passionnée. L'année dernière, un bon et vieil ami de mes parents m'appela, désespéré: il avait un cancer de la vessie. Je lui écrivais une lettre quand je me suis souvenue de la brochure – je la feuilletais – tremblante d'émotion, finis ma lettre pour cet ami, et appelai une herboristerie pour lui faire envoyer de l'épilobe à petites fleurs à Francfort. Après la première tasse de tisane, il se sentit mieux et, maintenant, il est guéri. Entre-temps, il a sauvé un autre malade qu'il avait connu à l'hôpital, avec cette tisane d'épilobe à petites fleurs. »

La lettre suivante a été adressée par une maison d'infirmières en R.F.A. le 15 septembre 1980:

« La brochure « La Santé à la Pharmacie du Bon Dieu » a atterri dans notre maison. Les infirmières étaient particulièrement intéressées par une cure d'orties. Toutes se sont senties bien après. Moi-même, j'avais **de la tension**: 220 à 105. J'ai tout de suite bu 2 tasses de tisane de gui. Au bout de 5 jours, ma tension est redescendue à 150. »

Madame Antonie L. de R./Tyrol écrit le 18 septembre 1980:
« Je me sens liée à vous, grâce à votre brochure« La Santé à la Pharmacie du Bon Dieu ». Moi-même, j'ai pu un jour aider quelqu'un qui souffrait d'une **pyélite** avec des compresses d'oignon. C'était une guérison tellement étonnante que je me dois de vous l'écrire: une connaissance a attrapé une pyélite pendant son travail difficile dans la cuisine d'un grand complexe. Pendant son installation à la clinique, elle vint me voir, désespérée, et me dit qu'elle craignait de se faire licencier, car c'était la haute saison. Le même jour, j'avais acheté un kg d'oignons frais; j'en coupais 2 en rondelles d' ½ cm, les mis à chauffer sans eau, ni graisse, dans une poêle, des deux côtés, puis les mis dans un petit sac en lin que j'ai appliqué et bandé sur les reins. Elle s'est allongée chez moi et j'ai recommencé l'opération encore 2 fois. Le lendemain, les médecins constatèrent qu'il n'y avait plus d'inflammation. A la question:« Comment avez-vous fait? », la patiente raconta les épisodes des compresses à l'oignon, ce qui entraîna le doute et l'hilarité générale. Le médecin la fit donc hospitaliser, mais là aussi on constata la disparition de l'inflammation. Des semaines plus tard, cette personne vint chez moi en boîtant difficilement et en s'aidant d'une canne. En route, elle s'était **tordu le pied**; et il lui était impossible de rentrer chez elle. J'ai à nouveau appliqué la méthode des oignons, comme la première fois, mais cette fois 3 fois. Elle put à nouveau poser le pied par terre et rentrer chez elle.

Grâce à 3 nouvelles applications pendant la nuit, le pied n'était plus douloureux. »

Madame K. St. de J./Haute-Autriche écrit le 22 septembre 1980:
« Je souffre de **sueurs nocturnes**. Je devais me changer 2 à 3 fois par nuit et changer de literie. Je me suis fait préparer de la tisane contre les sueurs nocturnes (20 gr de sauge, d'alchémille vulgaire et de prêle des champs) et, exactement 4 jours plus tard, ce mal était guéri. Au bout d'un an, il apparut à nouveau. J'ai recommencé à boire la tisane, avec le même succès. »

Madame Angela B. de H./Basse-Autriche écrit le 23 septembre 1980:
« Je tiens à vous faire parvenir cette lettre de remerciement. Depuis l'année dernière, je souffrais d'une **inflammation de l'articulatio**n aux 2 genoux. J'ai bien suivi chaque conseil du médecin, massages, pommades, bains de boue et enveloppements. Comme les 27 séances de rayons n'ont pas donné de résultats, on me fit des infiltrations dans les genoux. La troisième fois, je me suis sentie très mal et, malgré tout, on m'en fit une quatrième. Je suis restée couchée de 11 h 25 à 45 sur le lit d'examen chez le médecin, avec un mal de ventre, des vertiges, des crampes intestinales et de graves troubles de la vue. Alors, j'ai commencé à utiliser les plantes médicinales. D'abord de la tisane de prêle que j'ai mal supportée. J'ai fait ensuite des compresses de bouillie de farine de consoude pendant plus de 5 semaines et j'ai massé les deux genoux avec de la pommade de consoude. Malheureusement, cela non plus ne servit à rien et j'avais mal, jour et nuit. J'ai alors essayé

avec des feuilles de consoude. Je les ai ébouillantées et les ai appliquées entières aussi chaudes que possible et les ai enveloppées avec un linge chaud. Après le quatrième jour enfin, j'ai ressenti une amélioration et, au bout de 8 jours, toutes les douleurs avaient, Dieu merci, disparu. Je n'arrive toujours pas à croire que les feuilles de consoude peuvent ôter de pareilles douleurs. »

Madame Gertraud B. de Wr. N./Basse-Autriche écrit le 27 septembre 1980 à l'éditeur W. Ennsthaler:
« Je voudrais sincèrement vous remercier pour votre nouvelle édition de « La Santé à la Pharmacie du Bon Dieu ». Tout aussi importants sont les témoignages dans « Les Guérisons ». J'ai 43 ans et je souffre **d'hypertension artérielle** et de **troubles de la circulation**. Pendant des années, j'ai dû prendre des comprimés contre l'hypertension. J'ai commencé à boire de la tisane de gui et, à côté de ça, de la tisane d'alchémille, d'achillée et de bourse à pasteur. Voici le résultat au bout d'une semaine: je n'ai plus les **jambes enflées** et mes attaches sont fines. Auparavant, j'avais souvent l'impression d'avoir un poids de 10 kg attaché à moi. On ne peut que remercier Madame Treben pour son aide qu'elle offre à l'humanité. Malgré de nombreux adversaires, Madame Treben a reçu l'assurance divine que tout marche selon son plan. Il faut très certainement du courage pour imposer vos connaissances. »

Madame Erika W. de D./R. F. A. écrit le 30 septembre 1980:
« Aujourd'hui, je dois enfin dire cette vérité, qui me pèse depuis longtemps sur la conscience: c'est de vous remercier de tout coeur pour les bons conseils de votre brochure « La Santé à la Pharmacie du Bon Dieu ».

Je suis avant tout reconnaissante à Dieu que le destin ait mis cette brochure entre mes mains. A présent, cette brochure a voyagé d'amis en amis, dans différentes villes, et a fait boule de neige.

Mon premier résultat fut la guérison d'une **verrue plantaire**. Je ne pouvais plus poser mon pied de douleur et c'est pourquoi j'ai pris rendez-vous chez une dermatologue, sur les conseils de ma pédicure.

Elle traita l'endroit deux fois en remarquant que cela pouvait durer de 4 à 5 semaines. A ce moment, la liqueur du Suédois (« Schwedenbitter »), que j'avais préparée, était prête. Un tampon d'ouate imbibé et renouvelé souvent a eu un tel effet que, deux jours plus tard, je pouvais à nouveau marcher. Personne n'aurait pu le croire sans l'avoir vu. A cause de mon **arthrose** dans les **genoux**, je suis les conseils figurant sous la rubrique« Arthrose » depuis déjà 9 mois. Il est tout-à-fait évident que mes genoux ne sont de loin plus aussi enflés et d'ailleurs ce n'est que le matin au réveil ou lorsque je monte les escaliers qu'ils sont sensibles. Autrement, je n'ai plus mal. Mon rhumatologue en est étonné et, lors de notre dernière rencontre, il répétait assez étonné:«Bien, bien!». Il soigne beaucoup par homéopathie et par remèdes naturels, mais le résultat fut probant en 15 jours. Je ne veux pas être ingrate, mais peut-être que sans les nombreuses piqûres, je ne pourrais plus marcher du tout. Mon«secret», je ne le lui dirai pas tout de suite.

Cela nous conduirait trop loin si je vous racontais tous les succès obtenus. Mais, il y a quelques guérisons avec les gouttes de liqueur du Suédois (« Schwedenbitter »), que je porte d'ailleurs toujours avec moi dans mon sac à main, que je voudrais vous raconter: un garçon de 8 ans souffrait depuis sa plus jeune enfance de **psoriasis**. Les parents de l'enfant qui souffrait aussi moralement de cette affection horrible à la tête, et qui se faisait mettre à l'écart à l'école, ont déjà consulté bon nombre de médecins. Rien ne put aider! Le dernier en date, un médecin anthroposophe, dit à la mère qu'il pourrait améliorer la chose, mais non pas la guérir. Je lui prêtai donc la brochure « La Santé à la Pharmacie du Bon Dieu ». Elle prépara les tisanes figurant sous la rubrique « Incurable psoriasis »; elle a aussi utilisé les pommades recommandées et, en peu de temps, le psoriasis avait disparu. Dieu soit loué! Quand le médecin revit l'enfant, il en est resté sans voix. Il voulut avoir la recette de votre brochure. La mère continue d'ailleurs de donner à l'enfant de la liqueur du Suédois (« Schwedenbitter ») en petites quantités.

J'ai aussi vu les choses suivantes chez deux hommes: le premier avait un grand **naevus infecté** et l'autre une **tuméfaction à la joue**. Tous les deux devaient se faire opérer. Je leur donnai à tous les deux une petite fiole de liqueur du Suédois (« Schwedenbitter ») et je leur demandai de faire tout de même un essai avant de se faire opérer. Résultat: aucun des deux n'eut besoin de se faire opérer! Ces petits ennuis de peau étaient guéris en peu de temps. Ma fille, qui, entretemps, s'est mise elle aussi à étudier votre ouvrage, a dit il n'y a pas si longtemps: « Maman, il n'y a pas de hasard. Tout est voulu par Dieu! » Et je suis bien de son avis! »

Madame Franzi D. de G./Haute-Autriche écrit le ler octobre 1980:

« J'aimerais vous remercier chaleureusement pour tous vos bons conseils. De nombreuses fois, votre brochure

« La Santé à la Pharmacie du Bon Dieu » m'a aidée pour mes petits bobos et je sais que je peux toujours y trouver de l'aide. Avant tout, la tisane de roseau odorant et les cataplasmes de prêle des champs ont fait des miracles pour guérir d'une maladie des **glandes salivaires**, qui me causait beaucoup de problèmes. »

Madame Ilse D. de L./Haute-Autriche écrit le 2 octobre 1980:
« Je dois aujourd'hui vous remercier pour l'aide que vous nous avez apportée. Vous avez sauvé la vie à ma petite nièce, qui est venue au monde avec un **foie** gravement **endommagé**. A l'âge de 4 mois, elle fit une **hépatite** et on a dû l' hospitaliser. Son petit frère a également été hospitalisé à l'âge de 2 mois et il est mort. Nous nous demandions avec angoisse si le destin du frère allait se répéter chez notre petite Sabrina. C'est un jeudi que nous avons commencé à appliquer vos conseils: de la tisane de soucis dans son biberon (une tasse et demie) en diminuant d'autant la quantité de lait; nous avons légèrement frotté son petit ventre, surtout la région du foie, à l'huile de camomille et nous lui avons donné des bains à l'ortie, afin d'obtenir une meilleure irrigation sanguine du foie. Nous l'avons certainement arrachée à une mort certaine, car, le lundi suivant, alors que l'enfant fut transportée à l'hôpital, les médecins ont constaté une telle amélioration que la petite fille put retourner se faire soigner à la maison. Aujourd'hui, plusieurs mois plus tard, la petite s'épanouit et grandit. Nous lui donnons naturellement toujours la tisane de fleurs de soucis, car vous disiez bien qu'il fallait suivre le traitement au moins pendant la première année.

En deuxième lieu, j'aimerais vous parler d'un homme, qui, tout doucement, commence à avoir une digestion normale, alors qu'il souffrait pendant des décennies de **troubles intestinaux**. Tous les jours, il boit un mélange de tisane de soucis, d'achillée, d'orties et de camomille, en prenant en plus quelques gouttes de liqueur du Suédois (« Schwedenbitter »).

Enfin j'aimerais vous dire que mes filles se débarrassent lentement de leur **acné**, grâce aux gouttes de liqueur du Suédois (« Schwedenbitter »). »

Madame Lucia H. de W./Mürztal écrit le 3 octobre 1980:
« Grâce à votre brochure« La Santé à la Pharmacie du Bon Dieu », j'ai déjà connu beaucoup de succès. Dans la ville de Langenwang, il y avait un patient qui avait des **éclats de grenade dans la jambe**. Ils sont sortis sous forme d'abcès et il peut à nouveau marcher. Il a bu de la tisane d'alchémille. »

Madame Hilda R. de B./R. F. A. écrit le 5 octobre 1980:
« Je voudrais aujourd'hui vous chanter les louanges des herbes du Suédois (« Schwedenkräuter »)! Entre autres, j'ai préparé de la liqueur du Suédois (« Schwedenbitter ») en très petite quantité, si bien que dans une petite bouteille assez large, on ne pouvait apercevoir qu'un peu de liquide, quand on la penchait. Ce liquide, au bout d'un certain temps, je le mélange à de la lanoline et j'obtiens une très bonne pommade cicatrisante. L'an dernier, j'avais un refroidissement aux deux mâchoires. Le rhumatologue m'a d'abord envoyé chez un dentiste pour voir si les dents de la mâchoire supérieure se superposent bien à ceux de la mâchoire inférieure. J'ai commencé par frictionner les mâchoires avec quelques gouttes de liqueur du Suédois (« Schwedenbitter ») et voilà que quelques semaines plus tard, mes **mâchoires** étaient guéries. Maintenant, je

me frictionne tout ce qui me fait mal, qui pince ou qui craque. »

Madame Margarete K. de M./R. F. A. écrit le 5 octobre 1980:
« Je remercie une de mes connaissances qui m'a rendue attentive à votre brochure. C'est ainsi que j'ai pu aider quelqu'un qui avait un début **d'intoxication rénale** avec de la tisane et des cataplasmes de prêle des champs. Par moments, la malade ne pouvait même plus articuler proprement ses mots. La tisane d'alchémille vulgaire fit tomber une fièvre chez ma mère âgée de 82 ans. La teinture de bourse à pasteur raffermit ses **membres affaiblis** par les diurétiques. On fit des ponctions pour retirer de l'eau dans le corps de ma mère. »

Madame Erna K. de Sch./Autriche écrit le 16 octobre 1980:
« J'avais récemment une **éruption** aux deux mains. Cela empira avec la pommade que me prescrivit mon médecin. Je lus alors dans« La Santé à la Pharmacie du Bon Dieu » qu'il fallait baigner ses mains dans de la tisane de mauve sauvage. Au bout d'une semaine, l'éruption avait disparu sans laisser de traces. »

Madame Eva P. de St./R.F.A. écrit le 17 octobre 1980:
« Mon mari me dit souvent: « Si Madame Treben n'avait pas été là, tu aurais pu me rendre visite au cimetière ». Il avait un **cancer de l'estomac**. Les conseils de votre brochure « La Santé à la Pharmacie du Bon Dieu » ont été suivis à la lettre et aujourd'hui il est guéri. Depuis que j'ai cette brochure, je soulage là où je peux et ils sont nombreux, ceux que j'ai déjà aidés. Le cas le plus grave était une **atrophie du rein** – sans espoir – avec deux dialyses

par semaine et l'un des reins manquait. Cette femme a guéri grâce au gaillet, à l'ortie jaune et au solidage verge d'or! Un homme souffrait d'un **cancer du larynx**: il a guéri. Un dignitaire ecclésiastique souffrait **d'hypertension** et d'une affection des reins. Grâce au gui, sa tension s'est normalisée et les **reins** ont également retrouvé une fonction plus normale. Mon mari et moi, nous buvons consciencieusement de la tisane, comme vous l'indiquez dans votre brochure et nous ne manquons jamais de liqueur du Suédois (« Schwedenbitter »). Mon **visage**, qui était toujours légèrement **gras**, devint un jour trop sec. La bonne pommade de soucis remit tout ça en ordre. »

Madame Thérèse B. de M./R. F. A. écrit le 20 octobre 1980:
« Mon mari attrapa un **zona**, qui lui allait du front jusqu'aux yeux. Cela le faisait beaucoup souffrir. L'ophtalmologue était d'avis que c'était sérieux, que cela pourrait durer de 4 à 5 semaines, et que mon mari pourrait bien devenir aveugle. C'était un choc pour nous. C'était un samedi. Nous avons tout de suite acheté la tisane contre le zona, que vous décrivez dans votre brochure« La Santé à la Pharmacie du Bon Dieu », dans une herboristerie, et le dimanche, nous sommes allés chercher de la joubarbe à la campagne. Le traitement pouvait commencer. Voilà qu'au bout de 8 jours, le zona avait totalement disparu; la douleur avait cessé depuis le premier jour de traitement, seulement de petites tâches rouges subsistaient. Nous avons raconté cette guérison à tous nos amis. Nous vous disons merci de tout coeur. C'était très grave, car mon mari avait déjà eu deux operations, un glaucome et un décollement de rétine. Nous buvons de la tisane d'orties et prenons des gouttes de

liqueur du Suédois (« Schwedenbitter »). J'ai tellement confiance dans les herbes médicinales que je n'ai plus peur des maladies. »

Madame Hella G. de E./R. F. A. écrit le 23 octobre 1980:
« Dieu soit remercié pour ces livres que vous avez fait imprimer pour nous, pour son amour et son inspiration. J'ai pu soulager beaucoup de gens, beaucoup de soeurs et de frères spirituels. Grâce à la pommade de soucis, un Père s'est débarrassé de son **champignon au pied**, ce pourquoi je vous remercie au nom de Jésus-Christ. »

Madame Elisabeth M. de B. écrit le 15 novembre 1980:
« J'aimerais vous remercier pour votre brochure « La Santé à la Pharmacie du Bon Dieu », dont je me réjouis et que j'ai déjà conseillée à d'autres. Ma fille, qui habite en Californie, m'a écrit au sujet d'une jeune fille de 17 ans qui souffrait de **leucémie**. J'ai tout de suite envoyé la recette, ainsi que la composition de la tisane. Je viens d'apprendre par ma fille, que la jeune fille va mieux. »

Madame J. de G./R.F.A.écrit le 26 novembre 1980:
« Aujourd'hui, mon coeur ne se sent plus de joie et de gratitude. Je n'arrive pas à ordonner toutes les pensées qui m'envahissent. En décembre, cela va faire un an que mon fils aîné, âgé de 17 ans, commença à avoir de terribles **maux de tête**. Ils augmentèrent jusqu'au **vomissement**. Comme il ne pouvait plus se lever, on chercha le médecin. A cette époque, beaucoup de gens étaient malades de la grippe et le médecin pensa à une grippe intestinale. Le premier jour de Noël, alors que nous étions prêts à partir pour l'église, j'entendis mon garçon pleurer très fort.

Il avait de telles douleurs et sa tête lui faisait mal à éclater. Il voulut mourir. Le médecin qu'on avait appelé lui fit passer un petit test d'équilibre; il dit qu'il pourrait y avoir une anomalie au cervelet. On le fit transporter en neurochirurgie à G. et on lui découvrit une énorme tumeur, qui enveloppait complètement son cervelet. Mon fils dit: « Je suis content que tout cela ait lieu à Noël, qu'en serait-il si on était à la Toussaint! » Je n'ai jamais prié autant et avec tant de ferveur qu'à cette époque. Mon fils aussi priait avec beaucoup de confiance. Le 2 janvier, l'opération eut lieu et tout semblait se passer pour le mieux. Au bout de 2 jours, il y eut une rechute et le professeur dit qu'il fallait s'attendre au pire. A nouveau, nous avons prié et je sentais de toutes mes forces que notre fils allait guérir. Mon fils fut transporté à Kaufbeuren pour y subir un traitement post-opératoire et y recevoir des rayons au cobalt. Il y réapprit à marcher et nous pouvions faire de petites promenades avec lui dans le parc de l'hôpital. Il voulut acheter quelques livres dans la zone piétonne et il me rapporta « La Santé à la Pharmacie du Bon Dieu » d'une libraire. Je connaissais toutes les plantes, mais pas leur application pour guérir. Nous habitons une région idéale pour la cueillette de ces plantes. Au bout de 3 semaines, on lui accorda un petit congé de 2 semaines. J'en ai tout de suite profité pour lui faire une cure d'orties, les premières pousses sortaient de terre. Il put rentrer à la maison avant Pâques, une semaine plus tôt que prévu. On nous rendit attentifs au fait qu'il ne devait pas sortir sans être accompagné, car il risquait de s'évanouir. Mais, Dieu soit loué, cela n'arriva pas. Fin mai, il fut déclaré guéri et put reprendre son travail aux Postes. Bien qu'il fût remis et qu'il eût repris du poids, son chef lui fit prendre

2 semaines de congé. Pendant ces 2 semaines, il se sentit faible et fatigué, il **n'allait plus à la selle** et **vomissait** tous ses repas. Quand nous l'avons amené chez le médecin, il était jaune-orangé de haut en bas, son **foie était durci** et tout semblait indiquer une **hépatite virale infectieuse**. Le médecin dit que cela n'aurait pas dû arriver, que c'était un cas sérieux. J'ai pris votre livre à mon secours. J'ai acheté du lycopode séché, car on n'en trouvait pas encore de frais en forêt. La liqueur du Suédois (« Schwedenbitter ») que j'avais déjà préparé d'après votre recette était quasiment prête. J'ai tout de suite commencé avec de la tisane de racines de roseau odorant, à raison de 6 gorgées par jour, avec de la tisane de soucis, d'achillée et d'orties mélangés et des bains de pieds avec ces mêmes plantes. J'oeuvrais ainsi toute la journée. Il se laissait tout faire, pour ne pas avoir à retourner à l'hôpital. J'ai pris toutes les précautions que m'avait demandées le médecin: je l'ai gardé isolé. J'aurai pu pleurer de joie, lorsque le deuxième jour de votre traitement, son transit refonctionna et qu'il put régulièrement aller aux toilettes. Au bout de 3 jours, il eut faim, faim et encore faim. Je dus le freiner de force et insister pour qu'il prenne de nombreux petits repas. Lors de sa visite, notre médecin de famille était tellement surpris qu'il a montré le cas à sa femme, qui est pédiatre. Le naturopathe qui avait abandonné l'espoir pour mon fils depuis une semaine, montra le même étonnement. Il me dit textuellement:« Je n'exagère pas! Un miracle est arrivé à votre fils! » Au bout de 3 mois, nous sommes retournés pour la première fois en neurochirurgie à G. pour un contrôle. Cela s'est très bien passé! Les résultats du scanner ont été très bons. Il nous faut y retourner dans un an seulement. Mon fils boit quotidiennement de un à

un litre et demi de tisane, que je compose différemment au bout de quelques semaines: parfois de la prêle, de la véronique mâle et des soucis, puis à nouveau de l'ortie, de la mélisse et de l'achillée. Récemment, mon fils fut transféré à un autre poste professionnel, qui nécessita deux fois plus d'énergie et de temps de travail. Il était parti de la maison de 7 h 30 du matin à 18 h 30 le soir.

Des troubles qui m'inquiétèrent se sont installés. Notre médecin nous envoya à nouveau en neurochirurgie à G. Les médecins n'ont cependant pu déceler qu'une fatigue des muscles du cou et ils pensaient qu'il ne devrait pas encore accepter un travail si difficile. Cela fut immédiatement accepté. A présent, je lui fais des massages d'huile de millepertuis et cela lui réussit bien. Mon fils aime bien boire de la tisane et ne s'en lasse pas. Les médecins de G. sont étonnés de sa bonne coopération. Pendant toute la durée de sa maladie, mon fils n'a pas négligé ses passe-temps. Il me faisait parfois sourire, quand il était assis au bord de son lit à jouer de la guitare, prenant un bain de pieds et chantant. Je voudrais donc, en tant que mère aimante, vous remercier de tout coeur pour la peine que vous vous êtes donnée pour faire un livre de vos expériences, qui servent à d'autres et particulièrement à notre cas. Je ne suis pas loin de penser que sans vous je n'aurais plus mon fils aîné.»

Madame Rosa M. de G./Basse-Autriche écrit le 3 décembre 1980:

«Au printemps, j'appris qu'on devait prendre de la véronique mâle pour faire baisser le **cholestérol**. J'ai bu de la tisane pendant 6 mois et, à ma grande joie, le taux chuta de 313 à 265. Je ne vous serais jamais assez reconnaissante pour votre aide, car du temps des traitements médicamenteux, aucun résultat positif ne fut observé. »

Madame Gertrud B. de Wr. N./Basse-Autriche écrit le 4 décembre 1980:
« J'aimerais vous faire part d'une expérience que vous pouvez en cas de besoin transmettre à d'autres. J'ai 43 ans et, depuis assez longtemps, je souffre **d'hypertension**. On diagnostiqua aussi une **faiblesse** du côté gauche du **muscle cardiaque** due sans doute à mes 25 kg. de poids excessif. De toute évidence, je devais avoir cette hypertension depuis 2 ans déjà, sans le savoir, car je prenais ces malaises pour des migraines et des troubles circulatoires. Cette tension n'a pas diminué en utilisant du gui acheté, car, comme vous l'indiquez dans votre brochure « La Santé à la Pharmacie du Bon Dieu », on ne sait pas s'il a été cueilli pendant la période efficace à la guérison. Mais j'ai obtenu de meilleurs résultats avec des capsules homéopathiques pour la circulation, qui étaient composées d'ail, de gui et d'aubépine et qu'on peut obtenir en pharmacie. Une capsule, prise 3 fois par jour toujours avant les repas, cela fait très rapidement de l'effet. »

Madame Theresia M. de Sch./Basse-Autriche écrit le 10 décembre 1980:
« Le livre sur les plantes médicinales que vous avez écrit m'a déjà beaucoup aidé. Au début de cette année, j'ai brusquement eu du **diabète** et j'ai maigri de 14 kg. Le médecin m'a prescrit une diète sévère et, à côté de cela, j'ai commencé à ramasser des plantes. A présent, je bois tous les matins à jeûn, ainsi que le soir, une tasse de tisane de prêle et d'achillée. Avec le temps, je n'ai plus eu de diabète et

mes **douleurs dans la colonne vertébrale** ont disparu. J'ai eu un **goître** aussi, qui pressait sur la trachée artère, mais qui ne me dérange cependant pas beaucoup. Il a régressé, grâce à de la tisane de gaillet. Merci pour vos conseils. »

Madame Gretl W. de B./Basse-Autriche écrit le 11 décembre 1980:
« Mon mari avait sans arrêt les **talons ouverts** ce qui lui provoquait de grandes douleurs. Avec les gouttes de liqueur du Suédois (« Schwedenbitter ») dans son bain de pieds, il s'en est guéri. Après le bain de pieds, il se massait les talons avec de la pommade de souci, préparée à la maison. Maintenant, il n'en souffre plus. »

Monsieur Karl von W.-Z. de W./R. F. A. écrit le 11 décembre 1980:
« Je recopie un extrait d'une lettre d'une connaissance qui habite en R. D. A. Le livre « La Santé à la Pharmacie du Bon Dieu », que vous nous aviez offert, nous a beaucoup aidés et d'autres aussi. Mon mari s'est débarrassé de ses **rhumatismes** en prenant 4 bains complets de prêle des champs. Notre prêtre qui n'a que 50 ans est invalide. Je lui ai prêté le livre et il était tellement enchanté qu'il dit qu'il allait sans doute guérir. Une autre femme a pris des bains de prêle et s'est débarrassée de ses rhumatismes. Tout le village a entendu parler du livre « La Santé à la Pharmacie du Bon Dieu ». L'année prochaine, nous allons tous cueillir des plantes. C'est vraiment une bonne chose que de boire de la tisane. »

Madame Elfriede M. de G./Haute-Autriche écrit le 15 décembre 1980:
« Grâce à vos bons conseils, de me gargariser avec du gaillet, mon **inflammation et ma prolifération à la mâchoire inférieure** ont été stoppées. Je vous en remercie. »

Madame Gertrud J. de B./Suisse écrit le 15 décembre 1980:
« Une femme de 70 ans souffrait depuis des années **d'arthrose des genoux** et se faisait constamment soigner. On lui fit des piqûres de cortisone et prendre des comprimés, mais rien n'y fit. Comme un jour elle s'en plaignit à moi, je lui conseillai d'écouter votre cassette et de livre votre brochure « La Santé à la Pharmacie du Bon Dieu », particulièrement la rubrique« Arthrose ». Nous avons toutes les deux ramassé de la prêle des champs et des orties; cette tisane, à laquelle nous avons rajouté de la liqueur du Suédois (« Schwedenbitter »), a fait disparaître tous les maux. Le médecin lui a demandé, étonné, ce qu'elle avait fait et elle ne lui a pas caché la vérité. Elle a conseillé à une jeune fermière de suivre cette cure. Celle-ci souffrait de **ballonnements**, de **constipation** et de **troubles de la glande thyroïde**. Grâce à l'élixir du Suédois et aux orties fraîches, elle est également guérie.

Une voisine, âgée de 60 ans, totalement submergée de travail et à bout nerveusement, a eu, il y a 3 semaines environ, un **collapsus circulatoire** avec plus de 20 de tension. En peu de jours, la **tension** redevint normale et la circulation se calma. Grâce à des forestiers, j'avais reçu du gui frais en grande quantité et je pus tout de suite l'utiliser chez la malade. Tous les ans, à la même époque, quand le gui est en pleine vigueur, j'en fais moi-même une cure. J'en bois le matin à jeûn et je sens que mes idées s'éclaircissent et je deviens plus fraîche. Le gui fait aussi beaucoup de bien à mon frère. »

Madame Rosemarie M. de W./R. F. A. écrit le 15 décembre 1980:
« J'ai fait des expériences positives avec des plantes médicinales sur mon propre corps. Grâce à la liqueur du Suédois (« Schwedenbitter »), j'ai pu guérir une **gastrite**. Une **inflammation des articulations de la main**, très douloureuse, pour laquelle je me suis soignée pendant une année, a totalement disparu après deux compresses de jus frais de consoude. Mon frère, qui a observé des soudures à l'arc, a eu de grandes douleurs dues à une **inflammation des yeux**. Une compresse aux herbes du Suédois (« Schwedenkräuter ») les a fait disparaître en une heure. »

Monsieur Alois W. de N./R. F. A. écrit le 15 décembre 1980:
« Un grand merci du Palatinat! Nous nous sommes procurés de la tisane contre le psoriasis et, au bout de 3 jours, les **taches rouges** inquiétantes avaient disparu. Entre-temps, j'ai remarqué pendant le repas qu'en mangeant seulement 20 g de saucisse que les tâches réapparaissaient. A présent, nous savons ce qu'il faut faire et ne pas faire! »
Monsieur le Pasteur Alfred R. de G. écrit le 15 décembre 1980:
« Je vous ai déjà écrit plusieurs fois au sujet du père de ma voisine. Il a bu régulièrement la tisane de solidage verge d'or, de gaillet et de prêle, et s'est délivré de ses **infections à la vessie** et de ses **champignons**. Le vieil homme s'en réjouit beaucoup. Il n'est plus nécessaire de l'opérer.

Nos fleurs de souci ont fleuri de façon incroyable cette année. Cela n'a pas arrêté jusqu'à la première neige. Ma bonne fait tous les soirs des massages de pommade au souci à ses jambes et depuis ne souffre plus de **crampes nocturnes**. A mon avis, ces crampes proviennent des reins qui n'arrivent plus à maîtriser les acidités des aliments. Ma bonne pense qu'à cause des vitamines, il faut consciencieusement manger de la salade verte. Chaque fois que j'en mange, je souffre d'une espèce de crampe de la vessie et de **psoriasis**. Nous avons donc arrêté de la manger crue, pour n'en prendre que de la cuite. Les carottes, les betteraves rouges et le celeri cuits conviennent sans aucun doute mieux en salade, cuits que crus. C'est étonnant combien il faut de temps pour bien comprendre son organisme. »

Madame Helene F. de M./R. F. A. écrit le 18 décembre 1980: « Mes félicitations pour votre livre « La Santé à la Pharmacie du Bon Dieu », qui, partout, trouve un écho favorable. Mon amie, qui entres autres, souffrait d'un **taux de cholestérol élevé** dans le sang, a été soulagée par la tisane de véronique mâle qu'elle a bue pendant 4 semaines. Elle est très contente d'avoir retrouvé un taux normal. Une dame en visite chez elle, qui avait une **tension** beaucoup **trop élevée** a bu pendant 7 jours, matin et soir, une tasse de véronique mâle et sa tension chuta de 20 à 14. »

Madame Petra B. de M./R. F. A. écrit le 20 décembre 1980: « Toute l'histoire commence avec le 50ème anniversaire de mon père en décembre 1978. Un ami lui offrit votre brochure « La Santé à la Pharmacie du Bon Dieu » avec le conseil: « Ne dis pas, bien! bien! en le mettant de côté, mais lis-le pour de bon! » Mais, parce que mon père était maître-jardinier à son compte et qu'il avait beaucoup de travail, il ne trouva pas le temps de le lire et le donna à sa mère de 78 ans, pour qu'elle le lise. Elle le fit avec zèle et développa un enthousiasme débordant, surtout pour les orties et le pissenlit. Mon père devint alors curieux et commença à étudier cette brochure. Ce fut le même enthousiasme: il commença à planter des simples et à les exploiter. Quand, en janvier 1980, lors de sa cure, il fit la connaissance d'une Autrichienne qui ne jurait que par la liqueur du Suédois (« Schwedenbitter »), son enthousiasme ne connut plus de limite. Cette brave femme nous envoya les herbes du Suédois d'Autriche. Mon père acheta 3 de vos brochures, en offrit une à ma mère, une à ma soeur et une autre à moi-même. Depuis ce moment, nous y trouvons un remède pour chaque petit bobo, bien que nous n'ayons pas l'habitude de prendre des médicaments. C'est surtout la liqueur du Suédois (« Schwedenbitter ») qui nous a déjà beaucoup aidés, et rapidement, pour les **petites coupures**, les **infections** et **les maux de tête**. Toutes sortes de tisanes sont utilisées. Nous avons même maîtrisé une intoxication à la viande, dont mon père souffrit il y a quelques semaines, presque exclusivement à la liqueur du Suédois (« Schwedenbitter »), en traitement externe et interne. »

Monsieur Franz H. de St./Haute-Autriche écrit le 22 décembre 1980:

« Je voudrais avant tout vous remercier d'avoir mis vos connaissances à la disposition de tous les adeptes de la guérison par les simples, aussi bien pour la prévention que pour la guérison. Je souffrais de troubles du rythme cardiaque. J'ai pu guérir cette affection grâce à de la tisane de gui. J'aimerais encore ajouter que les orties et la prêle sont des remèdes épatants. »

Monsieur et Madame K. d'Australie écrivent le 22 décembre 1980:
« Nous voulons vous remercier du bout du monde! Nous avons 73 et 75 ans, mais sommes en forme tous les deux et en bonne santé! Ma femme **souffre de la vésicule** depuis 30 ans et a toujours redouté une opération. Son coeur n'est pas non plus en bon état, si bien qu'on peut deviner son angoisse. Au début de l'année, c'était tellement grave avec sa vésicule, elle avait des douleurs, des nausées, des frissons, si bien que je lui ai dit qu'il fallait qu'elle se fasse opérer. C'est alors que nous eûmes entre les mains votre brochure«la Santé à la Pharmacie du Bon Dieu» par la volonté de Dieu. Nous nous fîmes expédier par avion des herbes du Suédois (« Schwedenkräuter ») et des orties. Consciencieusement, elle en but de la tisane et déjà au bout de quelques semaines, elle ressentit une amélioration. Au bout de quelques mois jusqu'à aujourd'hui tous ses troubles ont disparu. Cela ne vaut-il pas un merci? Ma femme me dit toujours:« Quel dommage que je ne puisse pas un jour parler à Madame Treben, elle m'aiderait sans doute pour ma **cataracte**. En 1978, nous avons fait un voyage en Allemagne et nous avons rendu visite à des amis à Steyr. Comme nous étions près de vous! Nous nous sommes fait envoyer encore d'autres tisanes d'Europe (du gui, de la chélidoine et de l'achillée mille-feuilles). Si la situation politique était un peu plus détendue, nous envisagerions un autre voyage en Europe l'an prochain. Mais nous nous laissons guider par le Dieu d'Amour. Alors, nous aimerions venir vous voir. Nous sommes originaires

de Hambourg et, depuis 15 ans nous vivons en Australie, au pays du soleil. Cela nous plaît beaucoup. Seulement c'est très maigre en ce qui concerne les plantes médicinales. »

Madame Henny W. de Ei./R. D. A. écrit le 2 janvier 1981:
« A la fin de l'été, quand j'ai remis mon jardin en ordre, j'ai arraché des quantités impressionnantes d'orties. Un de nos anciens employés le vit et me dit qu'il venait d'apprendre par vous les vertus de guérison de l'ortie. J'était en mauvaise santé à cette époque. Il y a de cela quelques années, j'ai subi une hysterectomie à cause d'un cancer. Après l'opération, je ne suis pas retournée pour passer un contrôle, car j'avais trop peur de la radiothérapie. Mais je ne me sentais pas vraiment guérie non plus. A cela, s'ajoutaient les douleurs causées par des **nodules dans les jambes**, provoqués par une maladie datant d'il y a 40 ans.

J'ai donc consciencieusement lu vos conseils à propos des orties et j'ai tout de suite bu de la tisane d'orties fraîches, 3 fois par jour. En plus, chaque soir, je baignais mes jambes dans une décoction de racines d'orties. Au bout de 3 semaines, j'étais une autre femme. Mon apparence s'était tellement améliorée que tous ceux qui me connaissaient l'avaient remarqué! Mais le plus merveilleux: mes jambes depuis lors ne me font plus souffrir et sont bien lisses. Mes pieds enflés, entrent à présent dans des chaussures plus petites. A **l'aine** et sous **l'aisselle droite**, j'avais une **grosseur** de la taille d'un oeuf. Ces deux endroits se sont résorbés en un rien de temps. Je ne peux pas vous exprimer assez ma gratitude. »

Madame St. de K./R. F. A. écrit le 6 janvier 1981:
« Depuis que nous possédons votre livre, nous en avons offert plus de 50 à des connaissances et à des amis. Certains d'entre eux ont obtenu des guérisons. Un monsieur de Marbourg (R.F.A.), après s'être frictionné une seule fois à la liqueur du Suédois (« Schwedenbitter »), n'avait plus de **douleurs dans les épaule**s le lendemain. Nous lui avons tout de même conseillé de continuer quelque temps.

Avec notre fils de Berlin, nous avons vécu une belle guérison. Il a 25 ans et à Noël il vint malade à la maison. Il avait de terribles douleurs, quand il urinait. Il était désespéré; son médecin à Berlin, lui prescrivit des médicaments qui n'ont eu aucun résultat. Nous lui avons préparé 2 bains de siège à la prêle des champs; pendant la nuit après le premier bain, il a dû se lever toutes les 2 heures pour aller **uriner, avec de terribles douleurs**. Après le deuxième bain, il put dormir jusqu'au matin et n'avait presque plus mal. Son état s'améliora de façon continue et, au bout de 8 jours, ses douleurs avaient disparu. Son médecin à Berlin n'a pas eu de doutes: c'était bien les bains de siège qui avaient provoqué la guérison. »

Monsieur Wolfgang E. de L./R. F. A. écrit le 7 janvier 1981:
« Grâce au livre « La Santé à la Pharmacie du Bon Dieu », j'ai pu guérir de pas mal de maux. A titre d'exemple, j'avais un **abcès sous la langue** qui me faisait terriblement souffrir. J'ai tout essayé. Rien n'aidait. De la tisane d'aigremoine et de gaillet m'ont guéri. En 3 jours l'abcès avait disparu. »

Madame Grete E. de W. écrit le 12 janvier 1981:
« Tout d'abord mille mercis pour avoir divulgué l'efficacité de l'épilobe à petites fleurs. Mon mari, qui a 75 ans, souffre d'un début **d'hypertrophie de la prostate**. Grâce à cette tisane qu'il boit selon vos conseils -une tasse à jeûn le matin et une tasse ¼ d'heure avant le dîner- son état s'est nettement amélioré. Les brûlures ont cessé et l'urine coule abondamment. »

Madame Lilly E. de W./Carinthie écrit le 15 janvier 1981:
« Rapidement les faits: mon père avait 88 ans, quand l'an dernier (avril–mai), on diagnostiqua une **tumeur à la prostate**, qu'on lui conseilla de faire opérer. A cause de son âge avancé, le médecin traitant suggéra d'abord de le traiter pour sa circulation sanguine, afin de le préparer l'opération. On lui posa une sonde urinaire à demeure, après que le médecin lui eut vidé sa vessie trop pleine. Il fallait changer la sonde tous les 15 jours et c'était très douloureux. Il devait se faire transporter de son domicile chez le spécialiste dans la petite ville éloignée de 20 km.

Moi-même, à cette époque, j'étais hospitalisée à cause d'une infection virale, mais j'ai tout de suite proposé de la tisane d'épilobe à petites fleurs, qui fut expédiée de Carinthie. J'ai pu faire cette proposition en me fiant à vos deux ouvrages. J'ai surtout lu dans votre nouvelle édition les nombreux cas traitant des problèmes de prostate avec cette tisane, et j'ai encouragé mon père à boire autant de cette tisane que possible, malgré la sonde, afin de retarder éventuellement l'échéance de l'opération. Le médecin ne voulut pas en démordre, dit qu'il n'échapperait pas à l'opération, parce que la tumeur était trop grosse.

Fin août, j'étais remise, si bien que je pouvais aller voir mon père et l'accompagner chez le spécialiste pour faire changer la sonde. Mon père et moi proposions de prendre le risque de rester un temps sans sonde (il a bu la tisane d'épilobe régulièrement depuis le mois de mai), mais le médecin traitant était furieux, lui qui avait prévu le dernier remplacement de sonde et qui avait fait réserver un lit à l'hôpital pour l'opération le 4 septembre 1980. Nous devions aussi prévoir un séjour de 2 mois dans un sanatorium. Mon père resta ferme sur sa position: voir s'il était possible de vider la vessie par voie normale, sans sonde. Moi aussi, je parlai dans ce sens avec le médecin, qui très irrité déclara: «Ce que vous voulez faire là est impossible et d'après nos connaissances – et je crois bien que cela ne se passera pas autrement – la vessie du patient éclatera au bout de 36 heures. A présent, nous l'avons préparé pendant des mois en vue de l'opération, et vous arrivez, comme ça et réduisez à néant cette tentative avec votre irresponsabilité. Faites donc ce que vous voulez! »

« Et cela arriva comme nous l'avions envisagé. On lui retira la sonde. Quelques jours désagréables s'ensuivirent, à cause de l'accumulation d'urine dans la vessie, qu'on put soulager avec des compresses chaudes et humides. 4 jours plus tard, mon père se trouvait à mes côtés dans le train en direction de la Carinthie. Nous fûmes en route pendant 22 heures et dûmes changer 2 fois de train. Malgré ses 88 ans, il surmonta allègrement le tout. Du 4 septembre, jour où il aurait dû se faire opérer, au 13 novembre, il était avec nous en Carinthie. Sans les changements de sondes, sans médecin, rien qu'avec sa tisane quotidienne d'épilobe à petites fleurs, mon père se sentit mieux tous les jours. Entre-temps, le 20 octobre, mon père fêta son 89ème anniversaire ici, chez nous. Si au début, il ne fit que quelques petits pas dans la cour, au bout de 3 semaines de séjour, il commença à sortir,seul, sans aide et sans canne! Bientôt, il put faire tous les jours une promenade d'un kilomètre et quand il se sentait particulièrement en forme, il la faisait 2 fois par jour. La meilleure performance, il la refit deux fois par jour, c'est-à-dire trois fois une distance d'un kilomètre!

Après que mon fils le ramena chez lui à la maison le 13 novembre 1980, cette fois en voiture, en 9 heures, je me fis tout de même du souci, tout allait-il bien se passer ? Tout d'abord, le changement de climat lui donna un peu de fil à retordre. Puis un mal datant de l'été précédent – des pieds enflés – refit son apparition. On lui a donc fait prendre rendez-vous chez un praticien, car ma soeur craignait que tout allait recommencer, comme cette année-là, au printemps. On lui fit donc un examen de la prostate et voici le commentaire de ce médecin:«Je ne peux pas imaginer que ce monsieur ait jamais eu une tumeur et pourquoi on a voulu l'opérer. Il n'y a rien! Ses jambes enflées sont dues à sa mauvaise circulation, on va lui arranger cela! Pour le reste, ce monsieur est en parfaite santé – il va avoir 90 ans cette année – on ne pourrait souhaiter mieux. Pas de diabète, pas de symptômes nécessitant des soins particuliers, si ce n'est qu'il faut quelque peu fortifier sa circulation! »

Monsieur le Pasteur Imre K. de S./Hongrie écrit le 18 janvier 1981:

« J'aimerais vous remercier pour l'aide que m'a procuré l'épilobe à petites fleurs pour mon **affection à la prostate**. Je peux témoigner avec joie que mon mal s'est très nettement amélioré. Que mes remerciements vous soient éternels. Je prie pour vous chaque jour pendant la sainte messe . Un de mes amis allemands m'a expédié votre livre récemment refondu en juin 1980. Je recommande votre livre « La Santé à la Pharmacie du Bon Dieu» à beaucoup de personnes. »

Madame Fidelia E. de Bad K./R. F. A. écrit le 7 février 1981: « Cela faisait 2 ans que j'avais juste en-dessous de la poitrine un **eczéma**, qui était fort dérangeant. Avec de la pommade Toxyme et des lavements à base de Camillosan, il n'a fait qu'empirer, ce qui me désespéra. Cet eczéma a totalement disparu, grâce aux soins suivants: tisane de prêle des champs et de soucis et des lavements constants avec de la mauve sauvage (fromageon), mise à infuser à froid et réchauffée quelque peu. Je puis encore témoigner de ceci: je suis **diabétique** depuis 1962. Les 2 dernières années, mon taux de glycémie était couramment de 200, parfois plus. Je suis sous surveillance médicale constante. En lisant votre brochure « La Santé à la Pharmacie du Bon Dieu », j'ai commencé en août à boire votre tisane aux 5 plantes, ainsi que le vin blanc aux poireaux, en plus des comprimés d'Euglucon. Peu de temps après, mon diabète diminua et, à présent, je n'ai plus qu'un taux de 110! »

Madame Elisabeth D. de B./R. F. A. écrit le 14 février 1981: « J'ai eu de si bons résultats suite à vos conseils pour **purifier le sang** avec de la tisane d'orties et de prêle, que le médecin était étonné de constater qu'il ne restait plus de trace d'**irritation rénale**. »

Madame Hildegard K. de R./R. F. A. écrit le 18 février 1981: « En décembre 1980, je fus assaillie par une **tumeur à la poitrine**. J'étais désespérée et j'ai commencé à me traiter exactement d'après vos conseils dans « La Santé à la Pharmacie du Bon Dieu ». J'ai abandonné tous les autres traitements et je fais des compresses de prêle des champs et je suis un régime végétarien. Grâce à cela, j'ai éliminé le poison de mon corps et j'ai maigri de 6 kg. A présent, excepté un minuscule petit point, tout est résorbé. Je vous en remercie de tout coeur. »

Madame Gertrude G. de K./Allgau écrit le 19 février 1981:
« Un journaliste m'appela avant sa conférence dans notre ville et me raconta que sa belle-mère avait une **cirrhose du foie** au dernier stade. Elle a bu, comme c'est indiqué dans « La Santé à la Pharmacie du Bon Dieu » de la tisane de lycopode à raison d'au moins un litre par jour et, au bout de 6 mois, elle était totalement guérie. Lui-même s'était blessé au coude pendant la construction de sa nouvelle maison et souffrait beaucoup. Les douleurs disparurent en l'espace de 15 jours, grâce à des compresses d'herbes du Suédois (« Schwedenkräuter »). Les maçons qui aident à la construction de sa maison soignent à présent toutes leurs **blessures** à l'aide de compresses d'herbes du Suédois. Ainsi, de plus en plus de gens deviennent de fervents adeptes de ces remèdes-là! »

Madame Rosa S. de L./R. F. A. écrit le 22 février 1981:
« Mon beau-frère souffre de crises d'asthme terribles, si bien qu'il était en train d'étouffer. Là-dessus, s'est rajouté un **hocquet**. Malgré des piqûres et des comprimés, cela ne s'est pas amélioré. Ma soeur trouva de l'aide grâce à votre brochure. Le hocquet passa, après deux tasses de tisane de graines d'aneth. Un grand merci pour vos bons conseils dans votre brochure « La Santé à la Pharmacie du Bon Dieu »! »

Monsieur Paul E. de E./R. F. A. écrit le 23 février 1981:
« A la suite d'un accident de la circulation j'eus un **cou raide**. On ne pouvait rien pour moi, côté médecine. Les conseils que vous préconisez dans votre brochure « La Santé à la Pharmacie du Bon Dieu », à savoir des cataplasmes de prêle des champs pendant 8 semaines, matin et soir, m'ont aidé. Je peux à nouveau tourner la tête. Merci pour la parution de cette brochure. Vous avez vraiment éveillé les gens à l'emploi des plantes médicinales! »

Madame Martha M. de M./R. F. A. écrit le 25 février 1981:
« Vos conseils dans la brochure « La Santé à la Pharmacie du Bon Dieu » m'ont aidée de deux manières: je me suis débarrassée d'un **champignon au pied** grâce à la pommade de soucis, et des compresses d'herbes du Suédois (« Schwedenkräuter ») m'ont délivrée en peu d'heures de grandes douleurs aux os du pied, provenant d'une **élongation**. »

Madame Inge R. de A./R. F. A. écrit le ler mars 1981:
« Une cliente raconta à ma fille, qui est pharmacienne, une belle guérison obtenue grâce aux herbes du Suédois (« Schwedenkräuter »). Le médecin diagnostiqua une **angine de poitrine** chez sa soeur et fut très étonné de ne plus trouver de trace de cette maladie après utilisation de liqueur du Suédois (« Schwedenbitter »). La même semaine, mon mari entendit une histoire semblable, mais se rapportant à une **maladie des poumons**. Ma fille, qui, jusqu'ici, ne pouvait pas vraiment croire aux vertus des tisanes et des produits naturels, fut très impressionnée par ces faits incontestables. Elle conseilla à un jeune homme, qui souffrait du diabète, d'utiliser la recette de « La Santé à la Pharmacie du Bon Dieu ». Une dame que

je connaissais, de laquelle j'avais d'ailleurs reçu votre brochure, nous raconta cette histoire incroyable: il y a un an, elle s'était fait opérer d'un **cancer des intestins**. Sa guérison, elle la doit à la liqueur du Suédois (« Schwedenbitter ») et aux tisanes, que vous indiquez dans la rubrique « Maladies pernicieuses des intestins », qu'elle a bues régulièrement. »

Monsieur Wilhelm K. de M.-Sch./Bavière me raconta la chose suivante le 7 mars 1981:
« Pendant la guerre, j'ai attrapé la malaria dans un camp de prisonniers anglais. Des années après, j'étais encore sujet à des accès de grandes **poussées de fièvre** pendant les mois de grande chaleur. En 1975, on m'enleva 75 calculs biliaires pendant une opération de la vésicule. On y diagnostiqua un foie en très mauvais état, si bien que mon médecin pensa«qu'il était juste bon à jeter» et il constata une **cirrhose du foie**. Mon état de santé empirait de jour en jour. J'avais un dégoût de la viande, de la saucisse et de la graisse (excepté le beurre). Comme symptômes annexes, apparurent de graves **problèmes de disques vertébraux**, si bien que je n'étais presque plus capable de me lever.

En 1978, j'ai commencé à boire beaucoup de tisane d'orties, pendant la journée, une tasse de lycopode le matin et le soir et une gorgée de tisane de roseau odorant avant et après chaque repas, le tout accompagné de pissenlit frais, ainsi que des tiges de pissenlit, comme vous l'indiquez dans votre brochure« La Santé à la Pharmacie du Bon Dieu ». Je prenais assez souvent des bains de siège de prêle, de cette prêle à longues tiges provenant de prairies marécageuses, et je ressentais aussitôt un léger mieux-être. Au bout d'environ 9 mois, je pus à nouveau manger de la viande et de la charcuterie et les douleurs à l'épine dorsale et aux disques avaient disparu. Je ne fus cependant vraiment guéri qu'au bout de 2 ans. Pendant tout ce temps, j'ai constamment utilisé les simples. Mais même quand on se sent à nouveau bien, il faut avant tout éviter toute boisson alcoolisée, ainsi que le café. »

Madame J. de la R. D. A. écrit le 11 mars 1981:
« Avant Noël, ma fille souffrait d'un **zona** tel qu'il suppurait. Quand le médecin lui dit que ses douleurs pourraient bien durer encore 6 mois. Mais comme elle ne voulu pas prendre les comprimés contre la douleur, elle se prépara selon les conseils, du jus de plantain lancéolé dans la centrifugeuse de la maison. Cette herbe poussait sur son pré. Les douleurs diminuèrent dès la première application. C'était la première nuit qu'elle put à nouveau dormir. »

Madame Sibylle G.-F. de H./R. F. A. écrit le 12 mars 1981:
« J'aimerais aujourd'hui vous remercier de tout coeur pour la brochure «La Santé à la Pharmacie du Bon Dieu ». Je suis agricultrice et, avec l'aide de mon mari et de mon fils, nous travaillons sur une assez grande exploitation. Depuis notre mariage, il y a de cela 26 ans, je souffre d'**infections de la vessie**, de **calculs rénaux** et de **gravelle**. J'étais constamment en traitement médical. L'urologue me disait que je devais prendre 3 antibiotiques sans interruption pendant toute ma vie. Mais cela me déréglait l'estomac, je souffrais de manque d'appétit, de fatigue, etc... Si j'arrêtais de prendre mes médicaments, n'était-ce que deux jours, les brûlures dans l'urètre recommençaient

Ma soeur, qui souffrait de la même chose, et moi avons fait la fameuse cure de cellules fraîches, sans résultat.

Un jour, ma soeur m'apporta la brochure « La Santé à la Pharmacie du Bon Dieu ». Je me suis cherché des orties fraîches et m'en fis 3 tasses de tisane tous les jours, y ajoutant une petite cuillère de liqueur du Suédois (« Schwedenbitter »). Récemment, je suis allée voir mon urologue pour faire analyser mes urines. Tout est en ordre et le médecin en était surpris. Je suis cette cure depuis 6 mois. »

Monsieur Rudolf Sch. de N./R. F. A. écrit le 18 mars 1981:
« Notre plus jeune fils avait une **infection des capsules synoviales** et l'a guérie tout seul en s'aidant du livre « La Santé à la Pharmacie du Bon Dieu ». Le médecin, étonné, a demandé comment. Il aurait sans doute dû subir une opération.

Une vendeuse que nous connaissions avait un **psoriasis**; elle avait tout essayé, rien n'y fit. Elle ne savait plus comment se coiffer. Elle n'a fait que se traiter le cuir chevelu une bonne fois avec la liqueur du Suédois (« Schwedenbitter »), et elle guérit. »

Madame Hanna Sch. de A./R. F. A. écrit le 20 mars 1981:
« Il y a environ 4 mois, votre brochure « La Santé à la Pharmacie du Bon Dieu » m'est tombée entre les mains par hasard. C'est à peine croyable, mais grâce à la tisane de sauge, je me suis guérie de mes **bouffées de chaleur nocturnes**, qui étaient accompagnées de faiblesses matinales. Avec d'autres tisanes, j'ai eu d'autres résultats encore. Les herbes du Suédois (« Schwedenkräuter ») sont formidables. Mes problèmes d'estomac, d'intestin et de bile ont presque disparu. Comme je ne suis pas très robuste, mais que j'ai une volonté de fer, j'ai dû surmonter beaucoup de faiblesses et de misère. Grâce à l'élixir du

Suédois, j'ai maintenant un bon appétit, mais avant tout il me réussit. »

Madame U. B. de Aalen écrit le 25 mars 1981:
« Dans ma famille et dans mon cercle de connaissances, il y a eu beaucoup de résultats spectaculaires après utilisation de recettes du livre de Madame Treben: une normalisation en l'espace de 5 mois d'une **tension artérielle extrêmement basse** (6/9), alors qu'un traitement médicamenteux de 4 semaines resta sans aucun effet; disparition totale d'**accès de transpiration** désagréables pendant la ménopause; retour des sensations gustatives et de l'odorat, perdus depuis des années, en une semaine et guérison d'un **abcès cancéreux**, diagnostiqué médicalement à l'oreille de mon mari. »

Monsieur Leo L. de H./R. F. A. écrit le 5 avril 1981:
« Grâce à votre brochure « La Santè à la Pharmacie du Bon Dieu », vos connaissances nous sont parvenues. L'épilobe à petites fleurs m'a évité une opération! L'an dernier, lors d'une visite préventive, mon urologue était surpris que ma **tumeur à la prostate** soit devenue plus petite et le jet urinaire normal. J'ai aussi fait une bonne expérience avec la tisane de gui! La **tension dans ma tête a** complètement disparu et je n'ai presque plus de **problèmes cardiaques**. Je vous remercie de tout coeur pour l'aide, grâce à votre brochure. »

Madame Irmela B. de B./R. F. A. écrit le 11 avril 1981::
Votre « Santé à la Pharmacie du Bon Dieu » est bien plus répandue que vous ne le croyez; mais tout le monde ne vit pas en conformité avec elle. Pour ma part, je ne puis que témoigner favorablement. Une connaissance, âgée de

70 ans, a bu pendant 4 semaines de la tisane d'orties et s'est débarrassée de ses **douleurs au bras**; grâce à cette même tisane, mélangée à de la liqueur du Suédois (« Schwedenbitter »), ma mère n'a plus ses **troubles de la circulation** et elle a guéri une sérieuse **sciatique** avec la seule application de pommade de soucis. »

Monsieur Manfred B. de M./R. F. A. écrit le 12 avril 1981::
« Je vous remercie pour les bons conseils dans votre brochure « La Santé à la Pharmacie du Bon Dieu ». J'ai pu très bien soigner des **varices internes** grâce à la tisane de soucis et j'ai pu, Dieu merci, m'éviter une opération. »

Madame B. St. de S./Suisse écrit le 23 avril 1981:
« Mon mari est soudain tombé malade d'un **cancer des intestins**, plus ou moins analogue à celui de votre mère, que vous décrivez dans votre brochure « La Santé à la Pharmacie du Bon Dieu ». Lorsque j'ai lu votre brochure, il avait déjà perdu 6 kg. Il a immédiatement commencé avec une cure de tisane: – soucis, achillée mille feuilles et orties, avec de la liqueur du Suédois (« Schwedenbitter ») et 6 gorgées de tisane de roseau odorant avant et après le repas. En 15 jours, il avait repris son poids. Le médecin conseilla quand même l'opération, car une tumeur maligne s'était formée. A la sortie de l'hôpital, il a repris sa cure de tisane. J'aimerais vous remercier de tout coeur, car vos conseils merveilleux ont eu de bons résultats. »

Harald K., âgé de 14 ans, de B./R. F. A. écrit le 24 avril 1981:
« Je trouve votre livre fantastique. Je souffre **d'hypotension**, liée à des sensations de vertige. Grâce à votre « Pharmacie du Bon Dieu », j'ai cherché de la bourse à pasteur, que j'ai faite

infuser selon vos conseils et dont j' ai bu 2 à 3 tasses pendant 2 jours. Le vertige fut comme balayé. Votre livre m'a donné l'idée de continuer de m'occuper de plantes médicinales. »

Madame Antonie L. de R./Tyrol écrit le 28 avril 1981:
« Un missionnaire de 50 ans, que les médecins avaient déclaré perdu, a guéri d'une hydropisie en suivant vos conseils, si bien qu'il était encore actif dans sa mission à l'âge de 80 ans. Avec les quatre doigts, on prend autant de scilles qu'on peut saisir, une cuillerée à café de borate de soude, 15 à 20 baies de sureau écrasées, bouillies pendant 5 minutes dans ¾ de litre d'eau (préparer le tout à froid), laisser infuser 10 minutes et passer. Il faut en prendre 5 cuillérées à soupe le matin à jeûn et le soir avant d'aller se coucher. Cette quantité est suffisante pour une semaine. Pour conclure avec succès cette cure qui dure 3 semaines, on préparera encore deux fois la même quantité. S'il s'agit d'une **hydropisie cardiaque**, on prend ¾ de litre de vin pour l'ébulition.

Les feuilles fraîches de scilles, que l'on peut obtenir chez un jardinier, aident à guérir les plaies. On les lave, on les écrase à l'aide d'un rouleau sur une planchette jusqu'à ce qu'elles deviennent humides et on les maintient à l'aide d'une bande sur la plaie. »

Madame Anna R. de F./Haute-Autriche m'interpela dans la rue le 28 avril 1981:
« Je ne peux te remercier assez! Pendant des années, je me sentais obligée de prendre des médicaments pour soigner mon **hypertension**. Mon fils, qui est lui-même médecin, n'était pas content du tout. Il me disait d'essayer d'y arriver sans médicaments. J'ai bu de la tisane de bourse

à pasteur, selon« La Santé à la Pharmacie du Bon Dieu ». Je me sens mieux que jamais! Si ma tension devait à nouveau me causer des soucis, je boirais immédiatement de la tisane de bourse à pasteur. »

Madame Else S. de Vienne écrit le 4 mai 1981:
« Une fermière amie de Styrie de l'Est m'a rendue attentive à votre livre. Alors qu'au début, j'avais été très sceptique, je suis devenue une adepte des simples. Mon mari a dû **souffrir** pendant des années **de la gorge;** et son médecin praticien ne pouvait pas l'aider. Cette histoire lui donna nerveusement beaucoup de soucis, car il pensait que tout ceci était malin. Il a alors essayé de faire des gargarismes à la mauve sauvage (fromageon) et des compresses de gouttes de liqueur du Suédois (« Schwedenbitter »). Depuis ce temps-là, il n'a plus eu de problèmes. »

Madame Erni Th. de Sp./Carinthie écrit le 9 mai 1981:
« Mon mari devait prendre des médicaments contre le **cholestérol** pendant des années. Malgré cela, son taux ne baissa pas. Une cure de 3 semaines de véronique mâle a régularisé la situation. Le médecin ne pouvait tout simplement pas y croire. »

Madame le Dr. Martha R. de V./Aller écrit le 12 mai 1981:
« J'aimerais vous faire part de quelques recettes, qui sont en partie utilisées depuis des générations dans notre famille, avec de bons résultats: lorsqu'on a simplement **l'estomac dérangé**, l'eau provenant des pommes de terre bouillies est efficace. Pour un **ulcère à l'estomac**, des airelles crues ou cuites sans sucre donnent un résultat étonnant. Pour tout ce qui concerne les **troubles de l'appareil**

digestif (constipation, diarrhée, maux d'estomac, maux de ventre, renvois), c'est le nux vomica J 6 qui me fait du bien. Contre **l'hydropisie**, on fait bouillir des lentilles non salées et on en boit l'eau. Ma mère me racontait souvent une expérience impressionnante: quand elle était enfant, elle était rentrée à la maison et raconta à sa mère l'histoire d'une voisine qui était grabataire, alors qu'il y avait une **accumulation d'eau** jusqu'au au-dessus des genoux. Sa mère lui a immédiatement fait bouillir une bassine de lentilles et la lui a apportée. Quand elle eut bu cette eau des lentilles, l'eau a été éliminée par litres. Moi-même, à la fin de la guerre, à la campagne, j'ai prié pour obtenir des lentilles pour aider un oncle qui souffrait de rétention. Le résultat ne se fit pas attendre. Quand, chez ma mère, qui avait alors 90 ans, il se formait une petite enflure aux articulations, elle se faisait tout simplement cuire une soupe aux lentilles, qui faisait tout de suite diminuer l'accumulation d'eau. »

Lors d'une conférence à R. en R. F. A. le 16 mai 1981:
« Pendant la pause, une dame vint me voir et raconta en public, qu'il y a 3 ans encore, elle était clouée dans une chaise roulante avec une **sclérose en plaques**. En mettant en pratique les conseils de « La Pharmacie du Bon Dieu », son état s'est tellement amélioré qu'elle peut à nouveau marcher et qu'elle se sent une femme guérie. Elle n'avait pas l'occasion de pouvoir chercher des plantes fraîches dans la nature, mais elle les a achetées séchées. L'admiration de cette guérison lui valut un concert d'applaudissements. »

Madame Leopoldine St. de S./Basse-Autriche écrit le 18 mai 1981:

« En 1979, notre petite Monika était sujette à de nombreuses **crises d'épilepsie**. Lors de l'examen médical à Vienne, on décela un retard de croissance, qu'on ne verra presque plus à 14 ou à 15 ans, soi disant. On lui prescrivit 4 médicaments différents. Mais soudain, elle eut des crises plus fortes. Elle fut hospitalisée dans une clinique de Vienne pendant 3 semaines. Quand nous l'avons ramenée à la maison pour Noël, elle était devenue une enfant totalement différente, elle ne pouvait plus articuler un mot et avait de nombreuses crises. Pourtant on nous avait affirmé le contraire. Nous avons alors commencé avec les simples, surtout avec des bains de thym, de millepertuis et d'achillée, nous avons posé des compresses d'herbes du Suédois (« Schwedenkräuter ») sur l'arrière de sa tête, et nous lui avons donné de la tisane d'orties à boire tous les jours. Elle va déjà mieux, Dieu merci. Le jour, Monika n'a plus de crise, une de temps en temps la nuit. Nous sommes reconnaissants aux plantes et à vos conseils, puisque notre enfant està nouveau si bien remise. Nous vous remercions de tout coeur. »

Madame Franziska D. de G. /Haute-Autriche écrit le 23 mai 1981:

« C'est avec une grande gratitude que je puis vous communiquer que la prêle des champs m'a totalement guèrie de mes ennuis de **disques vertébraux**. Depuis quelques années, mon mari souffrait d'une forte **bronchite**. Tous les jours, je lui fis boire de la tisane de thym et de plantain lancéolé avec du miel, pour qu'enfin cette toux rebelle, qui le faisait souffrir particulièrement la nuit, disparaisse. Soyez mille fois remerciée! »

Madame Elke St. de M. /R. F. A. écrit le 26 mai 1981:
« J'aimerais une fois au moins vous remercier pour l'aide que vous apportez aux autres. J'ai moi-même donné 2 fois des antibiotiques à mon fils. Le médecin avait ponctionné le pus de l'oreille et lui avait préscrit une autre préparation à base de pénicilline. Par hasard, j'avais préparé des herbes du Suédois (« Schwedenkräuter »). Toutes les 2 heures, pendant la nuit, j'introduisis une boulette de coton imbibée de liqueur du Suédois (« Schwedenbitter ») dans l'oreille de mon fils. J' ai veillé un jour et une nuit ce petit de 5 ans; la fièvre tomba. Puis j'ai fait examiner à nouveau l'oreille par le médecin. Il ne décela pas de nouvelle formation de pus et déclara que la guérison suivait son chemin. Je lui avouai que j'avais utilisé la liqueur du Suédois (« Schwedenbitter »). Pendant 3 jours encore, j'ai mis les cotons dans les oreilles de mon fils et, grâce à ce traitement, **l'infection de l'oreille moyenne** a, elle aussi, complètement disparu. Aujourd'hui notre enfant s'amuse à nouveau dehors. »

Madame Hedwig K. de R. /R. F. A. écrit le 29 mai 1981:
« Une amie du Mecklembourg en R. D. A. était très malade. Elle avait une **maladie maligne de l'estomac et des intestins** et dut, pendant 2 ans, suivre un régime très strict. Je lui ai conseillé, d'après votre livre, de prendre de la tisane d'acore odorant (kalmus). Elle lui a si bien réussi qu'elle a pu venir me rendre visite. Avant Noël, elle est tombée de l'escalier de la cave et s'est fait des **contusions** et a eu des **saignements internes**. Avant Pâques, je lui ai envoyé de la liqueur du Suédois (« Schwedenbitter »), qu'elle qualifia de remède miracle. Toutes les 3 heures, elle tamponna les saignements. Deux jours après, elle eut de très grandes douleurs, qui lui firent garder le lit. Trois jours plus tard,

cela alla mieux, puis rapidement très bien. A présent, elle peut à nouveau s'occuper seule de tous les travaux. »

Monsieur Johannn L. de G./Styrie écrit le 3 juin 1981:
« Une allemande de Yougoslavie, qui a trouvé chez nous en Styrie une nouvelle patrie après la deuxième guerre mondiale, me donna un jour une recette contre la **malaria** (paludisme), que je ne voudrais pas passer sous silence auprès de vos lecteurs. On cueille dans les champs quelques poignées d'avoine pas encore mûre, avec la tige, puis on en prépare une tisane, quotidiennement pendant assez longtemps et on la donne à l'impaludé. Les accès de fièvre cessent bientôt. Cette femme me raconta que son père est rentré de la première guerre mondiale avec une malaria. Il souffrait de graves accès de fièvre. Un jour, un étranger vint à la ferme, au moment où le père avait une de ces crises. Il conseilla les épis d'avoine qui délivrèrent le père de ses accès de fièvre. »

Monsieur Joseph H. de G./Styrie écrit le 8 juin 1981:
« Il y a 7 ans, je devais me faire opérer de la **prostate**. J'ai guéri cette affection grâce à la tisane d'épilobe. Je voudrais avant tout remercier la Sainte Vierge, d'être encore indemne de ce mal. »

Monsieur Ludwig Sch. de L./R.F.A. écrit le 10 juin 1981:
« Je me sens obligé de vous faire part de mes guérisons, ainsi que de celles de quelques-uns de mes amis. Mes **maux de prostate** se sont tellement améliorés, selon les constatations médicales, que ma prostate est à nouveau petite et molle. Tous les jours, j'ai bu deux tasses de tisane d'épilobe à petites fleurs et je continue de le faire.

En 1978, je suis tombé malade **de tout l'appareil digestif**, ainsi que du pancréas et j'étais vraiment **constipé**. Comme mon état de santé empira malgré la prise de tous les médicaments prescrits, je résolus dans mon désespoir de tout laisser tomber d'un jour à l'autre et je me mis à la tisane. Depuis, je vais mieux, même si de temps en temps je souffre de l'estomac ou dans la région du ventre. Je bois, tout au long de la journée, des tisanes d'achillée mille feuilles, d'orties, de prêle, de camomille et de chicorée sauvage. Quand j'ai des douleurs d'estomac intenses, je fais une cure de tisane de camomille.

Contre les **troubles de la circulation**, en relation avec de **l'hypotension**, et une très grande **faiblesse de concentration**, je bois tous les jours deux tasses de tisane de gui, réparties tout au long de la journée. Les maux se sont beaucoup améliorés, grâce à ces traitements. Une tasse de tisane de véronique mâle, avant d'aller me coucher me permet de passer une **nuit tranquille**. Mes **plaies à la gencive**, ainsi que mes **saignements** au même endroit (parodontose), se sont améliorés, grâce au brossage avec de la tisane de sauge des prés. A côté de cela, je prends deux ou trois fois par jour une cuillère de liqueur du Suédois (« Schwedenbitter ») dans de la tisane

---

Chez une femme, qui souffrait pendant des années de **démangeaisons** et qui a essayé différents traitements, une amélioration sensible s'installa après quelques jours de tisane à l'ortie avec quelques gouttes d'élixir du Suédois. Un malade, qui a quitté l'hôpital avec une **cirrhose du foie** avancée, et qui ne pouvait plus marcher, commença à boire de la tisane de lycopode. Au bout de quelques jours, il vint à la rencontre de sa femme dans sa chambre.

Aujourd'hui, il entreprend déjà des promenades assez longues. Souvent un collègue de travail n'arrivait pas à dormir jusque tard dans la nuit. Il commença à prendre de la tisane contre **l'insomnie** indiquée dans« La Santé à la Pharmacie du Bon Dieu », sous le chapitre« Primevère ». A présent, il s'endort paisiblement au bout d'une demi-heure après avoir bu sa tisane.

L'épilobe à petites fleurs a déjà rendu de nombreux services dans le cercle de mes connaissances. Le beau-père d' collègue s'est fait opérer de la **prostate**. Au bout de quelques semaines, il devint incontinent. Là aussi, l'épilobe à petites fleurs a fait miracle. Toutes ces guérisons citées ici sont le résultat des conseils dans votre brochure « La Santé à la Pharmacie du Bon Dieu ». Je voudrais vous remercier au nom de tous mes amis et connaissances pour votre aide. »

Madame Christine W. de D./Haute-Autriche écrit le 14 juin 1981:

« Il est temps de vous faire part d'une bonne nouvelle; ma nièce, Stéphanie E. qui souffre d'un **cancer des glandes lymphatiques** au troisième stade, fait de très grands progrès grâce aux soins qui figurent dans votre brochure « La Santé à la Pharmacie du Bon Dieu » sous la rubrique « Maladie des glandes lymphatiques ». Elle a presque repris tout le poids perdu et se sent vraiment beaucoup mieux. Elle a même déjà entrepris deux randonnées en montagne. Après Dieu, nous vous remercions pour votre aide grâce à la brochure « La Santé à la Pharmacie du Bon Dieu ».

Monsieur Walter Z. de I./R. F. A. écrit le 19 juin 1981:
« Comme depuis la Toussaint 1979 je suis paraplégique, suite à une opération en Suisse d'une tumeur de la colonne vertébrale, je dois prendre toutes sortes de médicaments en grande quantité. Depuis 10 ans, je souffre d'une **infection du foie**. En janvier 1981, un examen sanguin s'est avéré catastrophique. Depuis trois mois, je bois tous les jours une tasse de tisane de lycopode, comme indiqué dans votre livre. A la suite d'un nouvel examen, les résultats, à la surprise des médecins et à ma grande joie, furent tout à fait normaux. »

Madame Ida B. de F./R. F. A. écrit le 26 juin 1981:
« En 1971, je me suis fait opérer du sein droit, mais, Dieu soit loué, ce n'était pas malin. Des années durant, j'étais sujette à des angines et, depuis l'opération, je n'avais plus mal à la gorge. Un femme médecin pensa que l'angine s'était déplacée dans la poitrine. Cette année, au printemps, j'ai senti dans le même **sein**, une nouvelle **boule**. A l'aide de soucis séchés, je me suis fabriquée une pommade et je me suis appliquée à l'aide d'un bandage les fleurs récupérées pendant huit jours sur ma poitrine, renouvelé au bout de huit jours. Quand j'ai enlevé ce second bandage, la tumeur avait disparu. J'en fus très heureuse. »

Madame Lilly E. de W./Carinthie écrit le 2 juillet 1981:
« Il y a 3 ans, mon père avait une tumeur de la prostate, grosse comme une tête d'enfant, qu'il fallait opérer. En peu de temps, celle-ci avait disparu, grâce à de la tisane d'épilobe à petites fleurs. En plus, peu de temps après, il put retirer sa sonde. Merci de tout coeur. »

Madame Amalia K. de H./R. F. A. écrit le 3 juillet 1981:
« Il y a environ un an que j'ai reçu votre brochure « La Santé à la Pharmacie du Bon Dieu ». Les recettes qui ont été appliquées par des connaissances et des amis sont nombreuses. Une de ces grandes guérisons, je me dois de vous la raconter, pour que d'autres qui cherchent à guérir puissent y trouver du courage. Mon neveu, âgé de 41 ans, m'écrivait, il y a à peu près 10 mois de Sacramento en Californie, qu'il souffrait toute la journée de **saignement des intestins** et que le diagnostic était le suivant: **cancer des intestins**. Il fallait trouver une issue de secours. Je lui ai tout de suite expédié par avion votre brochure« La Santé à la Pharmacie du Bon Dieu », de la liqueur du Suédois (« Schwedenbitter »), des racines de roseau odorant et d'autres plantes, tel que soucis, achillée mille feuilles et orties. Il pouvait donc commencer le traitement en suivant votre brochure. Aujourd'hui, mon neveu travaille à nouveau. Les saignements des intestins se sont arrêtés dès le quatrième jour, après absorption de tisane de racines de roseau odorant, de liqueur du Suédois (« Schwedenbitter ») et d'autres tisanes. Il n'y en a plus eu par la suite. La fatigue et la perte de poids sont aussi été stoppées peu à peu. »

Monsieur Matthias H. de A./R. F. A. écrit le 10 juillet 1981:
« **Un champignon** qui me faisait beaucoup souffrir a été guéri par la pommade aux soucis! Je vous remercie de tout coeur pour l'aide que vous apportez grâce à votre brochure « La Santé à la Pharmacie du Bon Dieu ». »

Monsieur le Professeur Dr. Joseph W. de G./Salzbourg écrit le 15 juillet 1981:
« Mon chien, un dogue allemand, a depuis sa jeunesse un **papillome** à la patte avant gauche, qui s'est développé

à la suite d'une enflure due à la position couchée. Il ne constitue pas une menace en lui-même, mais il crée des problèmes, car le chien se mordait sans cesse, et la plaie avec le temps se mit à saigner abondamment. La surface de peau incriminée s'étendait sur un triangle d'environ 6 cm de côté. Le vétérinaire ne voyait pas de possibilité de guérison et une opération était pratiquement impossible. Ma femme consulta alors votre livre et tomba sur l'article sur la chélidoine majeure. Nous avons commencé le traitement au printemps en badigeonnant une fois par jour la plaie avec le jus laiteux frais de la chélidoine. Le résultat en est presque incroyable. Alors que pendant près de deux mois, il n'y eut aucun changement, soudain les papillomes se mirent à régresser très vite. Entre-temps, ils ont pratiquement diminué d'un tiers et, sur la peau affectée, le poil a recommencé à pousser. »

Monsieur Ernst L. de Bad O./R. F. A. écrit le 16 juillet 1981:
« J'avais de fortes **douleurs rhumatismales** dans le bras, qui remontaient jusqu'aux épaules et la nuit je ne pouvais pas rester couché dessus plus de vingt minutes. J'ai mélangé le reste des herbes du Suédois (« Schwedenkräuter »), après en avoir extrait la liqueur, avec deux cuillères de saindoux, pour en faire une pommade. J'ai étalé celle-ci sur un peu de gaze et l'ai appliquée pendant la nuit sur mon bras endolori. Au bout de 6 applications, la douleur avait totalement disparu. Merci beaucoup! »

J'ai reçu le coup de téléphone suivant de Madame K. de W./ Haute-Autriche le 18 juillet 1981:
« Récemment, j'avais un grave **zona** des deux côtés de la poitrine, qui me faisait très mal. J'ai badigeonné les petites

taches rouges, comme c'est indiqué dans la brochure « La Santé à la Pharmacie du Bon Dieu » avec du jus de joubarbe et en l'espace de huit jours, les terribles douleurs et les taches rouges avaient disparu. »

Madame Margreth R. de Ch./Suisse écrit le 22 juillet 1981:
« Des **ennuis de prostate** ont causé de grandes souffrances à mon oncle, car il ne pouvait presque plus uriner. Il était tout près de se faire hospitaliser. C'était il y a un an. Je venais juste de cueillir les premières épilobes et de les faire sécher. Mais, je n'avais aucune idée si elles allaient être efficaces. Mon oncle a bu tous les jours, matin et après-midi, une tasse de cette tisane. Il a 80 ans. En huit jours, son mal s'est calmé. Depuis, il n'a plus eu de problèmes. On connaît l'épilobe à petites fleurs dans tout le village, et plus loin encore. Elle pousse dans tous les jardins, alors que jusqu'à présent, elle était considérée comme une mauvaise herbe! »

Madame Helene St. de B./Bavière écrit le 27 juillet 1981:
« C'est de tout coeur que j'aimerais vous remercier pour votre merveilleuse « Santé à la Pharmacie du Bon Dieu » et souhaiter que beaucoup de gens la lisent. Mon petit-fils va avoir un an le mois prochain. En mai, il a eu soudain plein de petites **pustules sur** le **visage**. D'abord, je crus que c'était dû aux fraises que je mélangeais à sa bouillie. Un pédiatre pensa que c'était dû à la chaleur, un dermatologue incrimina l'adoucissant et le médecin de famille, le savon. J'ai donc appliqué une pommade au souffre sur le visage et, par mégarde, je me suis mis un peu de cette pommade sur mes lèvres. J'ai tout jeté, lorsque j'ai remarqué qu'elle brûlait et contractait mes lèvres. Par hasard, votre brochure tomba entre mes mains et c'est ainsi que j'ai lavé le visage

de mon petit-fils avec de la décoction de mauve sauvage (fromageon) pendant huit jours; le soir, je mettais deux petites branches à infuser, et le matin je réchauffais le tout et lavais le visage. Au bout de ces huit jours, mon petit-fils avait à nouveau un visage propre. Dire que cette mauve aurait aterri sur le fumier, s'il n'avait pas plu sans arrêt. A présent, nous la laissons pousser cette bonne plante!

J'ai soigné les **pattes ouvertes** de mon canari avec du jus de plantain. L'oiseau a 12 ans et, avec ses pattes malades, il ne pouvait plus se tenir debout sur son perchoir. J'ai fait ce jus de plantain pendant 15 jours et lui ai trempé ses petites pattes dedans. A présent il se tient à nouveau sur son perchoir et siffle! »

Hans Joachim V. de M./R. F. A. m'a raconté le fait suivant le 30 juillet 1981:

« A partir de 1973, j'avais des **problèmes de prostate**. Je ne pouvais ni m'asseoir, ni me coucher. L'urologue m'avait prescrit des médicaments qui ne servaient à rien. A partir de 1979, j'ai bu 2 ou 3 tasses de tisane d'épilobe par jour. Au bout de 10 jours (!), lors d'un examen, l'urologue n'en trouva plus trace. Auparavant, je devais me lever au moins trois à quatre fois, puis seulement une fois ou même plus du tout.

En 1976, j'avais un infarctus, en 1978, j'étais à l'hôpital avec une **angine de poitrine**, en 1979, encore pendant 3 semaines pour **ennuis cardiaques**. Pourtant rien n'y fit. J'ai bu de la tisane d'aubépine (les fleurs et les feuilles) et de la tisane de gui, infusée à froid la nuit. Les deux tisanes ont seulement fait de l'effet quand je les ai fait infuser séparément et bues ensemble.

A partir de Noël 1980, je voyais tout double de l'oeil gauche et cela empira jusqu'en 1981. L'ophtalmologue décela une **cataracte**, pour laquelle je pris des gouttes. Je pris du jus d'oignon avec un peu de miel, que je fis couler dans l'oeil, d'après Willfort. Là, mon état s'améliorait; mais si je prenais les médicaments prescrits, tout empirait. Je commençai alors avec du jus de chélidoine. Je lavai une feuille de chélidoine, l'écrasai entre mon pouce et mon index et appliquai cette humidité, comme c'est indiqué dans la version refondue de «La Santé à la Pharmacie du Bon Dieu», sur ma paupière, ceci pendant trois à quatre semaines. Cela fit de l'effet! **Ma vue** est à nouveau **bonne**, l'oeil gauche voit presque mieux que le droit!»

Monsieur Georg W. de Sp./Deister écrit le 3 août 1981:
« La liqueur du Suédois (« Schwedenbitter ») nous a beaucoup aidés. A la suite d'un accident, il fallut faire 7 points de suture à la **plaie** que j'avais à la paupière gauche. Grâce aux compresses d'herbes du Suédois, on ne vit plus rien au bout de quelques jours. Des amis me demandaient: « Mais vous avez bien eu un accident? On ne remarque plus rien! »

Madame Fanni Sch. de K./Haute-Autriche écrit le 4 août 1981:
« Aujourd'hui, j'aimerais vous rendre attentive à un très bon remède pour le coeur et les nerfs, que malheureusement je ne trouve pas dans« La Santé à la Pharmacie du Bon Dieu ». Il s'agit de la **mélisse dorée** (monarda didyma), une plante de cloître, dont les moines trappistes d'Engelhartszell/Haute-Autriche font un merveilleux alcoolat pour le coeur et les nerfs. J'en ai moi-même obtenu quelques racines que j'ai plantées dans mon jardin.

Elles poussent bien et fleurissent volontiers, car je peux en cueillir tous les jours pour préparer ces fleurs rouges et odorantes, sans pareilles, dans du bon vin. Depuis que je bois ce vin pour soigner mes **problèmes cardiaques**, je me sens très bien. On peut aussi préparer des tisanes et des bains, avec les feuilles. »

Madame Ursula D. de F./R. F. A. écrit le 10 août 1981:
« Un beau matin, mon aide-ménagère avait soudain une **dent pleine de pus** et une joue toute enflée. Grâce à des compresses de liqueur du Suédois (« Schwedenbitter »), l'infection, ainsi que l'enflure, ont disparu en deux jours.- Le père de mon aide-ménagère, qui **souffrait** gravement des **yeux**, connut une sensible amélioration depuis qu'il se sert de la liqueur du Suédois (« Schwedenbitter »). »

Madame Maria E. de P./R. F. A. écrit le 10 août 1981:
« Une de mes connaissances souffrait depuis 6 ans **d'asthme** très grave et devait prendre 6 comprimés par jour; elle avait consulté tous les meilleurs médecins dans ce domaine, sans résultat. Je lui conseillai de boire de la tisane d'orties; mais je lui dis que, vu son état, cela ne ferait son effet que lentement. Au bout de 15 jours, elle vint à ma rencontre, débordante de joie: « Je n'ai plus besoin de médicaments, je me sens guérie! ». C'était il y a deux ans. Cette femme est restée guérie et contente. Elle a aussi votre livre et distribue les bons conseils à la ronde. Ainsi, elle a déjà aidé beaucoup de gens. »

Madame Gertrude J. de B./Suisse écrit le 15 août 1981:
« Une dame de 80 ans se mit des feuilles de consoude, sans les écraser, sur son **arthrose**, qu'elle avait au **genou** droit.

Le lendemain matin, les douleurs étaient moindres, mais elle eut une eruption cutanée assez sérieuse, car elle n'avait pas enduit sa peau de graisse. Quelques jours plus tard, elle recommença les compresses et en fit en même temps sur son genou gauche, dans lequel elle avait aussi des douleurs. Le lendemain matin, tous ses ennuis du côté gauche avaient disparu. Le genou droit s'est tellement amélioré, qu'elle peut à présent marcher sans canne.

Une femme de 76 ans, qui souffre depuis des années d'une **arthrose à la hanche**, boit depuis cet hiver la tisane que vous conseillez. En été, elle en fait à partir de plantes fraîches, additionnées de la bonne quantité d'élixir du Suédois (« Schwedentropfen »). En l'espace de 5 semaines, elle a pris deux bains de siège de prêle (la variété à longue tige qu'on trouve dans les prairies marécageuses). Elle a abandonné ses deux cannes et peut marcher sans boiter, avec beaucoup moins de douleur. Sa joie est très grande.

En Suisse, nous avons trouvé de l'arnica merveilleuse que j'ai fait macérer dans de l'alcool à 40°. Quelques gouttes diluées dans de l'eau ont enlevé immédiatement des **brûlures d'estomac**. Des **douleurs au genou** ont disparu à l'aide de frictions de cette préparation. »

Madame Lydia W. de B./R. F. A . écrit le 19 août 1981:
« Entre Noël et Nouvel An, en 1978/79, une jeune femme devait se faire opérer du **bas-ventre**. Pour ne pas avoir à passer ces jours de fête à l'hôpital, elle prit 3 fois par jour une cuillère à soupe de liqueur du Suédois (« Schwedenbitter ») et but en même temps 3 tasses de tisane d'alchémille. Après les fêtes, elle alla mieux et ne retourna chez le

médecin qu'au bout de six mois. Pendant cette période, elle avait consciencieusement pris sa liqueur du Suédois (« Schwedenbitter ») et bu la tisane d'alchémille. Le médecin décréta que l'opération n'était plus nécessaire. Aujourd'hui, plus de deux ans après, elle va toujours bien. Dieu vous bénira pour tout ce que vous faites pour les hommes! »

Un médecin, le Dr H. de L./Haute-Autriche écrit le ler septembre 1981 dans le journal « Neues Volksblatt » de Linz:
« Il y a quelques années, lors de la mise sur le marché d'un nouveau médicament, il eut lieu une curieuse coïncidence. Un remède contre les rhumatismes fut lancé et il eut en effet de bons résultats. Une seule friction, presque inodore, apportait rapidement une amélioration sensible des douleurs. On voulut qualifier ce remède de découverte sensationnelle, quand soudain, une opacité du cristallin s'installa chez de nombreuses personnes ayant utilisé ce remède. Il y eut une brusque déclaration de **cataracte**. Heureusement elle se résorba assez rapidement. Bien entendu, le médicament fut immédiatement retiré de la vente. Il existe des substances chimiques qui peuvent un jour rendre le cristallin opaque. En éliminant ces médicaments, on a découvert les produits intermédiaires qui ont une influence néfaste sur le métabolisme du cristallin.

On sait aussi depuis des années que la prise régulière de calmants et de somnifères peut troubler les tissus rétineux. Les somnifères à base de barbituriques sont tout particulièrement soupçonnés. Mais aussi les remèdes modernes qui sont en vente sous le terme de psychopharmacopée ne peuvent assurément pas être qualifiés d'inoffensifs, si on les prend pendant des années, voire des décennies. »

Monsieur Hans-Werner Sch., ingénieur, de H./R. F. A. écrit le 10 septembre 1981:
« J'ai pu faire les meilleures expériences avec vos conseils dans la « Pharmacie du Bon Dieu ». Malgré 5 interventions chirurgicales, on n'arriva pas à me débarrasser d'une **verrue plantaire**. La liqueur du Suédois (« Schwedenbitter ») m'en débarrassa. Lors de mon dernier congé, j'ai pu faire une excursion en montagne sur l'Alpage de la Rax, sans douleurs, aller et retour. »

Madame Elisabeth B. de L./R. F. A. écrit le 18 septembre 1981:
« Un de mes fils jumeaux, Andreas, a été opéré d'un rein à l'âge de 12 ans pour une « tumeur de Willms », ainsi que pour une capsule surrénale et des ganglions lymphatiques. On lui fit alors 22 séances de rayons, en même temps qu'une chimiothérapie. Lors de la visite médicale mensuelle de contrôle, début février 1981, on diagnostiqua une **tumeur** au poumon droit. A la suite de quoi, Andreas fut opéré le même mois à Cologne. Le verdict du chirurgien était accablant. Une tumeur de la taille d'un oeuf et une autre plus petite furent enlevées, de même qu'un bout de plèvre. Les trois lobes du poumon étaient parsemés de petites tumeurs, de même que le coeur, la plèvre et le diaphragme. Les médecins ont tout gratté, aussi bien qu'ils le pouvaient. On nous dit toutefois que le poumon gauche, le foie et d'autres organes encore, étaient atteints. On nous conseilla de faire une nouvelle chimiothérapie, ce que nous avons refusé, vu l'état alarmant dans lequel il se trouvait. Lors de la précédente chimiothérapie, Andreas a frôlé plusieurs fois la mort, et des métastases se sont tout de même développées, malgré ce traitement plus qu'agressif.

Mi-mars, je reçus votre «Pharmacie du Bon Dieu». A partir de ce jour, je lui administrai les différentes tisanes, le matin à jeûn et le soir une tasse de prêle, durant la journée de l'achillée mille feuilles et des racines de roseau odorant que je lui faisais mâcher. Il remonta la pente. Ses cheveux repoussèrent, il reprit du poids régulièrement et put retourner à l'école.

Début juillet, on décela une **tache noire** derrière le sternum. On lui fit une petite série de 15 rayons et parallèlement on continua régulièrement les tisanes. Comme on trouvait des soucis frais, je lui ai donné de la tisane de soucis mélangée à de l'achillée, pendant la journée, en plus de tisane de prêle. Pendant les vacances, je pus cueillir de l'achillée sous le soleil de midi. Il l'a toujours bue consciencieusement à côté de tisane de prêle fraîche matin et soir. Il s'est bien remis et put partir faire des randonnées avec nous. Début septembre eut lieu une visite de contrôle. La tache noire derrière le sternum avait presque disparu. Les médecins de la clinique infantile, où toutes les opérations et les soins avaient eu lieu, étaient étonnés qu'on ne trouvait plus de traces sur les poumons. Sept mois se sont écoulés depuis l'opération. Naturellement, je continuerai à lui faire prendre des tisanes. Et depuis une semaine, je lui donne à jeûn le matin, une tasse de tisane de lycopode, afin de bien préserver le foie. »

Madame Marianne H. de E./Basse-Autriche écrit le 23 septembre 1981::

« Il faut que je vous remercie pour l'aide que votre livre sur les plantes médicinales m'a apportée! J'étais déjà bien désespérée, car le médecin me prescrivait après chaque consultation des médicaments de plus en plus forts et je ne les supportais plus, j'étais perdue et perturbée. J'ai eu des résultats merveilleux avec les tisanes. J'ai 80 ans et j'ai pratiquement abandonné tous les médicaments (plus de dix par jour). Je me sens bien en prenant mes tisanes. Déjà je ne prends plus que la moitié des médicaments pour le coeur. Je commence à boire les tisanes dès le matin, et j'ai pu abandonner les médicaments pour **l'acide urique, l'hydropisie**, la double **dilatation du coeur**, **l'angine de poitrine** et la **constipation**. C'est comme un miracle: je peux à nouveau me promener, sans que mes pieds ne soient de plomb. Je bois de la tisane d'orties, de soucis et d'achillée. Je la fais infuser un court moment, y ajoute un peu de miel et la bois tout au long de la journée; le soir, je prends la tisane pour dormir, et quand je sens mon coeur, je bois le vin des cardiaques. Cela fait trois semaines que j'utilise les simples et je n'ai eu aucune crise d'angine de poitrine. Je vis toute seule et je remercie le Bon Dieu qu'il m'ait fait rencontrer votre livre. »

Madame Gertrude J. de B./Suisse écrit le 27 septembre 1981: « Une femme souffre déjà depuis 10 ans d'une **arthrose des hanches**. Depuis le Nouvel-An, nous faisons la cure de tisanes (voir la« Pharmacie du Bon Dieu » au chapitre:« Arthrose »): des compresses de liqueur du Suédois (« Schwedenbitter ») et des bains de siège de prêle des champs fraîche, à raison de 4 bains espacés de quelques semaines et, à présent, elle marche pendant ¾ d'heure en montant dans la montagne. Une satisfaction qui la remplit de joie!

Une jeune fille a récemment réussi à se délivrer d'un vilain **eczéma** dans la figure, grâce à l'élixir du Suédois (« Schwedentropfen »).

Une femme, qui était depuis deux ans à la retraite, perdit soudain son fils d'une crise cardiaque. Ce brusque choc l'a perturbée mentalement et physiquement. Là aussi, l'élixir du Suédois (« Schwedenbitter ») a fait de l'effet. Elle a aussi fait disparaître une grosse verrue sur la joue en la badigeonnant avec de la liqueur du Suédois (« Schwedenbitter »). Elle s'est donc acheté votre « Pharmacie du Bon Dieu ». Elle est devenue une soignante précieuse et a trouvé avec conseils et soins un beau passe-temps pour son âge. Un voisin dut faire appeler le médecin en pleine nuit, car il **était en rétention** et ne pouvait plus uriner. La nuit suivante, cela recommença; le médecin lui posa une sonde à demeure et lui conseilla de se faire opérer rapidement. La voisine chercha de l'épilobe dans son jardin. En un rien de temps, son anurie avait disparu. Le médecin se montra très satisfait de sa guérison. »

Madame E. R. de O./R. F.A. écrit le 27 septembre 1981:
« Vos conseils m'ont guérie de pas mal de maux. Une brave femme de 80 ans, que je connaissais, a guéri son **asthme** qu'elle avait depuis des années, grâce à de la tisane et à du sirop de plantain lancéolé.

J'ai une petite chienne teckel qui s'est déchiré une cicatrice en faisant un grand bond. Elle avait bien supporté une première opération. Arriva une deuxième opération, qui n'était pas aussi heureuse. Alors, quand je regardai le petit animal, je me dis que ce qui était bon pour l'homme ne pouvait être mauvais pour ce petit chien. Je lui badigeonnai sa **cicatrice** avec de l'essence de bourse à pasteur, que j'avais préparée moi-même et lui donnai trois fois par jour une cuillérée de tisane de prêle des champs. Au bout de trois mois, la cicatrice était à nouveau fermée.

A présent, j'enduis quotidiennement la cicatrice de pommade de soucis. »

Madame Maria B. de W./R. F. A. écrit le 2 octobre 1981:
« La liqueur du Suédois (« Schwedenbitter ») m'a beaucoup aidée pour mon problème **d'intestin grêle** et ma **gastrite**. Je l'ai dilué dans de la tisane. J'ai souffert de ces maux de longues années durant et ni les médicaments, ni les tisanes ou les compresses, ne m'ont fait du bien. Ce n'est que lorsque j'ai commencé à prendre tous les soirs une cuillérée de liqueur du Suédois (« Schwedenbitter »), que j'ai commencé à guérir. »

Madame Margot B. de M. écrit le 6 octobre 1981:
« Tout récemment, j'ai ressenti une terrible **nausée** qui était accompagnée de **diarrhée** toutes les heures. Grâce à votre « Pharmacie du Bon Dieu », j'ai réussi à l'enrayer avec de la tisane de soucis et, plus tard, d'orties et d'achillée mille feuilles. J'eus aussi des crampes dans les mollets et dans les pieds. En été, j'avais cueilli du lycopode, dont je me suis enveloppé les pieds et les mollets. En 5 minutes, mes crampes ont disparu. Mais, j'ai laissé les pousses pendant quelques heures encore autour des mollets. Merci beaucoup! »

Madame Fidelia E. de Bad K./R. F. A. écrit le 9 octobre 1981:
« Après avoir eu comme une grande brûlure sous la poitrine, une grande **tache rouge** apparut, que le médecin diagnostiqua comme étant une rupture de glande sudoripare. Il pensa, qu'à cause de mon diabète, cela guérirait difficilement. Je soignai cette tache pendant deux ans et demi, sous contrôle médical, avec une solution de camomille tiède

et en appliquant une pommade, mais sans aucun résultat positif. Alors, j'ai commencé le traitement d'après votre « Pharmacie du Bon Dieu »: faire des lavages à la mauve sauvage et à la prêle et enduire de pommade au souci. Cette forte **rougeur** commença à diminuer et aujourd'hui tout est complètement guéri.

Cette année, j'ai eu 88 ans, et je suis **diabétique** depuis 20 bonnes années. En prenant régulièrement mes médicaments, mon diabète s'est normalisé, après une première crise de plus de 500, à 260, 220 ou 200. Toujours d'après votre brochure, j'ai commencé à boire quotidiennement et régulièrement de la tisane de benoîte (geum alpina), de feuilles de mûres et de myrtilles, ainsi que de potentille dorée et des cosses de haricots séchées. Le soir je bois un petit verre de vin de poireaux. Peu de temps après, le taux de sucre baissa et se stabilisa à 110 ou 120. Il grimpe à 160 quand j'ai des problèmes moraux, quand je me mets en colère ou quand j'ai des soucis, mais il diminue rapidement.

J'ai aussi beaucoup d'ennuis avec une **cataracte**. Je badigeonne mes paupières de liqueur du Suédois (« Schwedenbitter ») et j'en bois régulièrement. Des compresses d'herbes du Suédois (« Schwedenkräuter ») diminuent sensiblement mes douleurs lancinantes dues à **l'arthrose des genoux.** Je sais bien qu'à 88 ans il faut vivre avec son corps qui, lentement se dégrade, mais l'application de vos conseils procure des mieux-êtres visibles et sensibles. Pour tout cela, je voulais absolument vous remercier. »

Madame Ursula W. de K./R. F. A. écrit le 10 octobre 1981:
« Tous les jours, je pense à vous, pleine de gratitude, si bien que c'est un devoir que de vous écrire. De mon voyage en Italie, j'ai rapporté un **virus** qui m'a fait garder le lit pendant

4 semaines avec une forte fièvre. J'avais vraiment du mal à me remettre sur pieds, j'étais toujours fatiguée et je me sentais mal. J'ai 55 ans. C'est alors que ma mère vint de Leipzig nous rendre visite et me parla de votre « Pharmacie du Bon Dieu ». Dès le premier jour où nous avons acheté votre brochure, nous avons bu de la tisane d'orties et mis à macérer des herbes du Suédois (« Schwedenkräuter »). Nous avons pris les deux, matin et soir. A présent, je me sens forte comme un bûcheron! En plus, ces plantes m'ont délivrée d'une **constipation** vieille de 32 ans. J'ai pris des médicaments pendant de longues années. j'ai aussi conseillé votre livre à beaucoup de personnes que je connais; il a aidé chacun à sa manière. Je veux vous remercier de ce que vous rendez espoir à beaucoup de gens, avec votre expérience. »

Madame Anna M. de S./R. F. A. écrit le 15 octobre 1981:
« Cet été, j'ai acheté votre livre et collecté beaucoup de plantes, que j'ai mélangées. C'est devenu une excellente tisane. Je souffrais toujours de **suées noctures** et mon mari d'une **toux rêche**; tout est parti. Ces derniers jours, j'ai soudain eu comme des **coups de poignard** dans les **poumons**, accompagnés de fortes douleurs à chaque inspiration avec une envie de tousser. J'ai préparé de l'alcoolat de bourse à pasteur d'après votre recette. Cela m'a aidé et fait disparaître toutes les douleurs. »

Monsieur Georg M. de M./R. D. A. écrit le 18 octobre 1981:
« Ma fille avait depuis quelques temps des **maux de tête** assez forts, qui ne sont pas partis avec les médicaments que le médecin lui avait prescrits. La nuit, elle s'est fait une compresse d'élixir du Suédois (« Schwedentropfen ») sur le front et les yeux. Le matin se dégagea un bourbillon jaune par

le nez et les maux de tête avaient disparu. Ma fille se sentit comme un nouveau-né. C'était une **sinusite** qui a été guérie grâce à la liqueur du Suédois (« Schwedenbitter »). »

Madame Gertrude M. de S./R.F.A. écrit le 31 octobre 1981:
« Tout d'abord, j'aimerais vous remercier pour vos merveilleux conseils de votre « Pharmacie du Bon Dieu ». Dans mon cercle de relations, on la lit beaucoup et on la met en pratique.

Il y a à peu près 6 mois, je suis tombée dans un escalier. J'ai eu une **infection du coccyx** et une **hémorragie** importante. Comme pendant 4 mois je reçus des piqûres qui n'ont pas donné de résultats, je me suis résolue à me préparer de la teinture de bourse à pasteur, d'après votre recette, d'en badigeonner l'endroit malade et de boire tous les jours 4 tasses de tisane d'alchémille vulgaire. Au bout de deux jours déjà, je pouvais me lever sans douleur de mon fauteuil. Auparavant, j'aurais pu hurler de douleur. Aujourd'hui, grâce à un traitement régulier avec les simples, je n'éprouve plus de douleurs, je peux à nouveau faire de la gymnastique et de la marche. Il faut ajouter que j'ai alternativement utilisé de la teinture de bourse à pasteur et de l'huile de millepertuis, dont je me massais énergiquement le bas du dos, jusqu'à ce que les muscles me fissent mal. Ainsi, les muscles sont à nouveau bien irrigués et redevenus élastiques. Je me suis débarrassée en peu de temps d'une vilaine **infection intestinale** en buvant de la tisane de soucis, d'achillée et d'orties. J'ai traité une **névrite** dans les bras avec de la tisane d'orties et un état de **nervosité avec de la tisane de millepertuis, de valériane et de houblon, mélangés à parts égales**. »

Soeur M. A. de la Mission de D./R. F. A. écrit le 8 novembre 1981:

« Pendant presque 40 ans, j'étais infirmière en salle d'opération et pendant plus de 20 ans, j'ai formé des élèves. Nous nous sommes toujours un peu moquées des tisanes, jusqu'à ce que votre livre me tombe entre les mains. Je m'en suis tout d'abord moquée aussi. Mais je me suis laissée guider par le Tout-Puissant et vous ne pouvez pas savoir combien de personnes j'ai déjà pu aider. Depuis janvier, je suis dans une maison de retraite. Sans arrêt, je m'étonne de voir ce que des tisanes, de la pommade de soucis, etc… peuvent arriver à faire. J'ai déjà pu normaliser la **tension artérielle** chez au moins 20 patients avec de la tisane de gui. C'est tous les jours une nouvelle joie que de découvrir l'aide qu'on peut apporter avec des moyens très simples. »

Madame Erika K. de Sch./R. F. A. écrit le 12 novembre 1981:

« Je vous avais demandé un remède contre **l'acide urique**. Suite à cela mon mari boit depuis 3 mois tous les jours deux tasses de tisane de prêle des champs. Grâce à cela, il a pu réduire l'acide urique à un taux normal; c'est ce qu'a confirmé une récente analyse médicale. »

Le Pasteur Alfons M. B. de E./R. F. A. écrit le 20 novembre 1981:

« J'aimerais vous remercier de tout coeur pour votre conseil pour mes **troubles de la vessie**, qui consiste à prendre un bain de siège, dans lequel on a ajouté une poignée de gros sel. Cette indication m'apporta enfin des nuits de repos. Je ne vais plus uriner qu'une fois la nuit. Il y en avait où je devais me lever jusqu'à quatorze fois

Comme je croyais que tout allait bien, j'ai laissé les bains de siège de côté. Je fis une rechute, qui ne guérit plus avec le gros sel. D'après votre conseil dans la « Pharmacie du Bon Dieu », je bois à présent de la tisane d'ortie jaune (lamier gabléobdolon), que je mets à infuser la nuit et que je réchauffe légèrement le matin. Ceci eut une conséquence heureuse: une bonne nuit de sommeil et, une fois seulement, me lever la nuit. Votre livre me remplace médecin et pharmacie, et je le conseille chaque fois que l'occasion m'en est donnée. »

Madame Eva M. de W. écrit le 22 novembre 1981:
« Ma mère, âgée de 75 ans, souffrait depuis novembre 1978, d'une **sciatique** qui lui procurait des douleurs des hanches jusqu'aux doigts de pieds. Je préparai de la liqueur du Suédois (« Schwedenbitter »), d'après votre livre « La Pharmacie du Bon Dieu », et je lui fis tous les soirs des cataplasmes d'élixir du Suédois (« Schwedentropfen ») sur tout le pied. Les douleurs s'atténuèrent et au bout de 3 mois, ma mère put marcher sans peine. »

Madame Gertraud M. de S./R. F. A. écrit le 24 novembre 1981:
« Les magnifiques herbes du Suédois (« Schwedenkräuter ») m'ont récemment délivrée d'une importante **gastrite** et de **maux d'intestins**; elles ont eu raison de mon **état de grande fatigue** et de ma **faiblesse nerveuse**; elles m'ont rendu mon bien-être habituel. De même, une **grosse enflure** dans la région du dos a disparu avec des compresses de liqueur du Suédois (« Schwedenbitter »). Elle était due à une grave chute dans les escaliers.

Pendant un certain temps, j'entendais à peine de **l'oreille** gauche. Je l'ai traitée avec un petit bout de coton imbibé de liqueur du Suédois (« Schwedenbitter »). A présent, j'entends à nouveau aussi bien de cette oreille que de la droite. Pendant de longues semaines, je souffrais de **troubles du sommeil**. Des calmants et des somnifères n'ont rien fait. Alors, j'ai commencé à prendre la tisane pour dormir décrite dans la « Pharmacie du Bon Dieu » et, bientôt j'eus à nouveau un bon sommeil réparateur.

Grâce à la tisane de soucis, j'ai pu me débarrasser de **douleurs** dans la région du **colon** et grâce à la pommade aux soucis d'une **infection de la peau**, et avant tout, de **démangeaisons** à l'anus et au vagin, ce qui était particulièrement ennuyeux. J'ai aussi eu des résultats positifs avec la pommade aux soucis contre un **champignon**.

Je me suis débarrassée d'un **refroidissement** avec **glaires** et grosse **toux** en prenant de la tisane de thym, qui m'a aussi soulagée pour des **crampes d'estomac** et pour l'amélioration générale de mon **état nerveux**.

Souvent, mes **yeux** sont **fatigués** à cause de longues périodes de lecture, de peinture ou d'autres travaux. Je les ai calmés et fortifiés grâce à des gouttes de camomille ou des petites compresses sur un peu de coton imbibé, en laissant agir quelque temps. Des bains d'yeux à la tisane de camomille et des bains de vapeur à la camomille pour les **peaux grasses** ou les **refroidissements** font des miracles. Les gouttes à la camomille, prises avant les repas, apportent un grand soulagement pour les crampes d'estomac. »

Madame Josefa L. de K./R. F. A. écrit le 25 novembre 1981: « La semaine dernière, mon mari s'est blessé au pied. Deux doigts de pieds furent tellement **écrasés**, que l'un d'entre eux eut une plaie ouverte. J'ai fait des compresses aux herbes du Suédois (« Schwedenkräuter ») pendant une nuit et un jour autour du pied. Aujourd'hui, mon mari peut à nouveau marcher sans douleur.

Moi-même, à force de taper à la machine, je me suis fait une **ténosynovite** au bras droit. A cause d'un travail de recherche urgent, je ne pouvais pas m'arrêter. Les compresses de ces merveilleuses herbes du Suédois (« Schwedenkräuter ») ont, là aussi, aidé. »

Monsieur Gustav P. de M./R. F. A. écrit le 26 novembre 1981: « Votre conférence a eu de très bonnes répercussions dans notre ville et c'est encore le sujet de discussions quotidiennes. Un médecin de notre hôpital y a également assisté; il fut très impressionné. Ces derniers temps, il s'occupait déjà pas mal de simples, et à cause de cette conférence, il va s'y adonner davantage encore.

A la caisse, un monsieur me raconta qu'il voulait absolument assister à votre conférence, afin de pouvoir vous connaître personnellement, car il avait un **taux anormal de sucre** dans le sang pendant des années, qu'il n'arrivait pas à faire baisser, malgré un traitement médical. Mais, grâce à vos conseils dans « La Pharmacie du Bon Dieu », sous la rubrique « Diabète », ce taux est devenu totalement normal avec le traitement.

Vous vous rappelez certainement de cette dame qui est venue lors de la dédicace vous montrer sa main couverte de **psoriasis**. Le même jour encore, elle alla se chercher un plant frais de chélidoine dans la nature et s'enduit la partie malade de son jus frais. Le lendemain matin, j'ai rencontré cette femme qui m'a dit que suite à cela, elle n'a rien senti, et que c'était la première nuit depuis longtemps qu'elle avait pu dormir. Il y a deux jours, elle vint me montrer sa main dans mon herboristerie. Les endroits fendillés et squameux, ainsi que les rougeurs avaient disparu, à part quelques petites traînées. Ce résultat est bien proche du miracle, comme vous disiez, car auparavant rien n'avait pu m'aider. »

Madame Martha R. de L./Haute-Autriche écrit le 2 décembre 1981:

« Soyez remerciée de tout coeur pour vos conseils dans votre « Pharmacie du Bon Dieu ». Mon mari a souffert pendant des années de douleurs, sortes de **coliques**, dans le **ventre**. Des radios de la vésicule et de l'estomac n'ont rien montré d'anormal. Soudain, il eut du sang dans les selles et dut aller à l'hôpital. On y diagnostiqua l'éclatement d'une varice interne, ainsi qu'un **trouble du foie**. On ne l'opéra pas, mais il dut prendre quantité de médicaments. J'ai reçu votre livre à ce moment-là et j'ai tout de suite cherché du lycopode dans la forêt. Mon mari en a bu régulièrement. Depuis, il n'a plus de coliques et, lors de la dernière visite médicale, l'état de son foie était sensiblement meilleur.

Il y a deux ans, mon fils de 19 ans eut une **fistule** à la colonne vertébrale à 2 cm au-dessus de l'anus. Cela lui causait des douleurs terribles. L'an dernier en mars, il fut opéré pour la première fois et une deuxième fois en juillet, mais cela ne s'améliorait pas, si bien que le médecin prévoyait une troisième opération, mais sans garantie de succès. Mon fils se mit à boire, comme c'est indiqué dans votre livre, trois tasses de tisane d'orties, additionnées de trois cuillérées de liqueur du Suédois (« Schwedenbitter »), d'octobre 1979 à mai 1980. La fistule se mit à guérir de l'intérieur. Il n'y a pas eu de rechute jusqu'à présent, et nous croyons qu'avec l'aide de Dieu et de ses simples, tout s'est arrangé pour le mieux. »

Monsieur le Dr. Dirk A. de B./R. F. A. écrit le 5 décembre 1981:
« Votre livre a sa place sur mon bureau, pour m'aider constamment. J'ai du plantain lancéolé en pommade à 10% (produit Weleda) pour mes soins des **pieds** (hallus suite à des usures). Je m'en sers constamment. Un merveilleux remède!

Récemment un homme d'un certain âge vint me voir pour une **tumeur aux testicules** apparue très brusquement. L'urologue voulut opérer. Je lui ai prescrit deux bains de siège tièdes de soucis par jour et prendre du Pulsatilla D 3; une semaine plus tard des injections d'éllébore fétide noire (hellebus niger), ce qui apporta une amélioration sensible. L'enflure a bien régressé et le patient se sent très bien. Il ressent les bains de siège comme particulièrement agréables. Sans votre livre, je n'aurais pas pensé à prescrire une chose pareille. Pour être tout à fait précis, je dois dire qu'il a aussi reçu quelques piqûres de gui, car il y avait de forts risques d'une maladie pernicieuse. Je pense qu'une telle combinaison de soins externes par les plantes et internes grâce à l'homéopathie est idéale. »

Monsieur Martin G. de L./R. F. A. écrit le 11 décembre 1981:
« Pour soigner mon **obstruction** par des **mucosités** permanentes, j'ai utilisé de la tisane de mauve sauvage

infusée à froid. Au bout de quelques semaines, j'étais complètement guéri. »

Madame Rita S. de M./R. F. A. écrit le 23 décembre 1981:
« Je voudrais vous exprimer ma considération et vous remercier de tout coeur pour avoir contribué à soulager l'humanité malade grâce à votre brochure inestimable sur les plantes médicinales; et, avant tout, par votre référence permanente à la Bonté Divine et à la Sainte Vierge. En septembre, j'ai eu en main la « Pharmacie du Bon Dieu ». J'ai tout de suite ramassé des orties et d'autres plantes. Grâce à une cure de tisane de 4 semaines, je me suis débarrassée d'une **infection de salmonelles** transmise par la natation et que je combattais en vain depuis 4 ans. Mes **diarrhées**, qui duraient depuis des années et mon état général se sont beaucoup améliorés.

Et maintenant, un compte rendu qui semble être un miracle: en novembre 1981, ma mère de 82 ans est tombée et avait un grave **épanchement de sang**. On l'a traitée dans une clinique avec des bandes enduites de pommade. Au bout de 10 jours, on la laissa partir avec deux béquilles. Elle pouvait à peine marcher. En automne, j'avais préparé de la teinture de racines de consoude et je lui fis tous les jours des compresses. Sa jambe gauche était noire du genou au talon; il n'y avait plus de peau claire. Au bout de 10 jours, tout était parti, et après 15 jours de compresses et de frictions à la pommade aux soucis (calendula), sa jambe et sa peau étaient plus belles qu'avant l'accident. La grande joie de ma mère était de pouvoir aller à l'Eglise pour fêter Noël. Mes deux soeurs religieuses m'ont aussi apporté des témoignages de guérison rapide, grâce aux herbes du Suédois (« Schwedenkräuter »). Je pourrais vous rapporter toute une série d'autres guérisons. Je veux vous remercier et vous souhaiter la bénédiction et la force divine pour cette grande peine que cela a dû vous coûter de pouvoir supporter toutes ces attaques. Nous prions pour vous. »

Monsieur Karl von W.-Z. de H./R. F. A. écrit le 3 janvier 1982:
« En R. D. A., il y a déjà beaucoup de gens qui ont appris à estimer votre livre. Une connaissance, Madame Emmi B. de F./R. F. A. écrit le 9 décembre 1981 ceci: je suis tellement reconnaissant d'avoir « La Pharmacie du Bon Dieu ». Mon beau-frère me l'a rapportée de Hambourg. Notre mémé a dû beaucoup **souffrir des nerfs**. Je lui ai préparé de la tisane de prêle, qui n'a pas été efficace. Mais avec de la tisane d'achillée, ses douleurs sont à présent parties. Elle continue de boire cette tisane.
J'avais des problèmes de **psoriasis** aux deux pieds. J'étais longtemps en traitement chez une dermatologue. Comme c'est indiqué dans le livre, j'ai mangé tous les jours 5 à 6 tiges de pissenlit. Mes pieds sont devenus lisses et je n'ai plus besoin de pommade. Vous pouvez comprendre sans peine combien nous sommes tous heureux. »

Madame Gerlinde D. de Vienne écrit le 8 janvier 1982:
« Il y a deux ans et demi, j'ai réussi à me débarrasser d'un **kyste** avec un mélange de tisanes de soucis, d'achillée mille feuille, d'alchémille et d'orties, ainsi qu'avec deux compresses de liqueur du Suédois (« Schwedenbitter ») par semaine, ceci en six semaines. Ma mère m'a composé cette recette extraite de votre livre. Et mon médecin se

l'est notée, parce qu'il ne pouvait pas comprendre comment avait disparu ce kyste. »

Monsieur Ernst Sch. de N./R. F. A. écrit le 10 janvier 1982: « Tout d'abord, je voudrais vous remercier. Il y a deux ans, si nous n'avions pas reçu votre brochure sur les plantes médicinales, mon père et moi (j'ai 33 ans), nous ne serions sans doute plus en vie. Mon père fut opéré d'un cancer des intestins et on lui mit un anus artificiel. Après l'opération, sa **prostate** ne fonctionnait plus. Si ma mère n'avait pas apporté de la tisane d'épilobe à petites fleurs à l'hôpital, on l'aurait aussi opéré de la prostate. Un médecin dit à ma mère que, comme mon père était aussi atteint au foie, il aurait tout au plus six mois à vivre. Aujourd'hui, deux ans après, mon père est toujours en vie et bien portant, grâce à votre brochure.

A partir de ma 22ème année, je sentai une douleur exquise à l'épididyme gauche. Une examen ne montra rien d'anormal. Toutes ces années, j'ai vécu cette peur d'avoir un cancer à l'épididyme. Au printemps 1980, j'avais un **mal lancinant au niveau du front**, pendant des mois, qui allait et venait. Cette douleur, j'ai réussi à la faire partir en buvant des tisanes, comme indiqué dans votre brochure. Les **douleurs aux intestins**, j'ai pu m'en débarrasser grâce à la tisane de roseau odorant. Au printemps 1981, j'ai eu de fortes douleurs dans la région de la **vésicule biliaire**, que j'ai guéries avec de la tisane de roseau odorant et des compresses d'herbes du Suédois (« Schwedenkräuter »). J'ai eu du côté droit de la poitrine une **tache rougeâtre et poreuse**, qui se mettait à saigner à la moindre pression. En été 1980 et 1981, j'ai fait des compresses de plantain lancéolé frais sur les épididymes et à partir de l'automne 1981, des compresses d'alcoolat de plantain lancéolé (des feuilles mises à macérer dans de l'alcool). Après cela, je n'ai plus eu mal à l'épididyme gauche, seul la droite enfle encore un peu. Depuis un an environ, nous mangeons si possible de la nourriture biologique et l'installation d'un sauna à la maison nous permet de nous désintoxiquer le corps. »

Madame Elfriede D. de B./R. D. A. écrit le 10 janvier 1982: « Durant les derniers mois d'hiver, mon mari souffrait de terribles douleurs au genou. Le genou était enflé et il était très handicapé pour marcher. On lui parlait« d'opération rapide », mais à cause du manque de place à la clinique, elle fut repoussée. Je fis alors des compresses de pommade au souci et de ses résidus. On la laissa agir pendant la nuit. **L'enflure au genou** diminua, ainsi que les douleurs, et il put à nouveau marcher normalement. Le résultat de l'examen suivant confirma que l'opération était à présent inutile. Je peux à peine décrire notre joie. Mon mari est à deux ans de la retraite. Plus tard, il eut une **éruption de la peau** sur le côté gauche de son visage. A nouveau, la pommade au souci fit ses preuves; j'ai aussi utilisé la chélidoine. Je suis contente à présent d'avoir de telles« mauvaises herbes» dans mon jardin! Merci de tout coeur! »

Monsieur Harald K. de W./R. F. A. écrit le 12 janvier 1982: « Je voudrais vous remercier de tout coeur pour cette aide extraordinaire que nous avons eue grâce à la pommade au souci. Ma mère devait se faire opérer, car elle souffrait depuis de longues années de **varices**. Grâce à la pommade de soucis, elles ont bel et bien disparu. »

Madame Karoline M. de I./Tyrol écrit le 17 janvier 1982:
« Depuis 20 ans, j'avais une espèce **d'excroissance** de la taille d'une cerise, comme une **verrue**, au menton. Votre livre sur les plantes médicinales m'a incitée à la tamponner avec du jus de chélidoine. Cette plante est aussi appelée « herbe aux verrues ». J'en ai cherché dans le jardin, sous la neige. En l'espace d'une semaine, cette excroissance a disparu à ma grande joie. »

L'écolier Heribert-Christian R. de B./R. F. A. écrit le 18 janvier 1982:
« Je souffre d'insomnie. Le soir, je n'arrive pas à m'endormir et le matin je suis fatigué. Avant-hier soir, j'ai pris une cuillérée de liqueur du Suédois (« Schwedenbitter »), dilué dans une tasse de tisane de camomille. Je ressentis tout de suite une sensation de bien-être dans l'estomac et je pus tout de suite m'endormir. Le lendemain soir, je fis de même. Ce matin, j'avais mal à la tête. Je me suis enduit mon front de saindoux et me le suis tamponné de liqueur du Suédois (« Schwedenbitter ») avec un coton. Peu de temps après, les maux de tête avaient disparu. En l'espace de 3 jours, quelle merveilleuse guérison, grâce aux herbes du Suédois (« Schwedenkräuter »)! »

Soeur Conradine de S./R. F. A. écrit le 18 janvier 1982:
« Mi-novembre, j'avais une **grippe virale** et une **inflammation du pancréas**. J'avais alternativement une forte fièvre et des frissons. J'étais près de la mort et je n'avais plus l'espoir de passer Noël. Ma bouche et mon palais n'étaient qu'une seule plaie et je ne pouvais presque plus parler. Je pris 4 fois par jour une gorgée de teinture de soucis, que je gardais en bouche pendant une minute, pour

l'avaler doucement ensuite. Cela aida. Je suis particulièrement reconnaissante à la tisane d'orties et aux herbes du Suédois (« Schwedenkräuter »), d'être à nouveau sur pieds.

Une des mes connaissances me donna une partie de sa préparation de feuilles de bouleau, qu'elle avait faite elle-même. Je me suis préparée un bain complet, qui me procura une sensation de bien-être et de fraîcheur. Pendant plus de 12 ans, je souffrais d'un **eczéma** derrière la tête, qui me donnait de fortes démangeaisons et provoquait d'épaisses croûtes. J'avais tout essayé, mais sans résultat. Après le bain aux feuilles de bouleau, j'ai remarqué une amélioration. A partir de ce jour, je me suis préparé de la tisane de feuilles de bouleau, et je maintenais l'eczéma humide. Au bout de 10 jours, cette plaie a disparu de même que les rougeurs. Le Bon Dieu a vraiment accumulé toutes sortes de forces un peu partout! »

Le Pasteur Alfred R. de G./R. F. A. écrit le 20 janvier 1982:
« Le père d'une femme que je connais, souffrait de crises **d'asthme** telles qu'il est tombé de sa chaise par manque d'air. Un pharmacien lui conseilla de ramasser de la prêle des champs, de la faire sécher, de la brûler et d'en respirer la fumée. Cela fait de l'effet en quelques minutes, en cas de crise.

Depuis toujours, j'utilise le blanc de Meudon (craie lévrigée) pour me brosser les dents, sur lequel je mets une goutte d'essence de menhe. Plus d'une goutte le rendrait trop fort. »

Madame Hiltrud S. de N./R. F. A. écrit le 28 janvier 1982:
« J'ai à vous remercier infiniment. J'étais au bord du gouffre: le 9 janvier, je voulais m'empoisonner, c'était

pour moi une affaire entendue. Je sais que c'est un grave péché, mais je ne voyais pas d'autre issue, car depuis 17 ans et demi, je souffrais d'une **pyélonéphrite (maladie des reins)**. J'ai pris tous les antibiotiques et tous les sulfamides de sorte que j'ai développé une résistance contre tous les remèdes. C'était une constatation terrifiante pour moi. J'ai des années de souffrance derrière moi. Ma vie était devenue un enfer avec mes douleurs et mes profondes dépressions. Il y a un an et demi j'entrevis enfin une lueur. Une personne que je connaissais me conseilla de prendre de l'huile de térébenthine vierge. Mon état s'améliora d'un coup. Mais avec le temps, je dus prendre des doses toujours plus importantes, si je voulais avoir des périodes sans douleur. Cela n'était pas une solution pour moi, car j'avais des nausées, ainsi que des diarrhées permanentes. A la fin, j'en prenais 5 à 6 cuillerées à soupe par jour, et je ne sais pas jusqu'à quel point cela a été nuisible pour mon corps. Mais cela m'était complètement égal, car je ne supportais plus les douleurs. Le 8 janvier, je me suis réveillée à 3 heures du matin avec des douleurs des plus intenses, alors que la veille j'avais absorbé 5 cuillérées d'huile de térébenthine. Malheureusement il m'était devenu évident que ce remède aussi ne faisait plus d'effet. Ma panique fut tellement immense, que je décidais d'en finir une fois pour toute. Ce n'était plus une vie. Le lendemain après-midi, dans mon plus grand désespoir, je reçus une lettre de ma cousine, qui habitait en R. D. A. et qui devait provoquer un grand tournant dans ma vie. J'étais juste sur le point de quitter la maison avec mon mari. Ma cousine écrivait qu'elle avait lu le livre « La Santé à la Pharmacie du Bon Dieu », et me conjura avec une ferveur pressante d'aller tout de suite acheter ce livre. Je fus surprise: la veille, une vendeuse au cours d'une conversation m'avait marqué ce même titre sur un bout de papier que je tirai de la poche de mon blouson. Mon mari aussi était étonné. Soudain, je compris que ce n'était pas un hasard, mais que c'était la main de Dieu qui me guidait dans la bonne direction. Mon mari m'acheta le livre, et je le lus fascinée, pendant l'après-midi. Le soir, mon mari me procura la tisane, et j'en bus deux à trois tasses le même soir et perdis presque 4 litres d'eau. Ce fut déjà un soulagement énorme. Deux jours après, je ressentis soudain l'apaisante sensation du mieux-être. Je sentais comme cette pression s'en allait. Je fus soudain remplie de joie, toute cette dépression s'en était allée. Je remerciais Dieu pour ce changement. Il y a tout juste 20 jours aujourd'hui que j'ai commencé à boire de la tisane. Je me sens bien. **Les maux de tête** qui me tourmentaient sans cesse sont partis, grâce à l'absorption quotidienne de 4 tasses de tisane d'ortie. C'est un miracle! Mon urine ne contient plus de bactéries. Je remercie le Seigneur tous les jours, qu'il laisse s'épanouir des êtres comme vous pour le bien des autres. Que Dieu vous protège! »

Madame Gisela K. de W./A. de l'E. écrit le 29 janvier 1982:
« En été 1981, j'ai eu un **zona** très douloureux. J'étais complètement abattue. Je me suis préparé du jus de joubarbe d'après votre « Pharmacie du Bon Dieu » et je me suis badigeonné ces endroits douloureux, 4 à 5 fois par jour avec ce jus. J'ai tout de suite senti un soulagement et cela tient presque du miracle, que ces douleurs presque intolérables, ainsi que ces taches rouges, soient parties en 8 jours. J'ai encore traité ces endroits, maintenant parfaitement guéris, pendant 15 jours avec ce jus. »

Monsieur Wilhelm J. de B./R. F. A. écrit le 7 février 1982:
« Depuis l'automne 1981, j'ai souffert d'une **tumeur à la prostate** et je devais porter une sonde à demeure. J'ai reçu votre livre en janvier et j'ai commencé à boire de la tisane d'épilobe. Lors du changement de sonde, il est apparu que l'urine s'écoulait normalement et sans douleur. Je voudrais vous exprimer mes remerciements pour ce remède simple et sans danger pour combattre un mal très désagréable. J'ai 88 ans et je ne pouvais pas me résoudre à me faire opérer. »

Madame Maria G. de M./R. F. A. écrit le 9 février 1982:
« Depuis un certain temps déjà, je souffrais **d'hémorroïdes** qui saignaient et qui se sont beaucoup aggravées suite à une fracture du fémur. A chaque fois que je devais aller aux toilettes, il sortait des caillots, suivis de saignement. Quand je reçus votre livre et que mon état ne s'améliora pas, je commençai à boire la tisane figurant sous le chapitre« Cancer des intestins », mais seulement ¾ de litre, additionné d'élixir du Suédois (« Schwedentropfen »). En plus, je pris encore 6 gorgées de tisane de racines de roseau odorant. Et là, cela alla mieux. Aujourd'hui, je peux dire avec une grande reconnaissance que, malgré mes 78 ans, je suis en bonne santé et que mon intestin est à nouveau sous contrôle. »

Madame Klärly H. de L./Suisse écrit le 14 février 1982:
« Dans notre famille, les herbes du Suédois (« Schwedenkräuter ») sont bien utilisées. Les **piqûres d'insectes**, qui m'ont à chaque fois provoqué des inflammations ainsi qu'à mes petits-enfants, disparaissent en les badigeonnant de quelques gouttes de liqueur du Suédois (« Schwedenbitter »). Même les **morsures de tiques** sont efficacement combattues avec ce remède.

Mon mari a fait une mauvaise chute sur son tibia. Tout d'abord, cela n'avait pas l'air d'être grave, mais le lendemain, la **jambe** était **enflée** tout autour. Avec une compresse d'herbes du Suédois («Schwedenkräuter»), l'enflure avait disparu en quelques heures

J'ai **pris froid** et j'ai eu de la fièvre avec des maux de gorge et d'oreilles, très forts. J'ai imbibé des petits tampons de coton avec de la liqueur du Suédois («Schwedenbitter») et je les ai laissés pendant la nuit dans les oreilles, en même temps que j'ai fait une compresse d'herbes du Suédois («Schwedenkräuter») autour du cou. Le matin, tout avait disparu comme par enchantement. C'était quasi miraculeux. Nous irons aussi dans les montagnes ramasser maintes plantes médicinale pour les faire sécher, car nous ressentons que chaque petite fleur et chaque herbe est un miracle de Dieu.»

Madame Toni B. de G./Tasmanie écrit le 19 février 1982:
«Pendant huit ans, suite à une opération où un bon bout de mon intestin grêle avait été enlevé, j'avais des troubles de **l'estomac** et des **coliques** constantes. J'étais toujours fatiguée et sans force. Le médecin m'a prescrit beaucoup de médicaments, mais rien n'avait aidé. Je n'osais presque plus rien manger, et surtout pas quand je sortais, car tout passait, sans que je puisse le contrôler. Ma soeur m'envoya la«Pharmacie du Bon Dieu» d'Autriche, ainsi qu'un paquet d'herbes du Suédois («Schwedenkräuter»), que je mis tout de suite à macérer. Au bout de quelques semaines, je me sentais beaucoup plus en forme. Je pris deux fois par jour une petite demi-cuillérée de liqueur du Suédois («Schwedenbitter»), les maux d'estomac disparurent, mais les diarrhées ne changèrent pas.

Après une lecture plus approfondie du livre, je me fis envoyer d'Autriche un paquet de racines de roseau odorant, qu'on ne peut malheureusement pas obtenir ici. Six gorgées par jour, et après utilisation de ce petit paquet, cette calamité qui a duré tant d'années, avait disparu. Je peux à nouveau tout manger, sans avoir à courir sans arrêt. La vie me réjouit à nouveau, car j'ai beaucoup plus de force, et je peux à nouveau travailler dans notre grand jardin. J'ai commencé à planter des herbes médicinales. Je souhaite que votre merveilleux livre puisse être obtenu ici en Australie, en anglais, car il y a déjà un grand intérêt pour les simples. »

Monsieur Georg K. de B./R. F. A. écrit le 26 février 1982:
« Jusqu'en février 1981, j'ai dû prendre beaucoup de médicaments pour cause de maladie de **l'estomac**, de la **prostate** et de douleurs aux **testicules**. Quand je reçus votre« Pharmacie du Bon Dieu», je bus 6 gorgées de tisane de roseau odorant pour mon estomac, de la tisane d'épilobe pour ma prostate et mes testicules. Au mois d'avril ou mai, mes douleurs avaient disparu. Jusqu'à aujourd'hui, je n'ai plus de problèmes, ni de douleurs. »

Madame Pia L. de D./R. F. A. écrit le 26 février 1982:
« J'ai besoin de vous dire ma reconnaissance et mes remerciements pour votre ouvrage si précieux à savoir la « Pharmacie du Bon Dieu ». Grâce à votre livre, j'ai souvent pu transmettre des conseils et j'ai pu obtenir moi-même de l'aide. Dans le dos, sur le côté, j'ai une **tache de naissance**, qui pendant de longues années n'a pas bougé. Après la naissance de mon deuxième enfant, elle a grandi et m'a causé beaucoup de soucis. On me fit des rayons et le médecin me conseilla vivement de ne jamais me la

faire enlever. Depuis deux ans, il se reforme à nouveau une épaisse croûte qui finit par tomber et se reformer me provoquant de terribles démangeaisons. Mon médecin m'envoya chez un spécialiste de la peau, qui enleva des parties de la croûte et me conseilla de me faire opérer (le médecin d'alors était malheureusement décédé). J'ai alors traité la tache, ainsi que les pourtours, avec de la pommade au souci, comme c'est indiqué dans votre livre: les tiraillements et les terribles démangeaisons se sont calmés et le naevus a de nouveau un aspect propre. Je vais continuer le traitement à la pommade au souci. Que Dieu vous rende le Bien que vous faites à l'Humanité! »

Madame Lilo E. de M./R. F. A. écrit le 1er mars 1982:
« Je possède vos livres depuis un an et j'en suis fort enthousiasmée. En badigeonnant 20 fois par jour **une verrue** avec de la liqueur du Suédois (« Schwedenbitter »), elle a complètement disparu; et mon **infection du bas-ventre** a guéri après que j'ai bu des tisanes d'achillée mille feuille, pris deux bains de siège de prêle et fait deux fois des compresses d'herbes du Suédois (« Schwedenkräuter »). Je vous envoie un chaleureux merci pour toute la peine que vous vous êtes donnée et aussi pour que vous puissiez continuer votre combat pour cette bonne cause. »

Monsieur Georg S. de F./R. F. A. écrit le 2 mars 1982:
« J'étais malade de la **prostate** depuis 2 ans et en traitement chez un urologue. A présent, j'ai trouvé mon chemin vers l'épilobe à petites fleurs, grâce à votre « Pharmacie du Bon Dieu », et j'en bois une tasse de tisane tous les jours. Sur ce, je suis allé voir un jeune urologue, qui m'a dit la chose suivante: « Si vous n'aviez pas bu de cette

tisane, on aurait dû vous opérer! » Merci beaucoup pour votre livre; l'épilobe m'a beaucoup aidé. »

Madame Centa W., qui vit au Canada, écrit de son lieu de cure à G./Haute-Autriche le 9 mars 1982:
« Il y a 3 ans, j'avais des **ulcères à l'estomac**, je pouvais à peine manger; j'étais gravement malade et je maigrissais de plus en plus. Alors, je reçus la visite d'une fermière autrichienne, qui avait elle aussi émigré au Canada avec sa famille. Cette Autrichienne me dit: « Laisse tomber tous ces médicaments et bois des tisanes. Je vais te donner le livre de Maria Treben, lis-le et ramasse les plantes pour tes maladies ». La mauve sauvage (fromageon) poussait, Dieu soit loué, dans mon jardin et c'est ainsi que je me mis à boire de la tisane et que j'ai commencé à me rétablir. »

Madame Gertrude J.-L. de B./Suisse écrit le 14 mars 1982:
« Un homme de 67 ans a appris lors d'un contrôle médical qu'il devait se faire opérer d'un **goitre**. Dans votre« Pharmacie du Bon Dieu », il trouva sous« Goître », le conseil de se gargariser avec du gaillet. Il le suivit consciencieusement et se rendit après quelques semaines à la radiographie, où on ne décela plus de trace de goître.

Ma vue est vraiment formidable. J'étais au bord de la cécité, souffrant d'un **décollement de rétine**. Votre conseil dans le chapitre«Herbes du Suédois» (« Schwedenkräuter »), qui consiste à faire des compresses pendant une heure sur les yeux fermés, m'a tout remis en état, il y a de cela deux ans. »

Madame Martha G. de St./R. F. A. écrit le 14 mars 1982::
« Début décembre 1981, mon fils eut des douleurs dans les intestins, qui devinrent de plus en plus fortes.

Un examen médical laissa apparaître une **fissure intestinale**. Un biopsie montra l'existence de proliférations, qui rendait l'opération nécessaire. S'asseoir, se tenir debout ou marcher, lui était à peine possible. Je préparai quotidiennement deux tasses de tisane au souci avec un peu de camomille, et à côté de cela, de la tisane d'orties avec deux fois par jour, une petite cuillérée de liqueur du Suédois (« Schwedenbitter »). Les douleurs s'apaisèrent, mais à cause des **proliférations intestinales**, on préconisa une opération. On dut lui faire une péridurale, une anesthésie générale n'était pas possible, car mon fils avait un coeur trop faible. Avant de quitter l'hôpital, le patient demanda au chirurgien ce qu'il avait découvert. Sa réponse: « Je n'ai rien trouvé, je n'ai donc rien pu communiquer! » Quelle joie pour la famille! Et sûrement que vous vous réjouissez avec nous, que vos conseils dans la « Pharmacie du Bon Dieu » ont de nouveau généré le bienfait. »

Madame Adelheid H. de N./R. F. A. écrit le 20 mars 1982:
« Pour Noël, on m'offrit « La Pharmacie du Bon Dieu », qui m'a enthousiasmée. Depuis 16 ans, je suis handicapée par un **psoriasis**. Depuis que je bois de la tisane de gui, cela va beaucoup mieux et je n'ai plus de démangeaisons. J'ai abandonné le café, même s'il me manque beaucoup.

A présent, j'aimerais vous donner un merveilleux remède contre le **rhume**, qui peut aider beaucoup de gens grâce à votre livre! On prend une tartine beurrée sur laquelle on étale du raifort râpé. Un chatouillement dans la gorge – et un tel morceau de pain prévient un début de **refroidissement**. Chaque automne, je cherche du raifort dans le jardin, je le nettoie et le passe dans la centrifugeuse. On garde le jus et on le mélange à nouveau au produit râpé et on met le tout dans des verres à confiture, bien fermés, et on les conserve au réfrigérateur.

Dernièrement, le nez de mon mari se mit à couler comme un robinet pendant un travail. Je lui préparai immédiatement le morceau de pain, comme c'est indiqué plus haut. Dix minutes plus tard, plus de rhume! Une voisine qui est toute la journée dehors, car elle est pompiste, avait une sérieuse **infection des amygdales**. Là aussi, cette tartine fit son effet pendant la nuit. J'ai déjà conseillé ce remède à de nombreuses personnes, toutes ont été enchantées! »

Madame Elfriede P. de H./R. F. A. écrit le 24 mars 1982:
« Nous sommes très enthousiasmés par votre livre, que nous avons rapporté de nos vacances en 1981. Nous avons eu quelques bonnes guérisons. D'abord, j'ai guéri mes **insomnies** avec cette bonne tisane pour dormir; mes **troubles intestinaux** avec la tisane de racines de roseau odorant et mon **hypertension** avec de la tisane de gui. J'ai soigné une enflure au bras chez mon mari avec de la chélidoine majeure; elle a déjà régressé de moitié. Dans notre cercle d'amis, nous avons recommandé votre livre avec beaucoup de succès. »

Madame Johanna R. de L/R. F. A. écrit le 31 mars 1982:
« A Noël, mon mari avait des **problèmes d'estomac** et il a maigri de 6 kg. Après un examen il fut opéré, et au bout de 15 jours, il a pu quitter l'hôpital. On lui posa une sonde gastrique, car **l'estomac**, la rate, le foie, le pancréas, le duodénum et l'oesophage étaient envahis par le **cancer**. On ne lui donnait plus que deux semaines à deux mois à vivre, tout au plus un an. Après l'opération, mon mari

était très affaibli, il dormait beaucoup, et trois fois par jour, il allait se promener avec moi dans le parc. Il mangeait très peu trois fois par jour, mais il gardait tout. Je lui préparai sa bouillie. Ainsi, il ne maigrit plus pendant les quatre premières semaines après son opération.

Alors, par hasard, je reçus votre « Pharmacie du Bon Dieu ». Je commençai tout de suite par les compresses d'herbes du Suédois (« Schwedenkräuter »), la tisane à 1/3 de souci, 1/3 de millepertuis perforé et 1/3 d'orties rouges, à raison d'un litre par jour, bue par petites gorgées, additionnée trois fois par jour d'une petite cuillérée de liqueur du Suédois (« Schwedenbitter »). Nous observions les effets et remarquions que mon mari faisait des progrès. Il pouvait déjà faire des petites promenades. Soudain, mon mari se plaignit de maux de ventre. Quand nous voulions le nourrir, nous n'arrivions pas à trouver la sonde gastrique. Mon mari dut être hospitalisé une nouvelle fois. La sonde avait 20 cm de long et était fourchue en haut. Bien qu'attachée avec du sparadrap, elle fut entraînée dans l'intestin. On a dû lui ouvrir l'abdomen. Il était dans le même service, chez les mêmes médecins et les mêmes infirmières. Je suis sûre que vous aussi allez être étonnée: les médecins et les infirmières dirent:« Nous ne pouvions pas croire que c'était Monsieur R., nous croyions qu'il était depuis longtemps au cimetière. Quelle bonne mine il a, il n'a même pas maigri ». Ils durent d'abord se convaincre au fichier, pour être sûrs qu'il s'agissait du même patient. On me demanda ce que j'avais utilisé comme méthode et si mon mari pouvait encore manger et déglutir. Ils furent étonnés, quand je leur dis que mon mari suivait vos conseils de la« Pharmacie du Bon Dieu » et je dus raconter beaucoup de choses de votre livre et du traitement.

Et tous de s'étonner: 3 jours après cette nouvelle opération, mon mari était tellement frais qu'il se rasait lui-même au lavabo et qu'il se promenait dans le couloir.

Je veux avoir toutes les plantes à portée de mains, quand mon mari rentrera de l'hôpital. Nous sommes tous les deux très heureux! »

Madame Gisela W. de F./R. F. A. écrit le ler avril 1982:
« Pendant des vacances sur l'Ile de Föhr, une amie me fit goûter la confiture de pissenlit et me montra votre livre, que je me suis acheté depuis. Depuis lors, vos conseils nous ont beaucoup aidés. Ma mère avait un **genou enflé**, comme un ballon de football. Nous y avons appliqué des feuilles fraîches de plantain lancéolé et renouvelé ceci trois fois. Ma mère peut à nouveau bouger son genou et l'enflure a regressé. Nous sommes enchantés par la liqueur du Suédois (« Schwedenbitter »). Toute la famille en prend régulièrement. »

Madame Gertrude D. de Vienne écrit le 8 avril 1982:
« Depuis décembre 1981, je passé beaucoup de temps en compagnie de vos deux brochures et j'ai pu, à plusieurs reprises, me rendre compte de leur magnifique pouvoir de guérison. Ma façon de voir la vie a complètement changé ces derniers mois et ma vie me semble avoir plus de sens.

Dans la famille de mon mari, tous les hommes deviennent très rapidement chauves. Chez mon mari aussi, on pouvait déjà entrevoir la peau du crâne. La **chute de cheveux** devenait de plus en plus importante. Nous avons essayé des préparations très chères, qui n'eurent aucun effet. Les médecins nous affirmaient que, contre la chute de cheveux, il n'y avait pas de remède. Dans votre article sur les orties, j'ai obtenu un succès pour la chute de cheveux. En février 1982, nous avons fait un essai. Pendant quatre semaines, j'ai fait infuser une poignée de racines d'orties dans de l'eau froide pendant à peu près 8 heures, en y rajoutant encore une poignée de feuilles d'orties, pour finalement faire chauffer le tout et laisser infuser pendant 5 minutes. Après l'avoir passé et laissé refroidir, j'ai rincé les cheveux pendant 5 minutes. Comme le cuir chevelu n'était pas sain, je le frottai quelques heures avant le lavage avec de la liqueur du Suédois (« Schwedenbitter »). Au bout de quelques semaines, le cuir chevelu était en parfait état. Nous avions de la peine à le croire, mais au bout d'une semaine apparurent de petits cheveux. Depuis ce temps, les cheveux repoussent drus et sans arrêt de nouveaux petits cheveux apparaissent. A présent, à intervalles réguliers, nous lavons les cheveux et, pour le dernier rinçage, nous utilisons de la décoction d'orties. Entre-temps, je masse le cuir chevelu avec de la teinture d'orties.

Pendant la première semaine de mars, mon mari eut de terribles **douleurs d'estomac**, si bien qu'il vomissait tout ce qu'il avalait. Le médecin soupçonna une gastrite et l'envoya chez le gastroentérologue. A la radio, ils ont découvert que la vésicule biliaire ne se remplissait pas et qu'un gros calcul d'environ 3 cm s'y trouvait. Les examens suivants firent apparaître des **complications urinaires**. Mon mari commença alors à boire tous les jours deux tasses de tisane d'orties et de prêle des champs; et à cause de son calcul, il commença à faire la cure de jus de raifort; à côté de cela, il prenait le jus de pissenlit acheté dans le magasin de diététique. La semaine dernière, après un nouvel examen, il s'avéra que l'urine était tout à fait normale, sauf que la vésicule biliaire ne se remplissait toujours pas, car, en fait, elle a cessé de fonctionner. Le jus de raifort ne put malheureusement rien y faire. La vésicule doit être enlevée par une opération.

Une tante et une cousine souffraient de la **vessie**. Dans les deux cas, les souffrances diminuèrent sensiblement après avoir bu de la tisane d'épilobe à petites fleurs. Un grand merci pour vos bons conseils dans la, «Pharmacie du Bon Dieu»! »

Madame Käthe H. de L./R. F. A. écrit le 23 avril 1982:
« Le ciel vous a envoyée à moi à travers votre livre et m'a délivrée de douleurs que j'avais la nuit pendant des années: je **souffrais du dos**. Je vous remercie mille fois! »

Madame Maria M. de Sch./R. F. A. écrit le ler mai 1982:
« J'ai pu obtenir une magnifique guérison d'un **trouble du foie** et d'une **arthrose** de la main, grâce aux plantes que vous indiquez dans ce beau livre qu'est « La Santé à la Pharmacie du Bon Dieu ». Je vous souhaite beaucoup de bien et beaucoup de réussite! »

Soeur Maria Johanna Pf. de L./R. D. A écrit le 4 mai 1982:
« Par la grâce de Dieu, j'ai reçu votre brochure « La Santé à la Pharmacie du Bon Dieu » en cadeau. Je tiens à vous remercier de tout coeur pour l'édition de cette brochure et vous dire sincèrement que Dieu vous le rende. Vous devriez voir à combien d'hommes cette brochure a déjà fait du bien. Elle est toute usée à force d'avoir été lue et relue. Avec les simples, nous avons eu de très bons résultats pour les **refroidissements**, les **hyper**- et **hypotensions**, etc... Elles agissent exactement comme vous le décrivez. Je ne peux

que m'extasier et être reconnaissante pour tout (Soeur Maria Johanna travaille dans un hôpital; note de l'auteur). »

Monsieur Claus H. de St./R. F. A. écrit le 17 mai 1982:
« Avec ces lignes, je voudrais vous dire mon admiration et vous présenter mes remerciements très sincères. Ce qui s'est passé est comme un miracle; à vrai dire, c'en est un. J'ai beaucoup espéré que l'épilobe à petites fleurs m'aiderait à guérir mes **ennuis de prostate**. Je m'en suis procuré et j ai bu trois tasses de tisane par jour, à partir de mi-mars. Au bout de 6 semaines environ, je fus délivré de cet affreux traumatisme. Pour moi, une nouvelle vie commence. »

Madame Gertrud K. de Pf./Autriche écrit le 17 mai 1982:
« Depuis que j'ai 14 ans, je souffre d'une **constipation** particulièrement rebelle. J'ai 36 ans maintenant; donc cela fait plus de 20 ans que j'en souffre. Il y a 8 ans, les empoisonnements commencèrent vraiment à faire leur effet. Je fus traitée en clinique, mais l'intestin ne fut malheureusement pas pris en considération. Grâce à un homéopathe, je fis les essais les plus divers. Rien ne m'a pour ainsi dire aidée. Depuis un an, je n'avais de selles que grâce à des lavements. Alors, j'ai commencé à boire, il y a quelques jours, en suivant les indications de votre «Pharmacie du Bon Dieu», de la tisane de roseau odorant, à raison de 6 gorgées par jour et 4 fois une cuillérée à soupe de liqueur du Suédois (« Schwedenbitter »), dilué dans de la tisane d'orties et d'achillée mille feuille; 3 fois je prends de la mélasse de canne à sucre non raffinée. Au bout de 2 jours, j'avais, sans aide aucune, 5 selles l'une après l'autre. Ma joie fut immense et la famille se réjouit avec moi. Enfin, j'ai trouvé le bon remède, au bout de 20 ans. »

Madame Elisabeth D. de T./Haute-Autriche écrit le 25 mai 1982:

« J'ai déjà fait beaucoup de bonnes expériences avec votre« Pharmacie du Bon Dieu ». Je suis fermière, j'ai 33 ans et je suis mère de trois enfants. Depuis des années, mon **sein** gauche me causait beaucoup de soucis; il me faisait **mal** et était **enflé** jusqu'à l'épaule. A cause de cela, j'avais déjà consulté de nombreux médecins, et trois fois je me suis fait faire des mammographies. On me répondit que j'avais des hormones excédentaires, qu'il me fallait garder cela jusqu'à la ménopause ou alors me faire opérer de ces glandes enflées. Je lus dans la « Pharmacie du Bon Dieu », qu'en cas de trouble des glandes, on utilise de l'huile de millepertuis perforé; c'est ce que je me suis préparé. Depuis l'été dernier, avant d'aller au lit, je m'en frictionne la poitrine. A présent, je n'ai plus du tout de douleurs et mon sein n'est plus enflé.

Quand parfois mes **varices** me font mal, je les frictionne avec de la pommade de soucis et les douleurs disparaissent. J'ai réussi à me débarrasser d'une **pharyngite** en me gargarisant avec de la tisane de sauge, et quand je suis dépressive, je bois de la tisane de millepertuis, à raison d' ¼ de litre par jour. En plus de mes **dépressions**, elle m'enlève aussi ma trop grande **nervosité**. Pour votre« Pharmacie du Bon Dieu », je vous remercie beaucoup. »

Lors du séminaire à Riederau, on me transmit une lettre de Madame Gesa A. de D./R. D. A écrite le 26 mai 1982:

« Suite à une opération du bas-ventre, je souffre d'une **arthrite** dans les articulations des épaules irradiant jusque dans les doigts et dans la région de l'aine. Au cours de ma maladie, j'ai essayé toutes sortes de méthodes curatives:

des médicaments, des cures à Bad Füssing, de l'acuponcture, des piqûres de papule, des massages traditionnels et vibratoires, de la gymnastique curative, etc…

Grâce au traitement conseillé par Madame Treben, avec de la tisane de prêle, d'orties et de liqueur du Suédois (« Schwedenbitter »), j'ai réussi à dominer pour la première fois depuis plus d'un an mes souffrances. Je ne me réveille plus de douleur la nuit pour errer à travers la maison en faisant des mouvements de relaxation. Je n'ai plus peur de faire un faux mouvement qui me procurait d'indicibles douleurs. Je prends à nouveau plaisir à faire du sport, même du ski de fond. Je ne peux pas affirmer que je me sens tout à fait guérie, mais la maladie ne me domine plus, et ses conséquences se sont réduites à des proportions supportables. »

Monsieur Rudolf W. de B./R. F. A. écrit le 12 juin 1982:
« J'avais une **tumeur du duodenum**, dont j'ai pu me débarrasser rapidement grâce à de la tisane de racines de roseau odorant et d'orties, ainsi que d'élixir du Suédois (« Schwedentropfen »). J'ai alors eu un **foie adipeux** que j'ai pu contrôler, grâce à des enveloppements de liqueur du Suédois (« Schwedenbitter ») et de la tisane d'achillée mille feuille. Au bout de 2 ans, les cellules du foie étaient à nouveau normales. Au **rein** gauche, on découvrit un **kyste**. Je pris des bains de siège de prêle et j'ai bu de la tisane de solidage verge d'or des bois et de lamier galéobdolon, mélangés à parts égales. A ma grande joie, les douleurs ont disparu et jusqu'à aujourd'hui, je n'en ai plus eues. »

Madame Waltraut J. de L./R. F. A. écrit le 24 juin 1982:
« Depuis l'automne dernier, je prends de l'élixir du Suédois (« Schwedentropfen ») et je bois consciemment de la tisane d'orties et de prêle. Grâce à cela, mes **rhumatismes** et ma **coxarthrose** se sont bien améliorés. Mon **acide urique** aussi est à nouveau normal, bien que le médecin m'ait dit que je devrais prendre constamment des médicaments pour cela. Mon fils s'est enfin débarrassé de son **acné**, qu'il avait depuis de longues années, grâce à vos conseils. Pour tout cela, que Dieu soit remercié, et merci à vous de tout coeur! »

Madame Käthe K. de Sch./Basse-Autriche écrit le 28 juin 1982:
« J'aimerais vous remercier de votre aide que vous apportez à tant de personnes, grâce à votre « Pharmacie du Bon Dieu ». Dans la famille, où je suis employée depuis 12 ans, le mari est tombé malade l'an dernier et souffre d'une sciatique. A l'hôpital, on lui découvrit aussi une **tumeur maligne à l'intestin**. Il ne put cependant pas se résoudre tout de suite à se faire opérer. Quand il est rentré à la maison, je lui ai préparé de la tisane de racines de roseau odorant, comme indiqué dans votre livre. A présent, c'est-à-dire trois mois plus tard, il a des selles normales, qui contiennent à peine des traces de sang.

Moi-même, il y a environ 3 semaines, j'avais un **épanchement de sang** dans le genou, avec une **bursite**. On m'a fait deux fois des ponctions, sans résultat. On me conseilla de me faire opérer. Je me fis alors des compresses de liqueur du Suédois (« Schwedenbitter ») et je pris trois fois par jour dix gouttes d'élixir (« Schwedentropfen »).

Quand je suis retournée chez le médecin, il était étonné et me dit qu'une opération n'était plus nécessaire. »

Monsieur René van B. de A./Belgique écrit le 28 juin 1982:
« L'année dernière, lors d'un séjour en Autriche, des amis ont pris connaissance de votre brochure et des herbes du Suédois (« Schwedenkräuter »), qu'ils ont rapportées en Belgique. Ils nous ont offert une petite bouteille de liqueur du Suédois (« Schwedenbitter »). Il y a 15 jours, j'avais une **inflammation au coude** et il était enflé. Cela faisait tellement mal qu'à chaque mouvement de l'avant-bras les larmes me venaient aux yeux. Je me dis: « Il faut que les gouttes prouvent leur efficacité, à présent! » C'est ainsi que je me fis une compresse de liqueur du Suédois (« Schwedenbitter ») le soir, et effectivement le matin, mon coude était tout à fait normal, comme s'il n'avait jamais été malade! »

Lors d'une conférence à Prambachkirchen/A. de l'E., le 4 juillet 1982:
« Une jeune femme raconta à l'assistance que son mari souffrait d'un **cancer de la langue** et d'une **tumeur à la racine de la langue**. Il y a 3 semaines, il commença à suivre les conseils de la « Pharmacie du Bon Dieu » et se gargarisa avec de la tisane de gaillet, qu'il but aussi à petites gorgées. En peu de temps, il se débarrassa de ses maux et se sentit à nouveau bien.

Le 21 août 1982 j'ai eu de cette même jeune femme, la confirmation écrite que le contrôle médical effectué le 14 juillet était satisfaisant. «Toujours plus de gens devraient entendre parler des bienfaits des simples», conclut Madame R. »

Madame Grete K. de S./Autriche écrit le 5 juillet 1982:
« Je fis la connaissance d' une jeune fille qui, à cause d'un régime amaigrissant, avait non seulement perdu 20 kg, mais devait aller tous les jours, depuis un an, entre 18 et 20 fois aux toilettes à cause de **diarrhées**. Elle avait été hospitalisée plusieurs semaines et en avait passé quelques-unes dans le service des soins intensifs. Je lui ai apporté de la racine de roseau odorant, préconisée dans votre « Pharmacie du Bon Dieu », qu'elle fit infuser pendant la nuit et dont elle but 6 gorgées par jour. Elle put rentrer chez elle en bonne santé. »

Le Pasteur R. de G./R. F. A. écrit le 7 juillet 1982:
« Pendant une nuit d'orage, où il faisait une chaleur lourde, je me suis posé des gants de toilette froids sur le visage et le lendemain, j'avais les joues enflées et les gencives très douloureuses. Tout le monde disait qu'il fallait que j'aille chez le dentiste. Tout d'abord, j'ai rincé ma bouche avec une tisane de prêle tiède et forte, à laquelle j'ai ajouté une goutte de liqueur du Suédois (« Schwedenbitter ») et un peu de teinture d'arnica que j'avais préparée moi-même. J'ai donc fait des rinçages pendant une bonne heure et j'ai pris un bain de siège à la prêle. Le résultat ? Le soir, **l'inflammation des gencives** avait disparu, je n'avais plus de tiraillements, ni de douleurs. Deux jours plus tard, l'enflure à la gencive avait disparu, elle aussi. J'ai encore rincé ma bouche pendant 3 jours, et il n'y eut plus de suites.

Récemment, en traversant une forêt, j'ai découvert de grands espaces, où poussaient des orties luxuriantes. Elles ont fait leur temps là-bas. Car, depuis, je les rapporte par sacs entiers à la maison et je les transforme en purin.

Partout, on entend dire que c'est le meilleur engrais. Une femme que je connais prépare beaucoup de tisane d'orties, qui n'est pas toujours bue complètement. Elle l'utilise alors pour arroser ses plantes en pots, qui fleurissent merveilleusemeent bien et poussent de façon splendide. L'infusion à froid pourrait être améliorée, car un extrait de huit jours dégage davantage d'acide silicique (1/3 d'orties, 2/3 d'eau de pluie). Au bout de huit jours, on rajoute deux volumes d'eau à cette bouillie. Les feuilles restantes sont posées sur des lattes en bois et servent à couvrir les plantes. Je suis curieux de voir comment mes chères orties vont se comporter.

Mon ami, qui habite Leopoldsberg en Basse-Autriche, est content que vous lui ayez guéri ses **ulcères à l'estomac**. Pendant des années, il a bu de la tisane de mauve sauvage, mais il l'a toujours ébouillantée. Grâce à votre brochure, il a commencé à faire infuser la mauve, qui pousse à foison dans son jardin à flanc de montagne, à froid, le soir. Et elle a agi.

Lorsqu'une diaconesse qui est originaire d'ici vient en vacances dans la région, je lui demande chaque fois ce que fait cette bonne soeur Gudmunda, qui m'avait un jour soigné. Elle va étonnamment bien, bien qu'elle ait beaucoup vieilli. Elle n'a jamais la paix, en tant qu'infirmière. Mais elle connaît un coin dans le jardin de l'hôpital où poussent des orties. Elle les cueille régulièrement et en fait de la tisane. Qui donc peut avoir quelque chose à redire à cela, si on entretient sa capacité de travail grâce à cela? Quand elle a terminé sa récolte à un bout, les orties ont repoussé à l'autre, si bien qu'elle n'en manque jamais.

La soeur n'est jamais fatiguée, jamais abattue. Elle dit que c'est grâce aux orties. Elle a conclu un accord silencieux avec le jardinier, pour que cet endroit ne soit jamais bêché.

Un jour que je récoltais des orties dans notre forêt de feuillus, un homme d'âge moyen s'approcha. Il entama la conversation en disant:« Cueillette de plantes médicinales? » « Nous allons préparer du purin d'orties » lui répondisje. C'est ainsi que nous en vînmes à parler de la« Pharmacie du Bon Dieu » qu'il possédait également.« Comment avez-vous fait pour être en possession de ce livre? » lui ai-je demandé. Pendant une année entière, il avait fait le voyage jusqu'à Munich pour voir un naturopathe de réputation mondiale, car il souffrait de rhumatismes et de troubles de la vessie. Alors, il a entendu parler de la « Pharmacie du Bon Dieu ». Quand Madame Treben a fait une conférence dans la région, il est allé la voir. La « Pharmacie du Bon Dieu » l'a remis d'aplomb. »

Jessica K., 13 ans, de Sp./R. F. A. écrit le 17 juin 1982:
« Il y a environ 4 mois, ma jambe droite me fit soudain mal. Tout d'abord, je pensais avoir un bleu et je n'y fis plus guère attention. Peu de temps après, s'installait une douleur insupportable, qui me réveillait plusieurs fois par nuit ou qui ne me permettait pas de m'endormir. Le médecin diagnostiqua une **inflammation du ménisque** et me prescrivit une pommade qui ne servit toutefois à rien. J'allai de médecin en médecin, jusqu'à ce que soudain je me souvienne de la« Pharmacie du Bon Dieu ». Des compresses humides d'essence de consoude sur le genoux m'enlevèrent les douleurs les plus vivres en moins de 3 minutes (!). Par ailleurs j'ai massé mon genou à la liqueur du Suédois (« Schwedenbitter »). A présent, je peux

à nouveau marcher sans boîtiller.

Au fait, pendant presque 4 semaines, je me suis fait de la tisane d'achillée mille feuille que j'ai bue tous les matins à jeûn, car je **n'avais plus mes règles**. A présent tout est à nouveau en ordre.

Toutes ces choses ont fait de moi une amie des plantes médicinales, alors que, quand j'ai lu votre livre pour la première fois, je ne faisais pas du tout confiance aux plantes. J'aimerais vous remercier de tout coeur! »

Madame Margarete R. de W./R. F. A. écrit le 17 juillet 1982: « Merci beaucoup pour ce livre précieux qu'est la « Pharmacie du Bon Dieu ». J'avais une espèce de **psoriasis** au bras. Depuis que je bois de la tisane d'orties et de prêle, il a disparu. C'est comme un miracle! »

Madame Charlotte R. de L./R. D. A. écrit le 21 juillet 1982: « Dans notre bibliothèque à Leipzig se trouve votre beau livre sur les simples. Il passe tout le temps de mains en mains. On me l'a offert en R. F. A. et je l'ai lu avec le plus grand intérêt et j'ai agi en conséquence. Je me sens tellement concernée. Sur le côté droit de mon menton, j'avais pendant plusieurs années une **tumeur** de la taille d'un pois. Il y a deux mois, elle commença à enfler, mais régressa à nouveau jusqu'à sa taille première. J'ai fait des compresses de plantain lancéolé, comme c'est indiqué dans votre livre. Après une semaine et demie, il reste à peine une petite grosseur. Quand elle s'est mise à saigner, des pansements à la liqueur du Suédois (« Schwedenbitter ») l'ont soignée. Trois fois par jour, je prends de l'élixir du Suédois (« Schwedentropfen ») dilué dans de la tisane pour **soigner mon foie**. Depuis 5 jours maintenant, je dors sans y ressentir de pression. Chez nous en R. D. A., ce printemps, il n'y a eu ni salades ni légumes pendant des semaines. J'ai ramassé de la prêle des champs, de l'ortie, de la bourse à pasteur, de la camomille, du pissenlit, de l'achillée mille feuille, du plantain lancéolé et des feuilles de bouleau; j'y ajoutai des baies de genièvre ramollies; j'ai tout passé au hachoir et je l'ai mélangé à du lait caillé. A la suite de ce régime plein de vitamines, je me suis sentie plus fraîche. Ici, j'ai pu ramasser beaucoup de plantes médicinales et en les buvant en tisane, mon **atrophie de la vessie** s'est bien améliorée.

Depuis des années, je **souffrais** beaucoup dans mes deux **poignets**. Quand je les masse avec du jus de plantain lancéolé, les douleurs disparaissent souvent en peu de minutes. Que Dieu vous permette de travailler ainsi pour les autres longtemps encore! »

Madame Gertraud M. de S./R. F. A. écrit le 25 juillet 1982:
« Je suis très contente de pouvoir vous dire que j'ai préparé une pommade au gaillet d'après votre recette, que j'utilise pour me masser la région du ventre. Dès le premier mois, elle m'a fait du bien. J'ai calmé des **irritations**, surtout dans les régions anales et vaginales, avec de la pommade aux soucis. »

Madame Thérèse L. de K./Belgique écrit le 26 juillet 1982:
« Je ne puis que vous féliciter et admirer combien vous êtes liée aux simples et combien vous pouvez aider les gens. En cas de **forte tension dans la tête** avec des **sensations de vertige**, on écrase des feuilles et des fleurs d'achillée mille feuille, fraîchement cueillies, entre le pouce et l'index et on les porte au niveau du nez en inspirant profondément;

on peut même en mettre un peu dans les narines, cela calme l'afflux du sang et les vertiges. Je prie pour vous, afin que Dieu vous garde encore longtemps parmi nous. »

Monsieur Georg R., pharmacien, de S./R. F. A. écrit le 28 juillet 1982 à l'éditeur W. Ennsthaler à Steyr/Haute-Autriche:
« J'ai reçu 27 lettres de remerciements de personnes qui ont été guéries, grâce aux recettes et aux conseils de Madame Treben et qui voulaient la remercier. J'ai en mémoire un cas semblable à celui décrit dans le livre par Madame H. G. de N./ Bavière, qui a absorbé de la chicorée sauvage, ce qui a rendu ses **selles** à nouveau compactes après 20 ans; elle est là devant moi et j'aimerais que beaucoup de gens entendent parler de cette guérison. J'ai aussi pris connaissance d'un cas de guérison d'un **cancer de la langue**, grâce à une lettre de remerciements. Il s'agit de Monsieur G. de S., qui avait déjà abandonné tout espoir de vivre, mais, Dieu merci, une connaissance lui a parlé du gaillet. Il en a bu de la tisane tous les jours, non pas comme c'est conseillé, c'est-à-dire 6 tasses de tisane, mais 10 tasses. Et c'est à peine croyable: au bout de quelques jours, le patient était délivré de tous ses maux. Le médecin qu'il allait voir était tellement surpris, qu'il s'est immédiatement acheté le livre et que, dorénavant, il prescrit souvent des remèdes d'après les conseils de Maria Treben. »

Madame Maren E. de Sch./R. F. A. écrit le 2 août 1982:
« J'ai appliqué beaucoup de vos conseils avec le plus grand succès, comme par exemple, la pommade aux soucis pour les **varices** et comme je le pense contre un début **d'arthrose dans les genoux**. J'ai utilisé le vin du cardiaque, ainsi que les tisanes d'achillée mille feuille, de gui et de véronique

mâle et, avant tout, les gouttes de liqueur du Suédois (« Schwedenbitter »).

Depuis mon enfance, et j'ai 56 ans, j'avais des **douleurs** au-dessus des **genoux**. Suite à vos conseils, j'y ai appliqué des feuilles de tussilage pas d'âne et j'ai obtenu le meilleur succès. C'était tellement intéressant de regarder comment ces feuilles séchaient la nuit sur mes genoux; elles devenaient comme du papier de soie. Plus tard, quand les douleurs avaient disparu, les feuilles ne se sont plus que fânées. »

Monsieur Hans G. de V./Roumanie écrit le 6 août 1982:
« Lors d'un voyage en train, j'ai discuté avec un monsieur qui s'y connaissait en plantes médicinales. Il finit par sortir « La Pharmacie du Bon Dieu » et«Les Guérisons» de ses bagages. En feuilletant ces ouvrages si particuliers, je me suis rendu compte que cette fois-ci il se passait quelque chose de tout à fait exceptionnel. Je dois donc vous remercier, parce que, grâce à la pommade aux soucis (calendula), dont j'avais copié la recette, le **champignon** que mon grand-père avait **aux pieds** et dont il souffrait depuis bien longtemps, est en bonne voie de guérison. Sûrement que le vin du cardiaque l'aidera aussi. Malheureusement, je n'ai pu copier que ces deux recettes. »

Madame P. de L./Haute-Autriche témoigne le 13 août 1982:
« Ma mère souffrait **d'anémie** pendant des années. Pendant tout ce temps, elle reçut diverses préparations, des piqûres, on lui proposa différentes cures, sans aucun résultat. Elle était une personne désespérée et malade. C'est alors qu'elle entendit parler de « La Pharmacie du Bon Dieu » et qu'elle commença à boire de la tisane d'orties, de véronique mâle et d'achillée, comme vous le conseillez.

Elle a enfin une numération sanguine normale; elle n'a plus besoin de médicaments et se sent comme une personne en bonne santé. Que Dieu vous bénisse! »

Madame Marieluise B. de Sch./R. F. A. écrit le 13 août 1982:
« Grâce à votre livre et à l'observation stricte de vos conseils, je me suis débarrassée de mes **rhumatismes**. Mon enthousiasme était si grand, que j'ai abandonné mon métier et que j'ai ouvert un magasin de produits de la nature, dans lequel je vends toutes les herbes médicinales que vous conseillez. Tous les jours, les clients me disent combien les cures de vos tisanes leur font du bien; même que des longues souffrances ont été non seulement allégées, mais aussi guéries. »

Madame Edith H. de F./R. F. A. écrit le 17 août 1982:
« Grâce à la tisane contre le **psoriasis**, mon enfant n'a plus besoin de se gratter jusqu'au sang, et ceci après seulement deux semaines de traitement! (Un demi-litre de tisane par jour pour un poids de 12 kg.) Cette peau affreuse, squameuse et griffée, qu'il avait au cou, a totalement disparu. Seulement aux jambes et aux fesses, il subsiste quelques plaques, qui vont sans doute aussi disparaître, grâce aux bains. (Le médecin avait diagnostisqué une **neurodermite**.)

La semaine dernière, ma petite Gundula, qui a va bientôt avoir deux ans, a attrapé une **bronchite** spasmique (comme de l'asthme). Comme vous préconisez dans la« Pharmacie du Bon Dieu », je lui ai donné une tasse de tisane expectorante à base de jus de plantain lancéolé et de tussilage, à raison de 3 fois ¼ de litre ajouté de 2 petites cuillérées de jus. Le soulagement et l'amélioration furent si rapides, que le médecin jugea inutile de donner des antibiotiques. J'en suis très contente, car cela lui provoquait toujours des champignons internes et externes. En plus, elle n'eut pas besoin de prendre de bronchospasmolytiques sélectifs, comme ce fut déjà le cas et qui avait eu des conséquences dramatiques pour la petite. Tout ceci, Dieu merci, nous a été épargné cette fois-ci. Pour vos livres et votre aide désintéressée, les remerciements les plus chaleureux! »

Madame Elisabeth Sch. de W./Autriche écrit le 26 août 1982:
« Je vous écris pour vous remercier chaleureusement. Il y a 3 ans, j'ai reçu votre « Pharmacie du Bon Dieu » et depuis j'ai vécu beaucoup de guérisons, et j'ai moi-même pu diminuer mes souffrances. Il y a un an, mon mari a eu une insolation, qui a eu pour conséquence une crise d'**apoplexie**, que j'ai pu guérir par l'emploi rapide d'élixir du Suédois. Depuis ce temps, mon mari et moi cherchons et trouvons notre santé uniquement dans« La Pharmacie du Bon Dieu ». »

Lors d'une conférence à Immenstadt/Allgäu le 28 août 1982:
« Une auditrice raconta qu'elle a totalement guéri une **descente de matrice** à l'aide de bourse à pasteur et d'alchémille, comme c'est indiqué dans ma « Pharmacie du Bon Dieu ». »

Une soeur de K./R. F. A. écrit le 4 septembre 1982:
« La farine de racine de consoude m'a bien aidée par deux fois. Ici à K., on a ouvert un centre de rhumatologie. Quand on installe spécialement un endroit pour traiter les rhumatismes, je pensais pouvoir obtenir un conseil. Mais grands dieux! On m'a proposé de me faire mettre un genou en matière synthétique. Votre conseil de la

« Pharmacie du Bon Dieu », **arthrose**, etc. … je les suis assidûment et à la lettre. Dans le genou droit, je ne sens presque plus rien et les douleurs dans l'autre genou et dans les mains vont, elles aussi, disparaître. Que Dieu vous récompense pour toutes les peines pour le bien de l'humanité. »

Madame Maria V. de M./Burgenland écrit le 9 septembre 1982:
« Il y a deux ans, ma mère qui a maintenant 81 ans, était mourante. Les médecins avaient déclaré son cas désespéré. Double **pleurésie** et **pneumonie**. Elle ne pouvait presque plus tousser, n'avait pas uriné pendant 4 jours et ne digérait rien. Quand le médecin fut parti après sa dernière piqûre, nous avons commencé à faire des cataplasmes à la prêle sur le ventre et des compresses d'élixir du Suédois (« Schwedentropfen »). Sur la poitrine et le dos, des compresses d'huile de lin. Le lendemain, elle put à nouveau uriner pour la première fois. Cela dura encore quelque temps, mais il y eut une amélioration chaque jour. Aujourd'hui, notre mère travaille à nouveau. »

Madame Gretl B. de A./R. D. A. écrit le 15 septembre 1982:
« Aujourd'hui on trouve les adeptes de vos magnifiques plantes médicinales de la nature jusque dans les Monts Métallifères. C'est avec beaucoup de succès que nous avons réussi à guérir des **varices externes** rebelles en 4 semaines à l'aide de compresses à base de décoction de roseau odorant et de tisane d'orties et de prêle des champs. »

Madame Waltraud R. de M./R. F. A. écrit le 19 septembre 1982:
« Aujourd'hui, j'aimerais vous remercier pour les conseils que vous avez donnés lors de votre séminaire à R. en été 1982. Entre-temps, j'ai pu aider beaucoup de gens à l'aide des plantes. Le beau-frère de ma cousine souffrait toutes les nuits de terribles **crampes à la cuisse** et son mari **souffrait de la colonne vertébrale**. Des coussins de lycopode ont enlevé ces douleurs.
Ma tante a badigeonné de jus de soucis frais une **excroissance**, qui ressemblait à une tâche de naissance dans la figure. On n'y voit plus qu'une légère différence de couleur. Le jus frais de souci était également efficace pour les varices. Nous avons congelé des cubes de jus de souci frais et ainsi, tout au long de l'hiver, nous pouvons les utiliser l'un après l'autre. Ma mère, qui souffre d'un foie hypertrophié, et qui, depuis son opération de la vésicule biliaire, avait sans arrêt des **douleurs comme des coliques**, a été guérie par la tisane de lycopode prise le matin. »

Madame Gertrud N. de W./Autriche écrit le 29 septembre 1982:
« Mon amie qui habite la R. D. A. a longtemps souffert de psoriasis. Elle eut entre les mains votre « Pharmacie du Bon Dieu » et grâce à l'application de tisane contre le **psoriasis**, elle l'a guéri. Cette jeune femme qui est très contente de sa guérison et qui vous remercie beaucoup de ce conseil extraordinaire qui s'est avéré extraordinaire. »

Une femme médecin de la R. D. A. écrit le 2 octobre 1982:
« Je vous suis très reconnaissante de m'avoir expédié le livre « La Santé à la Pharmacie du Bon Dieu ». Il nous a

tous déjà aidé. Tous les jours, nous buvons de la tisane d'orties et de la liqueur du Suédois (« Schwedenbitter »). Récemment, j'avais des **bourdonnements d'oreilles**: deux sons stridents, qui étaient présents jour et nuit et dont je ressentais tout l'inconfort. Un de nos médecins-chefs n'a rien pu faire pour moi. J'ai alors bu environ 1 litre de tisane d'orties par jour et pris 3 petites cuillérées de liqueur du Suédois (« Schwedenbitter »). Et voici qu'après 7 jours environ, le bruit s'atténua et disparut bientôt. **2 boutons** ont disparu sous les paupières de mon mari et mon fils R. a plus d'appétit. »

Madame Johanna R. de L./R. F. A. écrit le 2 octobre 1982::
« Pour soigner des **troubles de la vessie**, un bain de siège de prêle des champs m'a aidée d'une façon radicale et je me sens beaucoup mieux. La pression qui provenait du foie a disparu grâce à des compresses de liqueur du Suédois (« Schwedenbitter »). A côté de cela, j'ai bu pendant 4 semaines tous les matins de la tisane de lycopode. Ma fille, qui est professeur principal dans un lycée, boit tous les jours une tasse de tisane d'orties avec une petite cuillérée de liqueur du Suédois (« Schwedenbitter »), mélangé à de la tisane de véronique mâle et à de la prêle pour préserver sa mémoire; de temps à autre, elle prend un bain de siège de prêle. Elle est très satisfaite de son état de santé. »

Madame Liselotte K. de E./R. D. A. écrit le 16 octobre 1982:
« Quelqu'un m'apporta votre livre, alors que j'étais en vacances chez mes petits-enfants en avril de cette année à Altötting et que j'étais assez handicapée pour marcher à cause de mon **arthrose**. Depuis 3 mois, je prends les plantes prescrites, telles que les herbes du Suédois

(« Schwedenkräuter »), la prêle et les orties. Cela va beaucoup mieux. Mes mains et mes poignets, qui étaient assez enflés, sont tout doucement redevenus normaux. »

Madame Gertraud M. de S./R. F. A. écrit le 19 octobre 1982: « J'ai guéri en l'espace de 3 jours une **névrite** dans les deux bras avec de l'huile de millepertuis que j'avais préparée moi-même. En prenant de la teinture de millepertuis, également préparée par moi-même, une **atonie**, ainsi que des **douleurs musculaires** dans les bras, se ont disparu en même temps.

Avec l'aide de la liqueur du Suédois (« Schwedenbitter »), j'ai réussi à stopper une **colique gastrique et intestinale** avec une seule gorgée. J'avais en même temps des **vertiges** et des maux de ventre, qui se sont comme envolés, après cette unique gorgée.

On me prescrivit une pommade contre le **mal de dos (fracture du coccyx et douleurs musculaires)**, qui ne servit à rien. Seule la teinture de bourse à pasteur, préparée par moi-même, en alternance avec des frictions d'huile de millepertuis et de tisanes d'alchémille, que je buvais, ont amené la chose à la normale, comme par miracle. Dieu soit loué, de plus en plus de gens reconnaissent les plantes, surtout grâce à votre magnifique livre

A l'aide de tisane de sauge, j'ai mis peu de temps à faire disparaître des fortes **crampes du bas-ventre**, ainsi que des **difficultés** que j'avais **pour m'endormir**. Pour soigner ces deux affections, j'avais essayé bon nombre de tisanes, jusqu'à ce que je sois tombée sur l'efficacité de la sauge.

J'ai eu des **douleurs** sérieuses dans la **région des reins**. J'ai commencé à boire quotidiennement une tasse de tisane fraîche d'épilobe à petites fleurs, cueillie dans le jardin.

Au bout de quelques gorgées, j'ai tout de suite senti une amélioration. Chaque fois, j'étais incroyablement heureuse de cet effet bénéfique, quand les douleurs disparaissaient. Au bout de 4 à 6 semaines, les douleurs avaient tout à fait disparu. Le même effet positif sur les reins que celui de l'épilobe est obtenu par le mélange de solidage et de gaillet. La guérison et le soulagement des douleurs se font déjà sentir dès les premières gorgées. La tisane de feuilles de mûres est très efficace en cas de diarrhée. La force curatrice si rapide est étonnante. Récemment, je devais partir en voyage, mais j'avais une **diarrhée** peu de temps avant. Je m'étais emportée une thermos de cette tisane dans le train. Les douleurs et la diarrhée étaient apaisées après quelques gorgées seulement. J'étais heureusement surprise et bien reconnaissante! »

Monsieur Johann R. de N./A. de l'E. est venu personnellement me remercier le 22 octobre 1982:
« En janvier 1982, à cause d'un **cancer de la langue**, il subit une grave opération de la langue et des glandes, qui dura 8 heures. On lui enleva des parties de langue et d'oreilles. Il se sentait très malade et misérable. En juin, il entendit parler de mon livre en Allemagne et commença à se gargariser avec de la tisane de gaillet et sentit très rapidement une amélioration. Peu à peu tous ses maux disparurent. Les contrôles à la grande surprise des médecins ont montré que tout avait bien regressé »

Madame Annegret K. de F./R. F. A. écrit le 23 octobre 1982:
« Votre livre a été une aide précieuse pour moi. La tisane d'orties mélangée avec de la liqueur du Suédois (« Schwedenbitter ») m'a délivrée d'une détestable **allergie à la poussière**,

tout comme des bains de siège d'achillée ont traité efficacement un **myome** diagnostiqué par le médecin. »

Madame Maria A. de St./A. de l'E. écrit le 7 novembre 1982:
« Nous étions une grande famille de 11 enfants. Ma mère soignait toutes nos maladies avec des plantes médicinales. Je les connais donc depuis mon enfance. Une voisine avait un **taux de glycémie élevé** et une **hypertension**. Sur mon conseil, elle but un litre et demi de tisane de gaillet. Au bout de quelques semaines, elle fit refaire un contrôle médical. Le médecin fut étonné: « Qu'est ce que vous avez fait? La glycémie et la tension sont à nouveau tout-à-fait normales! »

Madame Hannelore P. de Sch./Haute-Autriche m'appela au téléphone le 18 novembre 1982:
« Je dois vous remercier de tout coeur. J'avais des **calculs biliaires**, une véritable carrière, et je devais me faire opérer. Je commençai à faire la cure de 6 semaines de jus de raifort, comme dans votre « Pharmacie du Bon Dieu ». Je l'ai mal supporté le matin à jeûn les trois premiers jours. Quand j'ai réussi à surmonter cette légère nausée, j'ai senti combien cette cure me faisait du bien. Aujourd'hui, je suis tout-à-fait débarrassée de cette plaie.

Un résultat remarquable me fut raconté par Soeur Angela B. de W./Autriche, suite à un séjour à Bad Schallerbach. L'évèque de son diocese souffrait aussi de **calculs biliaires** et les soeurs commencèrent à lui préparer le jus de raifort. Les premiers jours, il avait de l'appréhension, mais quand il vit que la cure lui faisait du bien, il voulut continuer à en boire plus longtemps (ceci n'est cependant pas à conseiller!). Lui aussi, est débarrassé de ses calculs. »

Madame Gertrud L. de G./R. F. A. écrit le 21 novembre 1982:
« Mille mercis pour vos deux livres, grâce auxquels vous faites tant de bien aux malades. Je souffre terriblement **d'ostéoporose** et quelquefois de douleurs atroces. Mais depuis que je prends régulièrement l'élixir du Suédois (« Schwedentropfen »), tout est devenu plus supportable. Je bois de la tisane d'achillée, en alternance avec d'autres tisanes de votre livre. Je me suis aussi préparée du sirop de pissenlit et de plantain lancéolé, ainsi que de la pommade au souci pour mes **varices**. Si je n'avais pas eu votre livre et les herbes du Suédois (« Schwedenkräuter »), tout aurait été bien pire, car les médicaments qu'entre-temps j'ai pu laisser de côté, me causaient des problèmes de vésicule et d'estomac. Que Dieu vous protège! »

Madame Renate St. de H./R. F. A. écrit le 21 novembre 1982:
« Je reçus votre livre « La Pharmacie du Bon Dieu » il y a environ un an. Ma première impression le concernant fut:« Ceci n'est pas possible, on peut écrire beaucoup de choses, mais on en peut pas arriver à de tels résultats en si peu de temps. C'est impossible! » Je mis le livre de côté, incrédule

Pendant de longues années, je n'allais pas bien et par moments j'allais carrément mal. Mon **allergie** que j'avais pendant des dizaines d'années m'étiolait à vue d'oeil et mon **anémie** me rendait si faible que je pouvais à peine m'occuper de mon ménage de 5 personnes et de ma mère de 80 ans, qui habitait quelques maisons plus loin. Je souffrais de tant de maladies, qu'un jour le médecin me demanda:« Est-ce qu'il existe une maladie que vous n'avez pas eue? » Pendant des années, on me faisait des piqûres pour combattre mon anémie. Mon allergie se déclenchait malgré des piqûres et des comprimés de cortisone, qui me rendaient toute bouffie. Mes **crises d'asthme** étaient devenues si violentes, que je me retrouvais par terre, trempée de sueur, perdant connaissance et essayant de retrouver ma respiration. Je ne pouvais plus dormir. C'était une torture. En avril 1982, l'allergie recommença de plus belle. Les médecins ne pouvaient rien pour moi et c'est pourquoi je pensais me tourner vers les guérisseurs. Là, je me souvins de votre livre. A l'époque, je ne comprenais pas quelle grâce ce livre contenait. Je commençai par boire régulièrement de la tisane d'orties. Tout d'abord, je crus que cela allait empirer, et je restais là, presque sans espoir. Mais je continuai à boire cette tisane, mélangée à de la liqueur du Suédois (« Schwedenbitter »). Au bout de deux à trois semaines, je sentis que mes douleurs dans la poitrine et l'oppression (l'asthme) s'atténuèrent, de même que les **sécrétions nasales** et **occulaires** diminuaient. J'espérai à nouveau. Bref, je bus la tisane d'orties avec l'élixir du Suédois pendant des mois et cela faisait longtemps que je ne m'étais pas senti aussi bien. Mon asthme était lui aussi devenu plus supportable. La tisane de tussilage pas d'âne me fait aussi beaucoup de bien. De toute façon, mon énergie est légèrement activée, quand je bois cette tisane-là. Pendant l'été, on soigna mon anémie non plus à la cortisone, mais seulement à la vitamine B.

J'ai tellement à coeur de vous dire que j'ai à nouveau retrouvé ma joie de vivre. L'été passé fut le plus beau depuis de longues années. J'ai meme repris partiellement mon métier d'employée dans un cabinet d'avocats. Cela me réjouit particulièrement. J'étais au bout de ma volonté de vivre et je n'osais presque plus quitter la maison. Je me sens comme un nouveau-né et ceci je le dois à vous et à votre livre! Mon mari a lui aussi eu de bons résultats pour soigner ses **de prostate**, avec de la tisane d'épilobe. Je vous remercie de tout coeur! »

Monsieur Herbert H. de St./R. F. A. écrit le 25 novembre 1982:
« Votre livre « La Pharmacie du Bon Dieu » m'a beaucoup aidé, je vous en suis reconnaissant, surtout en ce qui concerne l'épilobe à petites fleurs. Je bois de cette tisane depuis deux ans. En cas de **troubles de la prostate**, cela a de bien meilleurs résultats que tous les médicaments prescrits par notre médecine officielle. »

Madame Grete K. de G./Styrie écrit le 28 novembre 1982:
« Je remercie Dieu d'avoir eu votre livre entre mes mains. J'ai pu sauver mon sein gauche d'une opération. Lors de la dernière radiographie, j'avais une série de petites **tumeurs** bénignes dans la **poitrine**. Mais depuis quelques mois, ces tumeurs irradiaient jusque dans le cou, le dos, la main gauche, à la poitrine droite jusque sous les aisselles. Il y a 3 semaines, j'éprouvai une **sensation de paralysie** dans le cou, comme après une anesthésie chez le dentiste. Je vous suis d'une reconnaissance éternelle: depuis que je me prépare la pommade de soucis, que je fais des compresses avec les restes et que je bois la tisane aux 3 plantes de votre livre, je me sens très bien. Je me fais aussi des compresses de prêle des champs et de liqueur du Suédois (« Schwedenbitter ») sur le bas-ventre et je prends des bains de siège, car j'avais sans arrêt des **douleurs** jusque dans le **gros intestin**. D'après moi, vous méritez le prix Nobel! »

Madame Andrea St. de S./R. F. A. nous écrit le 29 novembre 1982:

« Je pense qu'il est maintenant temps de vous faire part de la façon dont votre brochure et vous-même nous avez aidés. Notre problème était une importante **hydropexie**. Personne ne savait plus que faire pour ma mère. Le médecin qui lui retirait l'eau (jusqu'à présent, après le séjour à l'hôpital d'août dernier, cela a fait en tout 5 fois), s'est étonné de voir que les espaces devenaient de plus en plus longs et que chaque fois le volume d'eau à retirer diminuait. La dernière fois, il y a trois semaines, seulement 1 litre et demi d'eau s'était accumulé en 42 jours (il s'est produit une fois que cinq litres d'eau s'étaient accumulés en 9 jours!). Ma mère est fermement convaincue de la thérapeutique à base de plantes et encore plus des enveloppements de vapeur de prêle des champs. Elle se tient rigoureusement à vos conseils. Elle boit 2 tasses de tisane de prêle des champs par jour, avec chaque fois une cuillérée de liqueur du Suédois (« Schwedenbitter »), le matin et le soir, ainsi qu'1 litre et demi de tisane mixte composée d'achillée, de souci et d'ortie pendant la journée. Nous poursuivons ce traitement depuis le mois d'août de l'année dernière. Je n'ai plus besoin de tenir son ménage, elle recommence à tout faire elle-même. Après le séjour à l'hôpital, ma mère a remarqué qu'elle avait des **kystes** dans le dos. Pendant le traitement aux herbes et aux compresses, tous les kystes sauf un ont disparu. Même ce dernier a un peu diminué de volume. Quel succès! J'ai maintenant commencé à appliquer de l'huile de marjolaine sur le dos.

Il y a environ 4 semaines, une jeune fille de 16 ans que je connais se plaignait de **douleurs dans le bas ventre**.

Elle avait peur d'aller chez le médecin car on avait dû lui enlever un ovaire il y a un an et qu'elle avait maintenant les mêmes douleurs. J'ai cependant pu la persuader d'aller voir le médecin. Celui-ci lui a donné des suppositoires et des comprimés. Pendant la nuit, son état a tellement empiré qu'un séjour à l'hôpital a été nécessaire. On a constaté un **kyste** sur l'ovaire, que l'on a brûlé. Les douleurs sont restées les mêmes. Elle a alors commencé à boire de la tisane d'alchémille selon les prescriptions de la « Pharmacie du Bon Dieu », au bout d'une semaine les douleurs avaient diminué. Au cours du contrôle médical deux semaines après, le médecin s'est étonné du résultat positif obtenu. La jeune fille peut à nouveau rire et toutes ses craintes se sont évanouies. »

Monsieur Christian St. de G./R. D. A. écrit le 2 décembre 1982:
« Une jeune femme de notre immeuble a été hospitalisée quelque temps, elle souffrait d'une **inflammation du bas ventre**. Elle fut renvoyée sans amélioration. Un nouveau rendez-vous devait déterminer si elle devait se rendre à Dresde (R. D. A.), afin de subir une opération. Je lui ai donné de la tisane d'alchémille vulgaire, qu'elle a bue pendant une semaine. L'inflammation régressa tellement qu'une opération ne fut plus nécessaire. »

Madame Gertraud M. de S./R. F. A. écrit le 3 décembre 1982:
« Avec les plantes médicinales, j'ai obtenu tant de résultats merveilleux et suis arrivée à réduire au silence toutes mes maladies, de sorte que pour moi il n'existe plus qu'un seul crédo: les plantes médicinales! Parfois, je ne pouvais croire

que les douleurs qui nous avaient fait souffrir diminueraient après une seule tasse de tisane. J'ai définitivement guéri mon **affection aux reins**, grâce à l'épilobe à petites fleurs, à la tisane de solidage verge d'or et de gaillet. Cela semble miraculeux que ces chères et merveilleuses plantes médicinales guérissent les maladies de l'humanité. Récemment, j'ai lu dans un journal: les mains invisibles de Dieu, ce sont les simples. »

Madame Elise O. de M./R. F. A. écrit le 6 décembre 1982:
« Fin août, on enleva une **tumeur** maligne de la grosseur d'une pomme à la **vessie** de mon mari. Le médecin était d'avis que toutes les 8 semaines, il fallait faire une cystoscopie. J'ai commencé à ramasser de l'épilobe à petites fleurs, comme vous l'indiquez dans votre livre et j'ai apporté tous les jours ¼ de litre de tisane matin et soir à mon mari, à l'hôpital. Après son séjour à l'hôpital, nous avons continué ce traitement à la tisane d'épilobe. En plus, nous lui avions fait boire deux litres par jour de tisane composée d'un mélange de simples, à raison de 300 gr de soucis, 100 gr de prêle, d'achillée mille feuille et d'orties et, tous les soirs, nous lui avons fait des compresses de liqueur du Suédois (« Schwedenbitter ») sur la vessie. Au bout de quatre semaines, il put reprendre son travail. Au bout de huit semaines, le médecin ne put rien déceler de négatif, lors de l'examen de la vessie. »

Madame Anna H. de P./Basse-Autriche écrit le 10 décembre 1982:
« Cette année au printemps, je souffrais pendant 4 mois d'un **abcès au pied**. Un beau jour, mon pied était tellement infecté et la plaie tellement ouverte, suintant et

m'irritant, que ce n'était plus supportable. Grâce à des bains à la mauve sauvage (fromageon) et des compresses de feuilles de plantain lancéolé, comme c'est indiqué dans votre« Pharmacie du Bon Dieu », le pied était refermé au bout de 24 heures et, à présent, 6 mois plus tard, tout est encore en parfait état. Que Dieu vous aide et soyez remerciée mille fois pour cette aide! »

Madame Gertrude D. de W./Autriche écrit le 15 décembre 1982:
« Mon mari remarqua que le surveillant de l'école où il travaillait avait très mauvaise mine. A la question que lui posa mon mari à ce sujet, l'homme répondit qu'il allait très mal et qu'il souffrait d'une **occlusion intestinale**. Nous lui avons procuré de la racine de consoude et de l'elixir du Suédois (« Schwedentropfen ») et lui avons noté les indications contenues dans votre livre. 4 jours plus tard, il raconta tout content qu'il allait à nouveau à la selle. Cela fait 3 semaines déjà que l'amélioration perdure. »

Madame Marianne M. de R./Haute-Autriche écrit le 23 décembre 1982:
« Lors d'une de vos conférences, j'ai appris qu'on obtenait de bons résultats pour soigner une **cirrhose du foie** avec de la tisane de lycopode. Notre mère souffrait de cette grave maladie. Elle but donc de la tisane de lycopode très assidûment, une tasse le matin, et elle fut sur le chemin de l'amélioration; malheureusement, elle rechuta et fit une **jaunisse** et dut être hospitalisée. Tous les jours, nous lui avons apporté le mélange de tisane de soucis, de pissenlit et d'orties. En peu de jours, notre mère alla mieux. Les médecins et les infirmières se trouvèrent

devant un mystère. Pour nous, ce fut le plus beau cadeau de Noël et nous vous en remercions de tout coeur. »

Madame Ingeborg Sch. de W./Autriche écrit le 23 décembre 1982:
« Je me dois de vous remercier. Depuis plus d'un an, j'ai souffert d'un **psoriasis** dans le visage, qui se propagea vers l'intérieur et qui déclencha une irritation des méninges. Je n'étais plus une femme normale. Le virus s'installa dans une des articulations du genou, ainsi que dans les deux articulations des coudes, si bien que je ne pouvais plus rien porter. Ni médicaments, ni piqûres ne firent de l'effet. Au bout de deux semaines de compresses d'élixir du Suédois (« Schwedentropfen ») sur les articulations, toutes les douleurs avaient disparu, et cela resta ainsi jusqu'à aujourd'hui, 6 mois plus tard.

Un deuxième résultat, tout aussi visible, fut celui-ci: depuis 8 ans, je souffrais d'une **verrue** au coup de pied, que j'avais attrapée à la piscine. Elle proliféra jusqu'à la cheville et je finis par en avoir quinze. Les teintures et autres n'eurent pas d'effet. Je fis alors des compresses de liqueur du Suédois (« Schwedenbitter ») pendant 15 jours environ, et les verrues disparurent. Ce fut étonnant! »

Madame Renate S. de H./R. F. A. écrit le 27 décembre 1982:
« Cet automne, je n'eus pas de maladies dues à un **refroidissement**, telles que toux, fièvre, etc…, bien que ces maladies atteignirent les autres membres de ma famille. Auparavant, j'attrapais tout et de la façon la plus grave et la plus longue. J'en suis très contente et je le dois à l'absorption régulière de liqueur du Suédois (« Schwedenbitter »)! »

Madame Gertrud J. de B./Suisse écrit le 28 décembre 1982:
« Lors de mon séjour en cure dans le Tessin, une femme de 60 ans se trouvait être ma voisine de table; elle souffrait de **dépression**. Elle avait subi une opération de la vésicule biliaire et souvent refusait de manger en pleurant. Je la consolai et, deux fois par jour, je lui préparai une bouteille thermos de tisane d'orties fraîches, d'achillée mille feuille et de plantain lancéolé. Elle la prit tout d'abord à contre-coeur, puis petit à petit l'accepta, finissant par la boire avec reconnaissance. Elle me fit part que la dépression dont elle souffrait pendant des mois avait disparu au bout de 4 à 5 semaines.

A la table voisine, se trouvait une femme qui avait 24 de **tension** et des douleurs intenses dans les deux jambes, de **l'arthrite** des genoux, ainsi que des **troubles cardiaques** violents. Le tout traité à l'aide d'une quantité incroyable de médicaments, qui déclenchèrent des troubles nerveux dans sa tête. Je lui donnai la « Pharmacie du Bon Dieu » et lui conseillai de boire de la tisane d'orties, de prêle des champs, de gui et de liqueur du Suédois (« Schwedenbitter »). Au bout de 3 à 4 semaines, elle me fit part au téléphone que sa tension avait chuté à 14, que son état général était bien meilleur et que ses douleurs avaient diminué de moitié. Elle est très contente. Avant Noël, j'ai appris qu'elle continuait à faire des progrès.

Une jeune femme de 38 ans, qui souffrait de graves **dépressions** et qui avait déjà été 4 fois en traitement chez un psychiatre, se retrouvait tous les matins en larmes. Je lui conseillai de boire de la tisane d'orties et lui préparai un bain de siège de prêle; cet état disparut presque aussitôt.

A présent, elle rayonne de joie et peut fêter Noël avec sa famille, au lieu de se faire à nouveau traiter par un psychiatre. »

Madame Linde F. de F.-N./R. F. A. écrit le 29 décembre 1982:
« En automne 1981, je me trouvai dans une situation désespérée. Je souffrais de **troubles hormonaux** avec des **démangeaisons** constantes entre les jambes. Tout n'était que plaie, les lèvres de la vulve blanc-jaunâtre et sanguinolentes. D'après vos conseils, je bus de la tisane de gui et pris des bains aux feuilles de mauve (fromageon). Comme indiqué dans « La Pharmacie du Bon Dieu », je me badigeonnai d'huile de millepertuis, qui au début me brûla un peu, mais qui calma les démangeaisons au bout de quelques séances. La guérison suivit au bout d'une semaine. L'irrigation des muqueuses suivit peu à peu. Ce chapitre, qui me tourmentait plus d'un an et demi, et qui me rendait dépressive, est à présent derrière moi, Dieu soit loué! Moi qui habite encore dans une région relativement saine, je me suis reconvertie dans la cueillette des plantes médicinales et dans la préparation de pommades. Je suis très confiante dans tout cela. »

Madame Ursula D. de K./R. F. A. écrit le 29 décembre 1982:
« En août 1981, après une fausse couche, je souffrai **d'anémie** et finalement de troubles de l'hématopoïèse. Les médecins ont appelé cela anémie aplastique. Mes taux sanguins ne cessaient de diminuer, ainsi que les globules rouges et blancs et aussi les plaquettes, jusqu'à ce qu'à la fin on dut me faire des transfusions sanguines. Cela fait deux

ans que ma mère essaie des méthodes de guérison. C'est pour cela que depuis le 15 novembre 1982 j'ai commencé à me faire des frictions à la teinture d'achillée mille feuille et que je bois tous les jours deux litres de tisane d'orties, répartis au long de la journée. J'ai en plus pris des bains de mains et de pieds à la décoction d'orties.

Les analyses de sang sont redevenues normales au bout de huit semaines. Cela fait déjà 5 semaines que j'ai pu quitter l'hôpital et je n'ai plus eu besoin de transfusions. »

Monsieur Gerhard B. de R./R. F. A. écrit le 30 décembre 1982:
« Depuis quelques mois, j'ai le sentiment de devoir vous dire merci. Le destin ou le hasard m'a mis votre merveilleux livre « La Pharmacie du Bon Dieu » entre les mains. Depuis fin 1978, j'étais très malade. J'avais un très grave **emphysème pulmonaire** avec une **paralysie des bronches**. J'ai été dans 5 hôpitaux différents jusqu'en juin 1981. Environ 25 médecins m'ont traité à l'aide de toutes sortes de médicaments, même à la cortisone. Je fus plusieurs fois conduit à l'hôpital le plus proche, en ambulance, à cause de crises d'étouffements. C'était ma vie, de semaine en semaine. Par deux fois, j'étais totalement inconscient. On prévint mes enfants par ces mots:« Votre père a cessé de respirer, le pouls s'est arrêté – nous essayons de le réanimer ». On ne m'a plus donné longtemps à vivre. C'est pourquoi, je n'avais plus qu'un seul souhait: mourir! Tout ceci était une torture insupportable. Je ne pouvais pas marcher 200 à 300 mètres, me baisser, ni monter un escalier, sans me faire soutenir. Un grand nombre de médicaments, de piqûres, de goutte à goutte et d'appareils respiratoires étaient mes compagnons de chaque instant.

On me fit trois à quatre séances d'inhalation par jour. Les médecins avaient chaque fois de la chance avec leurs méthodes de réanimation. On m'a brisé une fois 4 côtes, une autre fois 5. Voilà en quoi consistait ma vie!

Et maintenant voilà le destin, mais aussi le hasard. C'est ici, dans la maison, la résidence R. que j'avais eu cette crise d'étouffement. Je porte toujours mes seringues en cas de nécessité sur moi. L'infirmier de la maison me les administra. Ma dame de compagnie me demanda ensuite pleine de compassion: « Est-ce que je dois vous guérir? » « Faites ce que vous voulez; moi je ne veux que mourir ». On m'a posé un paquet de prêle chauffée au bain-marie sur la poitrine. C'était très agréable. Après cela, on me l'a frictionnée avec de la liqueur du Suédois (« Schwedenbitter »). Pendant 6 semaines, je me suis appliquée de la prêle chaude sur ma poitrine, tous les jours. Aujourd'hui encore, je me frictionne la cage thoracique avec la merveilleuse liqueur du Suédois (« Schwedenbitter »). Un miracle est arrivé. Depuis 1981, début de mon traitement à la prêle et à la liqueur du Suédois (« Schwedenbitter »), je n'eus **plus de crises d'étouffements**. Je n'ai plus eu besoin de rester à l'hôpital et je pus à nouveau respirer profondément, faire des promenades, sans me fatiguer. Je grimpe sans difficulté 5 étages. Mon médecin dit: « Vous êtes un miracle. Vous devriez être mort depuis longtemps ». Il a raison, car les 4 autres patients que j'ai rencontrés à l'hôpital sont décédés entre-temps. Ils n'ont pas utilisé de liqueur du Suédois (« Schwedenbitter »). Mon médecin ne connaît pas mon secret. Je ne vais pas le lui dire; il s'est beaucoup occupé de moi.

Et vous, Madame Treben, soyez remerciée! Moi, presque un vieillard, je peux à nouveau rire et être profondément joyeux; je peux me réjouir de mes 9 petits-enfants et admirer la merveilleuse nature, sans avoir beaucoup de ces bobos dus à la vieillesse, la regarder et la voir; tard le soir, rêver dans le bleu profond de la voûte céleste et admirer les étoiles et la lune! »

Madame Gertrud M. de M./R. F. A. écrit le 2 janvier 1983: « La première lettre que j'écris en cette année qui commence, c'est à vous que je l'adresse, vous à qui je dois ma santé recouvrée après une longue maladie de toute une vie grâce à votre « Pharmacie du Bon Dieu ». Les coûts élevés de sécurité sociale depuis 35 ans – j'ai maintenant 68 ans – montrent nettement tout ce que j'ai entrepris contre mes nombreux troubles de santé. Cela a commencé avec des **insomnies**, un vrai martyre pour mon mari et moi. Seul celui qui en a fait l'expérience et qui a souffert ce que j'ai souffert sait que je me suis souvent trouvée devant la délivrance de la mort. Puis je me suis battue avec mon Dieu pour qu'il me pardonne et qu'il m'accepte malgré tout en son sein.

Des **douleurs dans les yeux** qui me torturaient, qui devenaient plus fortes au cours de la journée et me faisaient souffrir, ma **tension** était depuis toujours aux alentours de 10, des **douleurs rhumatismales** se firent sentir, je ne pouvais tourner ma tête embrouillée des deux côtés qu'après de grands efforts (« HWS-Syndrom »), de telle sorte que je ne pouvais travailler quelque peu que le matin. En plus j'avais des **maux d'estomac et d'intestin** – et après de telles journées j'avais sans cesse recours à des somnifères. J'avais la cataracte grise et pas de lunettes qui puissent m'aider!

Le 7 septembre 1982, une brave voisine m'a remis « La Pharmacie du Bon Dieu ». Au fond cela me rebutait de le lire, parce que j'avais déjà tant de livres sur les plantes médicinales, mais j'ai commencé à le lire et j'ai accepté l' invraisemblable – et j'ai commencé avec 6 gorgées de racines de roseau odorant. Au bout de quelques jours, mon bien-être général s'est nettement amélioré, ce qui m'a poussé à prendre des herbes du Suédois (« Schwedenkräuter »), du lycopode et de la consoude, de la véronique mâle et d'autres herbes que vous mentionnez dans votre livre et que vous proposez à tous!

J'ai senti très vite l'effet des herbes du Suédois (« Schwedenkräuter »). Mes maladies ont disparu, grâce à l'effet dépuratif, comme un fruit pourri tombe de l'arbre. Au bout de 3 mois, j'étais en bonne santé, heureuse de vivre, capable de travailler et pleine d'énergie. Surtout j'ai conseillé à tout le monde d'essayer votre méthode! A présent je n'ai plus ni maux d'yeux ni rhumatismes, je n'ai plus de maux d'estomac, ma tension est normale (143), je peux dormir sans somnifères et si profondément que je n'ai plus besoin que de quelques heures de sommeil. Auparavant, j'étais souvent au lit jusqu'à 10 heures du matin, maintenant je me lève au plus tard à 6 heures. Je dispose d'une énergie immense, ma vue s'est nettement améliorée et je peux écrire sans lunettes. Je me passe tous les jours des herbes du Suédois (« Schwedenkräuter ») sur les paupières.

Mon mari, dont l'intestin fonctionnait mal depuis des décennies, est maintenant heureux que tout fonctionne normalement. Je veux vous remercier de tout mon coeur de m'avoir aidé, tout comme vous avez aidé beaucoup de personnes! Merci de vous exposer sans crainte à toutes les critiques négatives dans le but d'aider les hommes de façon naturelle. Notre médecin, très sceptique lors de ma première expérience positive, s'est renseignée et a dû reconnaître qu'un miracle avait eu lieu pour moi. »

Madame Luise B. de N./R. F. A. écrit le 4 janvier 1983:
« Depuis que je possède votre « Pharmacie du Bon Dieu », mon **affection à la vessie** que j'avais depuis des années s'est améliorée en quelques semaines, avec l'aide de Dieu et vos conseils. Aujourd'hui, trois mois après, je n'ai plus mal, grâce à l'absorption de tisane d'épilobe à petites fleurs. J'en suis très heureuse et je vous dis mille mercis! »

Monsieur Siegfried B. de B./R. F. A. écrit le 7 janvier 1983:
« Ma femme, qui est âgée de 38 ans, a eu vers 14 ans une sorte de véritable **pied bot**. Il devint de plus en plus gros. Elle alla consulter des médecins – aucun ne put l'aider. Des drains, des excisions, des opérations, l'impossible a été tenté. Rien, mais vraiment rien, n'a été efficace. Son pied au bout de sa jambe avait l'air d'une massue au bout de laquelle pendaient 5 petites saucisses, les doigts de pied. Le pied était méconnaissable, tellement la chose était informe.

L'année passée je suis tombé sur votre«Pharmacie du Bon Dieu» et j'ai tout de suite cherché sous la rubrique « **Oedème** ». Aux alentours de l'Assomption, j'ai fait la préparation de la petite liqueur du Suédois (« Schwedenbitter »), et quand elle fut prête, j'ai commencé à faire des compresses de liqueur du Suédois (« Schwedenbitter »), qu'elle gardait toute la nuit, ceci pendant trois mois. Malheureusement, ma femme n'avait pas toujours très bien talqué son pied et ne supportait plus les compresses

Mais l'enflure diminua! En plus, tous les matins, elle bu une tasse de tisane de burgrane et on faisait infuser la nuit, de l'ortie, de la prêle, du souci et de l'aigremoine.

L'enflure a tellement régressé, que même des gens de l'extérieur s'en sont apercu principalement un médecin, qui le remarqua sans qu'on lui demande et des gens qui avaient pitié de ses jambes si pitoyables. Pour la première fois de sa vie, ma femme a pu s'acheter des chaussures normales. Entre-temps, elle boit un mélange de tisanes de gaillet, de prêle des champs, de lamier galéobdolon, d'ortie et de solidage verge d'or. Je reste persuadée que cela provient d'un mauvais fonctionnement des reins. La déformation a régressé et, à présent, cela n'empire plus, c'est-à-dire au niveau de la cheville, l'enflure est encore là. (Ici, seul des bains de pieds à la mauve sauvage, mise à infuser à froid la nuit, peuvent aider. Note de l'auteur). »

Madame Margarete O. de W./Autriche écrit le 7 janvier 1983:
« J'ai 62 ans et je souffre de la **maladie de Parkinson**. Les médicaments que me donne le neurologue provoquent de terribles maux d'estomac. Je sais que ma maladie est due à une dégénérescence des nerfs cérébraux, mais je remarque aussi que des frictions à la liqueur du Suédois (« Schwedenbitter ») peuvent améliorer beaucoup de symtômes annexes. Mon mari a frictionné ma colonne vertébrale, cela m'a beaucoup soulagée. Mes terribles crampes dans la main gauche ont totalement disparu depuis je bois de la tisane d'achillée mille feuille. Je ne laisse pas de répit à cette maladie et j'espère que l'essence d'achillée va ralentir tous les symptômes annexes. »

Madame Gertrud R. de F./R. F. A. écrit le 10 janvier 1983:
« Depuis fin octobre 1981, je prends deux fois par jours une cuillérée à café d'herbes du Suédois (« Schwedenkräuter ») et je me sens depuis lors mieux que jamais. Depuis ma

polyarthrite il y a 10 ans, je ne pouvais plus supporter de nourriture normale, je devais faire un régime pour l'estomac. Depuis que j'ai pris ces gouttes, je supporte tout, je n'ai plus de douleurs et ma **digestion** est bonne, et ceci bien que j'aie pris toute ma vie des purgatifs. Maintenant, je n'ai plus besoin de médicaments. J'ai retrouvé ma joie de vivre, je voudrais vous en remercier! »

Monsieur Bruno D. de Sch./R. F. A. écrit le 13 janvier 1983:
« Depuis la campagne de Russie en 1941, j'avais des **rhumatismes** et une douloureuse **blessure du ménisque**. Ma femme avait depuis sa jeunesse à combattre une **paresse intestinale**. Nous avons tout d'abord considéré vos recommandations de« La Pharmacie du Bon Dieu » avec scepticisme, mais avons cependant commencé à faire macérer des herbes du Suédois (« Schwedenkräuter »). Quelques semaines plus tard, une nouvelle vie a commencé pour nous, sans problèmes de santé. Nos anciens ennuis de santé ont disparu, ainsi que les **refroidissements** courants au printemps et en automne. Nous en prenons une cuillérée à thé le matin et le soir. – En 1982, nous avons passé des vacances sur le terrain de camping du lac Toblach. Nous y avons rencontré une dame de Heilbrunn dont le visage était tout égratigné et enflé à la suite d'une chute malheureuse. Au bout de quelques jours, nous ne l'avons pas reconnue. Les blessures avaient totalement guéri, sans cicatrices.« Grâce à Maria Treben et aux herbes du Suédois (« Schwedenkräuter »), nous dit-elle. Vous êtes grâces à vos bienfaits plus connue que nous ne le savions. – Je voulais également vous dire que les épilobes qui poussent près de notre appartement dans un buisson m'ont déjà aidé. Un grand bravo pour l'aide que vous nous avez apportée. »

Monsieur Horst S. de G.-P./R. F. A. écrit le 27 janvier 1983:
« Grâce à vos conseils dans « La Pharmacie du Bon Dieu », j'ai été débarrassé cette nuit rapidement et sans douleur d'un **calcul rénal** par l'action des épilobes, des herbes du Suédois (« Schwedenkräuter »), des orties et de la prêle des champs. Les herbes du Suédois (« Schwedenkräuter ») prises avec du sucre contre les insomnies m'ont aidée et j'ai bien pu dormir. »

Monsieur A. Friedrich R. de D./R. F. A. écrit le 30 janvier 1983:
« J'ai commandé la tisane contre le **psoriasis** et je l'ai reçue hier. Vous pouvez me croire: dès le premier litre, j'ai été soulagé des terribles prurits qui me démangeaient à plusieurs endroits du corps, et j'ai pu constater une régression des rougeurs des petits boutons et cloques. Je continue le traitement plein d'espoir! »

Monsieur Franz O. de B./R. F. A. écrit le 30 janvier 1983:
« Mon pied gauche était atteint d'un **phlegmon** avec **suppuration osseuse** et on devait m'amputer. Le 30. 11. 1982, je vous ai téléphoné ici de l'hôpital en désespoir de cause, pour savoir si la farine de grande consoude pouvait aussi être efficace en cas de diabète. En accord avec le médecin-chef de l'hôpital, je me suis donc fait un cataplasme en mélangeant de la farine de grande consoude avec de l'eau et de l'huile et j'ai totalement recouvert le pied et le tibia chaque jour, matin et soir, avec ce cataplasme. Au bout de quelques jours déjà, la rougeur et l'enflure du pied diminuèrent quelque peu, et au bout de 15 jours, le pied diminua considérablement de volume, à la grande surprise du médecin-chef, après avoir pris un bain de camomille

d'une demi-heure suivi d'un bain de trois quarts d'heure dans 2 litres un quart d'élixir du Suédois (« Schwedentropfen ») délayés dans l'eau du bain. Je continuai à traiter le pied de cette façon tout en prenant des antibiotiques et en lavant les plaies avec du jus de souci et de prêle, de telle façon que le pied est aujourd'hui parfaitement rétabli grâce à vos conseils. Je voudrais ici vous remercier mille fois et du fond du coeur. Je voudrais ajouter encore que j'ai bu la tisane que vous avez conseillée pour les **maladies osseuses**: 4 tasses d'achillée, 2 tasses de soucis, 2 tasses d'orties avec respectivement une cuillérée à soupe d'élixir du Suédois (« Schwedentropfen »). »

Monsieur Walter Sch. de St. G./Suisse écrit le 22 février 1983:
« Aux environs de Pâques, j'ai fait faire des analyses ici à l'hôpital. Je pouvais à peine encore manger et j'avais perdu du poids, de 100 kilos à 70 kilos. On a découvert une **tumeur rénale**. Le médecin-chef, un spécialiste du cancer, m'a dit que c'était une **tumeur maligne** et m'a encore donné environ trois semaines à vivre. Du fait de ma maladie de coeur, une opération était absolument impossible. J'ai quitté l'hôpital à l'article de la mort (76 ans). – J'ai alors bu sur le conseil d'une connaissance, de la tisane de prêle, de souci, d'achillée et d'ortie de votre livre « La Pharmacie du Bon Dieu ». Depuis, je me sens beaucoup mieux. Le médecin a pris aujourd'hui une radio, et a constaté que la tumeur avait cessé de grossir! C'est la raison pour laquelle je voudrais remercier Dieu et vous dire merci pour vos conseils. »

Madame M. B.-O. de F./Suisse écrit le 22 février 1983:
« Un monsieur de ma connaissance, âgé de 68 ans, devait être opéré de la **prostate** il y a 2 ans. Je lui ai donné votre

livre « La Pharmacie du Bon Dieu » et depuis, il boit de la tisane d'épilobe à petites fleurs, et ses douleurs ont disparu. »

Madame O. de M./R. F. A. écrit le 28 février 1983:
« Il y a 6 mois on a enlevé **une tumeur maligne de la vessie** de mon mari. Il boit tous les jours votre tisane d'épilobe à petites fleurs. Deux cystoscopies ont montré que rien n'avait repoussé. Grâce à l'aide de Dieu et aux herbes, il va de nouveau travailler et il va même très bien. »

Sr. Christel F. de Oruro/Bolivie écrit le premier mars 1983:
« Je vous écrit pour vous remercier très chaleureusement. Merci pour ce mineur à la grave maladie des poumons; c'était un des nombreux travailleurs des mines qui sont malades dans le petit hôpital de Oruro ou à la maison, sans espoir de guérison, les poumons totalement envahis avec la poussière des minerais, cherchant leur respiration et crachant du sang. Jusqu'au moment où, l'hémoptysie violente se produit, synonyme d'une mort rapide. Toutes les piqûres et tous les comprimés que leur donnait le médecin n'avaient aucun effet. Le mineur gravement atteint au poumon dont je m'occupais a accepté avec gratitude et espoir vos conseils. Il a commencé aussitôt le traitement selon vos directives, c'est à dire mettre des compresses de vapeur de prêle des champs, et de temps en temps aussi des compresses d'herbes du Suédois (« Schwedenkräuter »), et à boire de la tisane de prêle, d'ortie et d'achillée avec trois cuillérées à thé d'herbes du Suédois (« Schwedenkräuter ») par jour. J'ai fait venir des herbes du Suédois (« Schwedenkräuter ») et de l'achillée d'Allemagne, je me suis procurée ici de la prêle des champs et des orties.

Pour son coeur affaibli, nous lui avons donné également de bonnes gouttes pour le coeur. Et ce qu'aucun des médicaments n'avait réussi jusque là, les herbes de« La Pharmacie du Bon Dieu » ont pu le réaliser tout de suite: elles ont eu la force de décrasser le poumon et l'estomac. D'après les dires du mineur, les parois stomacales étaient également envahies par cette terrible poussière et cela causait des douleurs constants de l'estomac. Cet homme gravement malade qui crachait déjà du sang, n'a plus aucune douleur, peut de nouveau respirer sans problème et ne tousse plus. Tout ce qui lui causait des douleurs a été littéralement éliminé par son organisme. Auparavant, il était constamment au lit, il n'avait même plus la force de tenir une tasse entre ses mains. La semaine dernière, il est venu à pied dans notre foyer, pour rendre visite à son vieux père ainsi qu'à nous pour nous remercier. Ces remerciements, nous voudrions vous les faire parvenir, chère Madame Treben.

Le bien que vous faites à l'humanité, seul notre Seigneur pourra vous le rendre un jour à sa juste valeur!

En raison de cette guérison inattendue, nous espérons que nous pourrons aider beaucoup d'autres malades des mines dans notre petit hôpital. Lorsque le médecin traitant regarde les radios et voit les poumons dégagés, il devrait vraiment adopter vos conseils, pour le bien de ses patients. Nous ferions intervenir l'ambassade d'Allemagne pour pouvoir faire venir des herbes du Suédois (« Schwedenkräuter ») et de l'achillée en grandes quantités aux frais de l'hôpital, sans droits de douane.

Je voudrais mentionner encore brièvement que la guérison de Don Armando est une bénediction, pour ses enfants également. Il a 8 enfants encore jeunes, sa femme l'a quitté ainsi que ses enfants, lorsqu'il est venu à l'hôpital il y a environ six semaines. Au nom de toutes les soeurs de notre asile« Sainte Famille », un très grand merci. »

Madame Anna M. de S./R. F. A. écrit le 6 mars 1983:
« Mon mari avait une **pneumonie** sans fièvre. Il respirait difficilement et avait une forte toux avec de terribles expectorations. Grâce à la tisane de thym et de tussilage et aux compresses de tussilage sur les endroits douloureux, son état général s'est amélioré. »

Madame Ulrike St. de St./Carinthie écrit le 10 mars 1983::
« Je considère comme un miracle le fait que votre livre « La Pharmacie du Bon Dieu » a été publié justement à notre époque. En l'espace de 30 ans, je me suis foulé trois fois la cheville. En ce qui concerne la guérison des deux **premières** foulures c'était terriblement compliqué. En revanche l'utilisation immédiate des compresses aux herbes du Suédois (« Schwedenkräuter ») au cours de la troisième foulure m'a aidée à ne pas être gênée quand je marche. – Et lors d'un grave **refroidissement**, j'ai eu l'occasion, juste avant un voyage, de boire de la tisane d'orties. Cela a presque été un miracle: en deux jours pratiquement, mon refroidissement avait disparu! Chez moi cela dure normalement 15 jours et je finis ces refroidissements par une bonne toux. – Vos indications concernant les quantités de tisane de plantes à boire sont extrêmement importantes; jusqu'à présent, je n'en ai jamais trouvé d'aussi précises dans un livre sur les plantes médicinales, et c'est la raison pour laquelle les succès thérapeutiques qui en résultaient étaient presque nuls. »

Madame Margarete W. de N./R. F. A. écrit le 14 mars 1983: « Ces quelques lignes sont l'expression d'un grand remerciement pour « La Pharmacie du Bon Dieu »; ce livre extraordinaire, il faut non seulement le lire, il faut apprendre à vivre avec lui! Nous possédons ce livre depuis cinq mois et il nous a appris des tas de choses et il nous a guéris! j'avais souvent des **eczémas** aux pieds et aux jambes, j'ai essayé très longtemps de les combattre, mais ils n'ont jamais entièrement guéri. Grâce à la pommade au souci, j'ai pu être guérie, ce qui est formidable; sans parler de la liqueur du Suédois (« Schwedenbitter »)! C'est merveilleux de pouvoir atteindre la guérison en se servant de la nature. Mon mari s'était bien enrhumé en novembre 1982, et le refroidissement avait touché les **reins** et la **vessie**. Nous avons réussi à faire descendre la fièvre au moyen de compresses à la liqueur du Suédois (« Schwedenbitter »), l'épilobe à petites fleurs a été très efficace en ce qui concerne la vessie. Aujourd'hui, tout le mal est oublié. Les indications et les expériences faites avec la liqueur du Suédois (« Schwedenbitter »), ce n'est pas possible de les décrire avec des mots. Mille fois merci! Pendant de très, très nombreux mois, j'avais des **démangeaisons** gênantes dans le vagin. Mon naturopathe m'a recommandé des lavages à la prêle, mais cela ne m'a pas beaucoup aidée. Vos conseils à savoir des lavages à l'achillée m'ont guérie et je suis on ne peut plus heureuse. – En me servant d'un appareil de gymnastique, je me suis fait une plaie ouverte sur le tibia. J'ai traité la plaie pendant plusieurs jours avec de la liqueur du Suédois (« Schwedenbitter »), et elle a guéri de façon extraordinaire. Nous vous remercions du fond du coeur et voudrions vous citer à la fin de cette lettre un petit poème:« La joie et la douleur se disputaient: qui d'entre elles servaient le plus le coeur humain? L'amour se joignit à elles et dit:« Que votre dispute s'arrête! Sachez que le coeur humain c'est à moi qu'il appartient ! »

Madame Marianne S. de A./R. F. A. écrit le 16 mars 1983:
« Mon père avait il y a trois ans un **cancer de la vessie et de la prostate**. Il a bu, selon vos indications, de la tisane d'épilobe à petites fleurs. Il est guéri. Nous voudrions vous en remercier sincèrement. – Je bois régulièrement la tisane pour la **thyroïde** et fais des gargarismes au gaillet. Je me sens bien mieux. – La tisane au souci en cas de **grippe**, de douleurs de l'estomac, de l'intestin et de diarrhées ainsi que la boisson du Suédois (« Schwedentrunk ») en cas d'**enflement des glandes lymphatiques**, d'irritations, d'**otites**, d'**angines**, de **bronchites**, ont toujours été efficaces. »

Madame Maria A. de S./R. F. A. écrit le 20 mars 1983:
« Une **poche de sang** s'est formée sur ma lèvre inférieure; elle est devenue de plus en plus grande et c'était horrible à voir. Mon médecin de famille était d'avis qu'une opération serait nécessaire pour l'enlever. Sur ce, je l'ai recouverte environ 4 mois de suite 5 à 6 fois par jour de jus frais de chélidoine. La poche de sang a disparu. »

Une soeur religieuse de Rome écrit à Sr. Conradine, de S./R. F. A. le 22 mars 1983:
« Il paraît que « La Pharmacie du Bon Dieu » est parue en langue italienne. Il y a quelques jours, un médecin est venu ici, il voulait savoir ce qu'était le souci. Une de nos soeurs religieuses lui a donné alors une plante et un peu de pommade. Il a alors dit qu'il ne pouvait pas croire tout

ce qui était écrit dans le livre de Madame Treben, mais que certaines choses étaient sûrement bonnes. – Il suffit d'essayer, le résultat est étonnant ! Ici, les religieuses croient toutes aux bienfaits de la pommade au souci, elles en ont fait l'expérience elles-mêmes. Nous préparons la pommade avec du saindoux de porc, parce que nous tuons les cochons nous-mêmes. »

Madame Gertraud M. de S./R.F.A. écrit le 27 mars 1983:
« Ces derniers temps, j'ai eu de violentes douleurs dans les **reins** et dans la **vessie**. J'ai trouvé dans votre livre sur les plantes le passage concernant la tisane de prêle des champs. Je ne pouvais plus supporter mes douleurs, mais après avoir bu 2 tasses de tisane de prêle, les douleurs avaient totalement disparu. Contre les maux de vessie, j'ai pris régulièrement de l'épilobe à petites fleurs. – Un autre succès d'importance a été obtenu grâce à la tisane de lycopode. J'avais parfois des **crises de suffocation** et de graves **difficultés respiratoires**, et j'ai trouvé dans votre livre la mention du lycopode; dans ma jeunesse, j'avais déjà dû combattre des crises de suffocations avec crampes respiratoires. Maintenant, la tisane au lycopode m'a guérie de mes étouffements. »

Madame Magda S. de W./Styrie (Autriche) écrit le 2 avril 1983:
« La parution de « La Pharmacie du Bon Dieu » m'a fait plaisir non seulement pour moi-même, mais encore en ce qui concerne les nombreuses personnes souffrantes, où la médecine traditionnelle est impuissante. De par mon expérience personnelle, je sais comme c'est terrible lorsque l'on ne nous donne plus d'espoir et que des prévisions

pessimistes vous en ôtent la dernière lueur. – Ortie, pissenlit, feuilles de sureau et bien d'autres encore ont régénéré mon organisme si éprouvé et si **pauvre en substances minérales** de manière si intense, que je me suis sentie au bout d'un temps assez court en meilleure santé et plus forte. A l'époque, je pris conscience avec reconnaissance de la valeur de nos plantes thérapeutiques et depuis, je fais de temps en temps une cure de tisane pour régénérer tout mon corps.

« La Pharmacie du Bon Dieu » ne donne pas seulement des explications, elle offre également des consolations. La façon dont l'auteur transmet son savoir thérapeutique si étendu est claire et convaincante. A mon avis, chaque grand malade y trouve de nouveau espoir et courage de vivre. Les guérisons qui touchent aux miracles, les recettes pour l'utilisation des plantes, donnent à l'oeuvre une base solide et crédible, ce que même un sceptique doit accepter. Si on ne le reconnaît pas, l'envie et la malveillance sont en jeu. Personne n'est obligé d'utiliser les plantes médicinales! Le manque d'espoir affaiblit le corps et l'esprit. En revanche, l'espoir peut réveiller l'énergie psychique au repos, la force intérieure qui sommeille chez l'homme. Celui qui était désespéré jusqu'alors, apprend à reconnaître les relations avec la nature, et avant tout le fait que les plantes peuvent aider Dieu à venir au secours de ses enfants, qui en ont besoin. »

Monsieur le curé en retraite Alfred R. de G./R. F. A. écrit le 15 avril 1983:

« Par une maladresse, un couteau très aiguisé a coupé la moitié d'un ongle. A ce moment là, je me suis rappelé l'indication de « La Pharmacie du Bon Dieu » concernant le plantain lancéolé, une plante qui pousse en plus devant ma porte. J'en ai donc mis sur l'ongle blessé, avec un capuchon de sparadrap par dessus. Je veux absolument que vous sachiez que tout a guéri. Un autre frère du doyenné avait attrappé un champignon sur les ongles des pieds. J'ai appris qu'à la clinique, on lui a arraché tous les ongles des pieds. Je ne voulais pas qu'il en soit de même avec moi et c'est la raison pour laquelle j'ai plongé mon ongle de temps en temps dans de la tisane de prêle. Cela a été bon pour mon ongle, tout est rentré dans l'ordre. J'admire votre livre « La Pharmacie du Bon Dieu » et vous remercie pour votre grande aide. »

Madame Waltraud Le B. de N./R. F. A. écrit le 7 mai 1983:
« Le 31.3.1983, on a constaté chez mon fils une **tumeur maligne** à la base du cerveau. Jusqu'au lundi 25.4., il a été en clinique et a eu des séances de rayons qui perdurent. Depuis le 29. 4., notre fils boit la tisane que vous avez recommandée en cas de tumeurs malignes, et nous avons également pu trouver de l'oxalide. Sur le dernier scanner on a constaté un réduction sensible de la tumeur. A Pâques (début avril), notre fils ne pouvait presque plus marcher, sa main droite était comme paralysée, ses yeux presque fermés. Que l'on m'ait conseillé votre livre était sûrement voulu par Dieu. A present je me tiens exactement à vos indications et notre enfant de 10 ans est heureux de faire de même. »

Madame Anna St. de P./Basse-Autriche écrit le 18 mai 1983:
« Depuis trois ans, j'avais de grandes douleurs dans les genoux. J'ai alors commencé, selon vos indications trouvées sous«Arthrose», à faire quotidiennement des compresses

d'élixir du Suédois (« Schwedenbitter ») et de feuilles d'acanthe (pattes d'ours), j'ai bu de la tisane de prêle et d'orties, et maintenant, 4 mois seulement après, l'état des genoux s'est nettement amélioré. Mille mercis! »

Sr. Conradine, foyer de religieuses de S./R. F. A. écrit le premier juin 1983:
« Les livres « La Pharmacie du Bon Dieu » et « Succès thérapeutiques » m'ont procuré beaucoup de joie et d'enseignements. A l'époque, j'ai souri et pensé: Madame Treben peut bien se vanter! Mais maintenant je regrette vraiment toutes ces pensées.

---

1) Soeur G. avait quitté l'hôpital sans aucun espoir de guérison. En raison d'un cancer, on lui avait enlevé deux tiers de l'estomac. Elle ne pouvait manger que peu de choses et elle se sentait très mal en point. Le ventre et le pancréas étaient enflés. Elle avait à la tête quatre **tumeurs** grandes comme des noisettes, ses jambes montraient des signes **d'éléfantiasis**, comme cela est décrit sous les maladies malignes des glandes lymphatiques, ses genoux ressemblaient à des tambours. Les tumeurs furent traitées plusieurs fois par jour, jusqu'à leur disparition, d'herbes du Suédois (« Schwedenkräuter »). Le genou et les jambes enflées ont été enduites trois fois par jour d'une couche épaisse de pommade au souci, puis bandées. Le deuxième jour, la soeur s'écria toute heureuse :«un miracle! mes genous désenflent et ne me font plus mal!» La région du foie, du pancréas et de l'estomac fut également enduite de cette pommade. De plus, elle but à tour de rôle un litre de tisane d'orties et de tisane mixte par jour. Nous fabriquâmes des sachets de tisane, ce qui facilitait la préparation.

Plusieurs fois, la soeur prit un bain de prêle des champs, et ceci améliora son bien-être.« Je me sens renaître! » nous dit-elle. Au bout de six mois, les médecins s'étonnèrent en examinant les radios, du bon état de l'estomac. La soeur peut de nouveau manger et est heureuse de pouvoir aider à la cuisine. Elle continue à boire tous les jours un litre de tisane. Elle remercie le Seigneur pour la force thérapeutique des plantes médicinales.

---

2) Ma petite-nièce de cinq ans souffrait d'une **toux** constante qui était devenue grave et ne pouvait plus être guérie. Nous lui avons fait un sirop de pissenlits et la toux a disparu au bout de deux jours.

---

3) Monsieur W. avait une **toux** persistante à tel point que l'on croyait qu'il allait se déchirer les poumons. Il avait travaillé pendant 38 ans dans une mine de charbon et pensait que ses poumons étaient remplis de poussière de charbon. Ici aussi, cette toux grave s'en alla grâce au sirop de pissenlits.

---

4) Soeur G. se plaignait d'une **chute de cheveux**. Plusieurs fois par jour, elle recouvrit le cuir chevelu d' une petite éponge imprégnée de tisane d'orties le cuir chevelu. En l'espace d'un court laps de temps, de nouveaux cheveux apparurent, et ils ont maintenant atteint une bonne longueur. – Quand je vois à la télévision tant d'hommes chauves, je voudrais crier: l'ortie, un moyen simple de faire pousser les cheveux! Cela en vaudrait la peine, et vos adversaires, Madame Treben, seraient réduits au silence.

---

5) Soeur M. R. était à l'hôpital pour une **couperose**. On essaya toutes sortes de médicaments sans succès. Puis un

médecin dit:« Maintenant, nous essayons les plantes médicinales! ». L'huile de millepertuis a été efficace immédiatement.

---

6) Madame S. se plaignait:« En dépit d'une grande fatigue, je ne peux pas dormir! » Je lui conseillai votre recette de tisane contre les **insomnies**. A la pharmacie, on me dit:« C'est très cher ». Mais elle l'acheta. Le soir, elle s'en fit une infusion et en but une tasse. Elle s'endormit aussitôt et n'entendit même pas l'orage violent pendant la nuit.

---

7) Soeur M. C. dut être amputée des deux seins en raison d'un **cancer de la poitrine**. Une femme lui raconta que les fleurs rouges du trèfle ont un effet préventif mais également thérapeutique. Elle boit quotidiennement environ un litre de cette tisane (faire infuser environ 10 fleurs). Aujourd'hui, deux ans après, elle travaille encore sans ménagement comme professeur.

---

8) La force thérapeutique de la mélisse est très importante. J'en ai mis des feuilles fraîches dans un coussin et en cas de **douleurs** de dos, de dents ou autres, je mets le coussin sur la partie douloureuse et toutes les douleurs disparaissent.

---

9) Soeur R. avait une **veine** du pli poplité qui avait éclaté. Elle se servit de la pommade au souci. Au bout de trois semaines, le médecin dit:«La peau est lisse et incolore !»

---

10) Une femme souffrait d'une **périostite** sur la plante des deux pieds. Elle les enveloppa deux fois par jour dans

une teinture de grande consoude, et pour la nuit elle les enveloppa de pommade au souci. Ceci a donné des résultats très positifs.

---

11) Soeur M. A. avait une **fistule** dans la bouche qui lui provoquait de grandes douleurs. Différents médicaments furent sans effet. Ensuite elle essaya de faire de profonds gargarismes avec de la tisane de gaillet, qu'elle but. Le goût désagréable dans la bouche disparut et la fistule commença lentement à se résorber.

---

12) Soeur J. avait une **fistule** au gros orteil. L'ongle n'y tenait plus que par un fil. Les douleurs l'empêchaient pratiquement de marcher. Des bains de pied à la prêle des champs, des compresses avec des herbes du Suédois (« Schwedenkräuter »), et pendant la nuit des enveloppements de souci eurent bientôt de l'effet. Le médecin s'étonna de cette rapide guérison. – C'est la raison pour laquelle je dois confirmer ce qu'un vieil homme a dit un jour: « Avant de connaître les couverts de table en argent, on avait des cuillers en étain. Ces cuillers pouvaient être nettoyées et retrouver leur brillant naturel en les frottant avec de la prêle des champs. En allemand, la prêle des champs, ou « Ackerschachtelhalm », a même reçu pour cette raison le surnom « Zinnkraut » (« Plante de l'étain »). » La tisane de prêle des champs purifie notre corps de toutes les maladies que vous décrivez dans votre livre « La Pharmacie du Bon Dieu ».

---

13) En juillet 1982, j'ai été si malade que personne n'a cru que je survivrais à ma maladie. J'avais une **infection virale** au pancréas, à la vésicule et un **abcès** au foie.

Lorsque la crise a passé, j'ai commencé à boire de la tisane d'orties, d'achillée, de prêle des champs et de souci, et j'ai sucré ma tisane avec du sirop de pissenlit. Aujourd'hui encore, je bois tous les jours un demi-litre de tisane, je me sens bien et j'ai passé l'hiver sans refroidissement. Même lorsque l'on est âgé, on peut trouver des solutions à ses problèmes de santé.

---

14) Madame W. avait de grandes douleurs dues à une sciatique. Elle a pris plusieurs fois des bains à la décoction d'orties et les douleurs ont disparu. »

Madame M. St. de B./Suisse écrit le 7 juin 1983:
« Mon mari et moi voudrions exprimer notre confiance en « La Pharmacie du Bon Dieu » et vous remercier de tout notre coeur d'avoir continué à partager votre savoir avec nous en dépit de toutes les attaques auxquelles vous êtes sujette. Mon mari est gravement atteint de **leucémie** et a dû abandonner son cabinet de médecin d'un jour à l'autre. Nous mettons toute notre confiance en la thérapeutique par les plantes que vous avez citée dans le chapitre«leucémie», et naturellement en Dieu, et nous nous remettons entre ses mains. Nous avons aujourd'hui le dixseptième jour de la cure par les plantes. Les douleurs intenables dans la rate (qui revenaient à chaque inspiration) ont disparu au bout de quelques jours. Entre-temps, il peut de nouveau dormir des deux côtés, ce qui n'était auparavant pas possible en raison des douleurs que cela provoquait. Les douleurs dans l'épaule gauche ont également disparu. »

Une autre lettre datée du 10 juillet 1983 nous dit:« Entretemps, la situation s'améliore de jour en jour et mon mari fait déjà de petites promenades. »

Madame Irene M. de K./Pologne écrit le 16 juin 1983:
« J'ai reçu le livre sur les plantes médicinales de la maison d'édition Verlag Ennsthaler, Steyr. J'ai eu il y a trois jour de grandes **douleurs dans le dos**, je pouvais à peine marcher tant les douleurs étaient intenses. Chez nous, en Haute- Silésie, nous avons des bois en grand nombre et mon mari m' a ramené du lycopode frais, que j'ai utilisé la nuit comme oreiller. Une nuit, le grand miracle s'est produit. Je me suis levée le matin sans douleurs, j'ai pu marcher et je me suis sentie bien. – Mon mari a été opéré il y a un an de calculs biliaires. Jusqu'à aujourd'hui, il se plaignait de fortes douleurs du **foie** et il ne pouvait pas faire de travaux pénibles. Grâce à la tisane de lycopode et aux oreillers de lycopode, les douleurs ont maintenant disparu et il peut recommencer à travailler. »

Madame Margit J. de W./Basse-Autriche, écrit
le premier juillet 1983:
« Je voudrais vous dire à tout prix que nous avons eu notre deuxième **enfant** que nous **souhaitions** tant grâce aux conseils donnés dans « La Pharmacie du Bon Dieu » de prendre des gouttes de gui. J'ai pris un certain temps la pilule et lorsque j'ai arrêté de la prendre, je n'ai plus pu tomber enceinte pendant un an et demi. Pendant deux mois de suite (novembre, décembre), j'ai préparé tous les jours du jus de gui et en janvier, le médecin a pu me confirmer ma grossesse. Je n'ai pas pu croire mon bonheur. »

Madame Ilse W. de l./R.F.A. écrit le 10 juillet 1983:
« Je peux maintenant, grâce aux conseils de votre livre, me passer presque entièrement de médicaments. Je devais prendre, en raison d'une **inflammation des muqueuses de l'estomac** chronique, jusqu'à 20 comprimés par jour. La tisane de mauve que vous m'avez conseillée m'a bien aidée et je vais de nouveau très bien. »

Madame Madeleine St. de D./Alsace écrit le 11 juillet 1983:
« Votre brochure « La Pharmacie du Bon Dieu » m'est parvenue comme par miracle. J'ai pu grâce à votre livre guérir mon fils dont le **gros intestin** ne travaillait plus depuis plus d'un an. Grâce à vos conseils, il va de nouveau bien. »

Madame Hedwig A. de B./Haute-Autriche écrit le 15 juillet 1983:
« Il y a trois ans – j'ai 50 ans – j'ai été atteinte de forts saignements qui selon les médecins étaient dus à la ménopause qui commençait. Après deux curetages, mon état ne s'était toujours pas amélioré. J'avais des douleurs semblables à celles précédant l'accouchement, durant souvent de 8 à 10 jours et accompagnées de forts saignements. Trois gynécologues me conseillèrent de faire enlever l'utérus. Lorsque j'avais des saignements, ni piqûres ni la pilule ne pouvaient m'aider. Toutes les quatre semaines, le même dilemme. J'ai essayé la recette trouvée dans « La Pharmacie du Bon Dieu » sous la rubrique **douleurs de menstruation**, et cela a été efficace ! J'ai bu la tisane pendant deux ans, régulièrement. Le médecin que je vais voir deux fois par an est chaque fois étonné de voir la résorbtion des **myomes** dans l'utérus, mais il ne croit pas à l'histoire de la tisane. »

Madame Elisabeth O. de B.-H./R. F. A. écrit le 20 juillet 1983:
« Depuis février de cette année, je bois la tisane que vous avez recommandée contre le **psoriasis**. J'ai également suivi de mon mieux le régime correspondant. Aujourd'hui, les deux pieds sont guéris, et pourtant cette maladie me faisait souffrir depuis 1974. Trois spécialistes m'avaient expliqué clairement que je devrais me faire à cet état de choses! Je dois absolument vous remercier de tout mon coeur pour l'aide apportée dans « La Pharmacie du Bon Dieu »! »

Madame Luise E. de T./Haute-Autriche écrit le 28 juillet 1983:
« Je voudrais vous faire part de notre joie: une connaissance de Leonding avait une **tumeur** grosse comme un oeuf à la gorge, et celle-ci a entièrement disparu en y mettant des feuilles de chélidoine. Elle est heureuse et nous vous remercions du fond du coeur! (la chélidoine n'est délivrée dans les pharmacies que sur ordonnance. Celui qui connaît la plante et qui cherche lui-même la plante fraîche fera des expériences merveilleuses. Remarque de Maria Treben). »

Sr. Gabriela du carme de H./Carinthie (Autriche) écrit le premier août 1983:
« Nous voudrions vous remercier d'avoir relaté vos expériences et vos succès en faveur de l'humanité avec les plantes médicinales. Le bien que vous avez fait est inestimable. Si l'on vous attaque, comme on l'entend de toutes parts, ne perdez pas courage: toute bonne oeuvre a ce résultat. C'est peut-être la raison pour laquelle les plantes

médicinales sont de plus en plus répandues. Les nombreux succès en cas d'utilisation correcte des herbes que notre Seigneur nous a offertes (ce qui est également confirmé dans les Saintes Ecritures) parlent un langage suffisamment clair. – La nièce de notre Sr. Elisabeth avait des **adhérences** dans l'**utérus** et cela provoquait des **inflammations des ovaires**. Le médecin pensait qu'une opération serait nécessaire. Elle a alors fait des enveloppements comme décrits dans « La Pharmacie du Bon Dieu » et elle a bu de la tisane d'achillée. Très rapidement, les douleurs ont diminué. Lors de la visite de contrôle, le médecin a dû constater avec étonnement que les adhérences avaient totalement disparu. – A la porte de notre couvent, un jeune homme appartenant à un groupe de chanteurs **s'évanouit**. Notre soeur lui vint en aide aussitôt au moyen d'herbes du Suédois (« Schwedenkräuter ») – le jeune homme se leva comme si de rien n'était. – Dans ma famille, quatre frères ont dû être opérés d'**ulcères d'estomac**. Il y a environ 3 ans, c'était au tour du cinquième frère d'être opéré, vu que les médicaments étaient restés inefficaces. Sa femme lui conseilla d'attendre encore quelques jours avant de se faire opérer; il commença à boire de la tisane d'orties, de souci et d'achillée, mélangés en parties égales, et répartie sur toute la journée, et trois fois par jour, il mit de l'élixir du Suédois (« Schwedentropfen ») dans sa tisane, par cuillérée à café. Le succès ne se fit pas attendre longtemps, il ne dut plus être opéré, et jusqu'à aujourd'hui, les douleurs n'ont pas reparu. – Je me trouve maintenant dans la même situation. Je fais des enveloppements avec des herbes du Suédois (« Schwedenkräuter ») et des enveloppements de vapeur de prêle des champs, je bois régulièrement de la tisane citée plus haut. En peu de jours, mon état s'est déjà nettement amélioré. J'avais déjà bu la tisane auparavant, mais vraisemblablement en quantités trop minimes. Ceci confirme votre conseil de boire à tout prix une plus grande quantité de tisane en cas de maladies graves. »

« Pendant trois mois, nous avions ici un prêtre de 38 ans en convalescence, après **une opération d'une tumeur au cerveau**. Il avait en outre un empoisonnement dû aux médicaments et de graves troubles de la vue. On le considérait à la ronde comme un cas désespéré que les médecins avaient déclaré incurable. Le vent a maintenant changé. Les enveloppements de prêle des champs chaude sur la tête, les enveloppements d'herbes du Suédois (« Schwedenkräuter ») sur l'arrière de la tête (qui, entre autres, réduisirent les crises graves), les tisanes et les frictions l'ont aidé de telle façon qu'il peut à présent retourner dans sa paroisse. Il nous faut dire en l'honneur de Dieu que mis à part les crises qu'il a tous les 6 à 7 jours, il va très bien. Nous espérons cependant que, grâce au traitement par les plantes, les crises disparaîtront totalement avec le temps. Que le Bon Dieu vous récompense de tout cela comme vous le méritez, c'est ce pour quoi nous prions. »

Madame Irmgard S. de Bad L./R. F. A. écrit le 5 août 1983:
« Un merci du fond du coeur pour vos bons conseils de « La Pharmacie du Bon Dieu ». La pommade au souci a bien aidé deux personnes de ma connaissance. Ni les pommades, ni les médicaments testés n'avaient eu un effet quelconque pour les **jambes** très douloureuses, aux **ulcères variqueux** . Maintenant, mes deux connaissances sont extrêmement heureuses. – Une autre dame de ma connaissance avait des verrues sur le visage et sur le cou. Deux médecins avaient

conseillé d'aller voir un dermatologue et pensé qu'il faudrait les exciser. Après application de la pommade au souci, les verrues se sont résorbées peu à peu. – Moi aussi j'ai profité des tisanes que vous avez proposées: la tisane d'orties et de prêle des champs combinée avec de l'huile d'olive a vraiment été efficace en cas de **pellicules**. Ce problème capillaire n'avait pu être résolu par aucun autre moyen.»

Monsieur Karl H. de F.IR .F. A. écrit le 8 août 1983:
«J'ai obtenu de grands succès avec de la fougère mâle (dryopteris), dans le cas de **sciatique**. Déterrer les racines, les couper fin, les mettre dans un sac en lin, s'allonger dessus pendant deux heures, le dos nu. Si on le desire, on peut répéter le traitement plusieurs fois. Le succès est garanti!»

Madame Josephine E. de O./Suisse écrit le 7 août 1983:
«Un matin, mon visage et mon cou se sont recouverts totalement de minuscules petits boutons, une sorte d'**allergie**. La présidente de la caisse de sécurité sociale me conseilla, après m'avoir vue, d'aller chez un spécialiste de la peau. Je vais essayer tout d'abord la cure à base d'orties», lui répondis-je. J'ai bu quatre jours de suite un litre et demi de tisane par gorgées, puis seulement 3 tasses par jour. Au bout de 10 jours, tout avait disparu.»

Monsieur R. Dietrich, de Saginaw/Etats-Unis écrit le 29 août 19833:
«Il y a quelques mois, j'ai eu l'occasion d'acheter le livre «La Pharmacie du Bon Dieu» en vente ici aussi. Je me suis toujours intéressé aux livres de cette sorte, ce qui est compréhensible, car j'étais auparavant inspecteur régional de la santé. Je possédais en Allemagne et maintenant ici, une

grande quantité de livres concernant les maladies et la possibilité de les guérir. Il faut dire que je préfère l'homéopathie, la biochimie, etc., et en particulier, pour des raisons facilement compréhensibles, la médecine naturelle. Après avoir lu « La Pharmacie du Bon Dieu », je dois dire que c'est le meilleur livre de ce genre. Avec ce livre Madame Treben a offert la guérison à ceux qui la recherchent, mais aussi la santé à ceux qui l'ont et veulent la préserver – ce qui représente quelque chose d'une valeur inestimable.

Je trouverais très regrettable que ce livre soit seulement en vente en Allemagne, il pourrait être une bénédiction pour des millions de personnes parlant anglais. Mais aujourd'hui beaucoup de personnes font malheureusement l'expérience que malgré les progrès de la médecine, le savoir et le savoir-faire de certains médecins sont bien limités. »

Monsieur Alfred R. de G./R. F. A. écrit le premier septembre 1983:

« Une **inflammation buccale** de la mâchoire supérieure droite m'a fait passer quelques jours difficiles. Lorsque la joue commença à être extrêmement douloureuse, je commençai à faire des bains de bouche profonds avec de la tisane d'orties, de prêle des champs et de camomille. Cependant, le mal ne s'en allait pas. Une poche de pus se forma et chaque mouvement, si petit soit-il, faisait mal. J'ai lu avec intérêt votre livre « La Pharmacie du Bon Dieu », j'ai découvert la liqueur du Suédois (« Schwedenbitter »), j'ai mis un tampon d'ouate humidifié avec ces gouttes entre la dent et la joue. Cela m'a décontracté et m'a fait dormir sans difficulté. Sur la joue, j'ai mis un tissu trempé dans une teinture de grande consoude, et j'ai enveloppé ma tête pour qu'elle soit bien au chaud. Lorsque je me suis réveillé le matin, rien ne faisait plus mal. Là où la poche de pus se trouvait auparavant, on voyait maintenant distinctement un trou. Le pus s'était entièrement vidé dans l'ouate. Le mal avait été éliminé en profondeur! »

Madame Waltraud Le B. de N./R. F. A. écrit le 2 septembre 1983:
« Vers le milieu du mois de juin, je vous ai parlé au sujet de mon fils âgé de 10 ans et demi. Entre-temps, notre petit garçon a même passé des vacances avec son papa en Amérique, ce qui montre parfaitement son bon état général. Je ne peux pas vous dire comme je suis heureuse et reconnaisssante que vous ayez rassemblé vos connaissances dans un livre. J'ai exactement suivi tous les conseils que vous avez donnés sous la rubrique« **tumeurs malignes** ». Même mon mari a pris avec lui toutes les plantes en Amérique. Nous sommes persuadés que les plantes médicinales en provenance de « La Pharmacie du Bon Dieu » ont été merveilleusement efficaces. Les herbes, et de très nombreuses prières. – Notre Robert supporte parfaitement bien la chimiothérapie; le foie et l'analyse de sang sont parfaitement corrects, et il boit la tisane avec assiduité. Le scanner montre encore quelques petites traces de tumeur (à peine visibles pour quelqu'un qui n'est pas spécialiste), de cette même tumeur qui avait à l'origine 3 cm de diamètre. Vous pouvez vous imaginer combien nous sommes heureux et reconnaissants. J'ai raconté autour de moi ce que j'ai appris sur les **tumeurs cérébrales**. Je parlerai de vous et de votre livre aussi souvent que je le pourrai. Ci-joint une photo de Robert prise en 1982 avec notre curé. Maintenant, il ressemble de nouveau à cette photo, bien qu'en avril il n'ait plus pu se déplacer qu'en fauteuil roulant. »

Monsieur Hans-Rolf Sch. de E./R. F. A. écrit le 8 septembre 1983:

« Un grand merci pour votre aide tirée de« La Pharmacie du Bon Dieu » afin de guérir mon **psoriasis**. L'année dernière, avant Noël, j'ai été touché comme jamais auparavant. Tout mon corps ressemblait à un gâteau sablé rouge. On me prescrivit une pommade à la cortisone, qui me provoqua immédiatement des brûlures à la cuisse (dont on voit aujourd'hui encore les cicatrices). J'achetai alors votre livre et je bus la tisane contre le psoriasis pendant un certain temps le matin au petit déjeuner. Le psoriasis est maintenant complètement guéri, ce qui me rend heureux, joyeux et plein d'entrain! »

Monsieur Albert St. de W./R. F. A. écrit le 10 septembre 1983:

« Nous avions retenu un voyage en car en Yougoslavie. Mon fils aîné construisait une maison, et ma femme et moi mettions la main à la pâte. Juste avant notre départ en vacances, une grande brique lourde tomba de haut sur mon tibia. Le médecin me déconseilla de partir en voyage. Le plantain lancéolé et le grand plantain conseillés dans votre livre « La Pharmacie du Bon Dieu » furent les sauveteurs de notre voyage. Je frottai le jus sur les plaies qui avaient piètre apparence. Même en voyage, puis à Krk, je continuai à utiliser le plantain lancéolé. La **plaie** est maintenant totalement guérie, et nous sommes revenus chez nous en bonne santé et pleins d'entrain. Merci du fond du coeur! »

Madame Ane Karveliene, Smaleninkai, Jurbarko raj, Lituanie écrit le 16 septembre 1983:
« Il y a deux ans, j'ai reçu votre livre « La Pharmacie du Bon Dieu ». Je possède des livres sur les plantes médicinales en différentes langues, mais je n'ai trouvé nulle part que la grande laitue était une plante thérapeutique. J'ai appris qu'un jeune garçon paralysé a été guéri grâce à cette plante. Il était resté **paralysé** à la suite d'une grippe, ne pouvant plus remuer ni les mains ni les pieds, encore deux ans après . Une femme qui avait entendu parler de son cas apporta des racines de grande laitue destinée à être utilisée en bains (coupées menu, macérées à froid pendant la nuit). Un petit morceau de cette racine est recouvert d'eau chaude, sucré avec du miel et bu. De plus, le jeune garçon devait se coucher sur les feuilles de cette plante. – C'était au printemps. Au début le jeune garçon a pu remuer ses mains, il est allé aux champs pour la récolte du seigle sur deux béquilles, et en automne, il est allé à l'école. Depuis ce jeune garçon est devenu un vieil homme. »

Monsieur Wolfgang M. de Berlin écrit le 21 septembre 1983:
« Votre initiative visant au retour des forces thérapeutiques de la nature ne peut être suffisamment louée à notre époque où l'environnement subit tant d'attaques. J'ai eu en avril 1982 une **tumeur** de la poitrine qui, selon l'avis des médecins traitants, ne pouvait être retirée que par une ablation totale (en enlevant les deux mamelons ainsi que les glandes lymphatiques situées des deux côtés). Ceci aurait eu pour conséquence une réduction certaine de la mobilité des bras, en plus des cicatrices visibles résultant de l'opération. Dans mon désespoir, quelqu'un m'a aidé en me procurant votre livre « La Pharmacie du Bon Dieu ».

J'ai suivi les conseils que vous y donnez en ce qui concerne les maladies et les tumeurs de la poitrine. Après deux semaines de traitement environ, la tumeur et les troubles qui y étaient associés (des élancements prolongés) ont disparu. Je vous remercie beaucoup, Wolfgang M. »

Madame Margaretha P. de B./R. F. A. écrit le 24 septembre 1983:
« En mai 1981, ma mère âgée à l'époque de 90 ans est tombée très malade. Des troubles du rythme cardiaque, un pouls irrégulier, des diarrhées, **des vomissements**. Elle était évidemment sous traitement médical. Deux semaines et demie avant son quatre-vingt-dixième anniversaire, nous n'avions plus aucun espoir qu'elle pourrait le fêter. Quand elle se mit à se plaindre d'un mauvais goût dans la bouche, je me procurai selon les conseils de votre « La Pharmacie du Bon Dieu » des racines de roseau odorant. Elle vomit la deuxième gorgée après le petit déjeuner, mais supporta tout le reste plus tard. Le troisième jour, elle pouvait lentement recommencer à tout manger. Le médecin était pour le moins surpris lorsque je lui expliquai qu'elle prenait tous les jours six gorgées de tisane de racines de roseau odorant. Au bout de quelques semaines, il me dit qu'il avait lui même rassemblé tous les livres qu'il connaissait traitant des racines de roseau odorant – et que ce que je faisais dans ce cas était juste. En août, elle a fêté son quatre-vingt-douzième anniversaire. Elle peut faire de longues promenades, si on l'aide un peu en lui tenant le bras. »

« Deux enveloppements aux herbes du Suédois (« Schwedenkräuter »), imprégnés fréquemment au cours de la journée de millepertuis, ont guéri chez moi trois **cloques**

de brûlure grandes comme une pièce de monnaie à l'intérieur de la main de telle façon que je pouvais faire tout ce que je voulais, dès le troisième jour, sans bandages. La peau n'a pas disparu, mais a repoussé sans laisser de traces. Je n'ai jamais vu pareille chose! »

Madame Karin P. de L/R. F. A. écrit le 4 octobre 1983:
« Je voudrais vous raconter le merveilleux effet des plantes que vous conseillez dans votre livre. J'ai 42 ans et souffre du cancer depuis trois ans. La **tumeur** était placée derrière le rein gauche. J'ai été opérée deux fois, et dû avoir des piqûres pendant six mois. J'étais très affaiblie, j ai perdu 10 kilos et mes cheveux sont tombés. Je ne pouvais presque plus faire mon ménage. Des personnes de ma connaissance m'ont donné votre livre. J'ai commencé à boire de la tisane de prêle des champs. A cause de ma mauvaise **digestion** (je ne pouvais me passer de laxatifs), j'ai fait macérer des racines de roseau odorant. Au bout de 15 jours, le succès est venu. Le souci, l'achillée et les orties, ce sont mes boissons du jour, parfois aussi la tisane pour les reins que vous conseillez dans les cas particulièrement graves. Des somnifères ne sont plus nécessaires. Les effets des plantes médicinales m'ont redonné le calme intérieur et ont contribué à mon bien-être général. En cas de douleurs dues à des cicatrices, des enveloppements aux herbes du Suédois (« Schwedenkräuter ») aident énormément. J'ai également fait avec succès des bains de prêle des champs et des enveloppements de vapeur de prêle des champs. Je ne prends pas de médicaments, le médecin ne trouve pas que c'est nécessaire. L'évolution de la maladie a été stoppée, les médecins me donnaient 2 à 3 mois à vivre après l'opération, car une progression de la tumeur pouvait être constatée dans le ventre et le foie semblait aussi atteint.

L'effet des plantes m'a redonné le courage de vivre. Je suis redevenu une femme heureuse. Je peux faire mon travail de maison et de jardin, ainsi que du canoë avec mon mari. Cet été, je suis allée à bicyclette sans m'arrêter pendant 80 kilomètres au lac Schaalsee avec des camarades, puis nous sommes revenus de la même façon. Nous faisons également des randonnées à bicyclette, et j'appartiens depuis peu à un club de randonneurs. Ceci me procure une grande joie. En dépit de tout, je ne considère pas cette guérison comme allant de soi. Je remercie Dieu pour chaque nouvelle journée où je peux vivre et pour le fait qu'Il fasse pousser des plantes médicinales pour nous. – Comme vous l'écrivez dans votre livre, il faudrait toujours aller auparavant consulter le médecin. C'est lui qui établit le diagnostic. La chimiothérapie était nécessaire chez moi, les plantes m'ont fortifiée. – Et pendant toutes les épreuves que j'ai dues subir: mon mari était constamment à mes côtés, m'a consolée et m'a encouragée. »

Madame Rita S. de M./R. F. A. écrit le 7 octobre 1983:
« Mon père âgé de 88 ans a eu des picotements dans le **genou**, on l'a massé pendant quelques jours avec de l'élixir du Suédois (« Schwedentropfen ») et la nuit, on en faisait des enveloppements. J'ai pu conserver ma vue grâce à la chélidoine passée sur le coin de l'oeil. Dans un état total d'**épuisement**, j'ai pris un bain de thym, et le lendemain je n'étais plus la même!

Pour des **situations de stress**, j'ai utilisé de la prêle des champs, de la véronique et des orties à parts égales, ce qui a donné de bons résultats. – Une vieille fracture des chevilles s'est mise à réagir aux changements climatiques, et ceci provoquait des douleurs insupportables. J'ai préparé pendant plusieurs jours une bouillie de grande consoude et je l'ai appliquée pendant la nuit. Les douleurs ont bien vite disparu.

Ma mère de 84 ans avait des **troubles de l'équilibre**, et je l'ai aidée en lui donnant 15 gouttes de liqueur de lycopode, délayées dans de l'eau. – Dans le cas de cloques suppurantes aux doigts, une **allergie** prouvée au nickel et au cobalt, la tisane contre le psoriasis et un régime à base de crudités m'ont bien aidé à supporter cette maladie.

J'ai conseillé à une femme qui avait été dans un sanatorium pendant un an en raison de graves **dépressions** de prendre de la tisane de prêle des champs. Aujourd'hui, elle est même en état de soigner sa vieille mère infirme.

Une de mes connaissances qui souffrait du diabète avait une **tension** trop élevée ; sa femme avait fait du vin à base de primevères. Dès le premier verre, il se sentit mieux.

En cas d'**hémorroïdes**, la pommade à l'achillée a un effet extrêmement positif; elle peut également être conservée assez longtemps. – En cas de **varices**, la pommade au souci et les restes de souci peuvent être efficaces, il faut les appliquer en couche épaisse et faire un bandage! – **Les inflammations et saignements de la gencive** doivent être souvent recouverts d'élixir du Suédois (« Schwedentropfen »), et les tissus guérissent. Si on est suffisamment persévérant, ces gouttes peuvent également résorber des **kystes**. – Votre tisane contre les insomnies est une grande aide pour les troubles **cardiaques**, ainsi que le « cordial d'Hildegarde » lorsqu'il est cuit.

En cas de **bronchite aigüe**, des feuilles de plantain lancéolé préparées avec du miel et un peu de citron sont d'une grande aide, prises tous les jours. – **Les douleurs de la colonne vertébrale**, une maladie de notre civilisation due à la mauvaise alimentation, peuvent être éliminées de la façon suivante: masser la colonne vertébrale avec de l'élixir du Suédois (« Schwedentropfen »), mettre de l'huile de millepertuis (« Johannisöl ») par dessus, et dans le cas d'enveloppements, faire le contraire. – En cas de **faiblesse musculaire**, de **courbatures**, d' **hernies hiatales**: ici, la teinture de bourse-à-pasteur en application externe, et la tisane d'alchémille prise par voie orale, sont d'un grand secours

---

Le docteur Ei./M. m'a fait sur le livre « La Pharmacie du Bon Dieu » et« Succès thérapeutiques » la remarque suivante:« Les livres sur les plantes médicinales m'ont beaucoup plu, vous y avez rassemblé toute la richesse des expériences de la médecine populaire. On peut faire entière confiance à vos conseils. »

Madame Christa R. de A./L. R. F. A. écrit le 8 octobre 1983: « Grâce à votre livre « La Pharmacie du Bon Dieu », un miracle s'est produit! Je suis venue au monde avec ce que l'on appelle une croûte de lait (impetigo). Dans ma plus tendre enfance, on attachait mes mains au lit ou on me mettait des manchettes sur les poignets afin que je ne puisse pas me gratter jusqu'au sang. – A six ans, on me vaccina contre la variole. L'état de la peau empira par la suite. Mes parents m'emmenèrent consulter de nombreux médecins, et nous essayâmes beaucoup de traitements. Mon père me dit un jour :« Tu me coûtes une fortune! »

Personne ne pouvait m'aider. Les démangeaisons terribles

et les horribles boutons restèrent sur tout le corps. Entre-temps, les médecins nomment ma maladie« neurodermite ». Les souffrances devinrent de plus en plus grandes, à tel point que je dus quitter l'école après la confirmation, bien que bonne élève. Aujourd'hui encore, je suis chauve, car j'ai arraché dans ma souffrance tous les cheveux avec leurs racines. Je ne pouvais pas apprendre de métier.

Un jour, un dermatologue me prescrivit des comprimés et des pommades contenant de la cortisone, afin que je sois en état de travailler dans l'entreprise de mes parents. La cortisone a apporté de temps en temps un soulagement en ce qui concerne l'aspect extérieur. Mais les démangeaisons restaient. Pendant 15 ans, j'ai utilisé de la cortisone, en applications externes ou en comprimés. Les conséquences qui en résultent sont des stries à l'intérieur de la partie supérieure des bras et des cuisses. La peau devint fine comme du papier de soie, en 1982 je dus subir une opération de la hanche. De graves dépressions furent aussi une conséquence de la cortisone.

En 1970, je suis allée 8 semaines au sanatorium, en 1971, 9 semaines. Encore et toujours des médicaments! A partir de cette époque, je dus prendre des psychotropes et depuis 1977, je suis en retraite anticipée. En 1980,j'ai fait une grave depression qui m'a mené à l'hôpital dans un service de psychiatrie.

En dépit de mes dures souffrances, j'ai toujours été une personne joyeuse, mais la cortisone et les médicaments forts ont complètement changé mon naturel. J'ai commencé à avoir du mal à réfléchir, j'ai commencé à bégayer, je me faisais mal comprendre et j'oubliais beaucoup de choses. Après l'hôpital, j'ai dû continuer à prendre des psychotropes extrêmement forts. Un jour, en 1980, ma soeur entendit parler de«La Pharmacie du Bon Dieu» par un collègue de travail, et elle m'apporta le livre. J'ai suivi avec persévérance et précision tout ce que vous conseillez dans votre livre dans le cas de psoriasis et de neurodermite. Aujourd'hui, mon corps est recouvert d'une peau claire et douce que j'entretiens avec une crème légèrement grasse. Je continue à me tenir au régime que vous conseillez, parce qu'il me convient bien, mais je ne bois plus que 4 tasses de tisane par jour. Entre-temps, j'ai réduit de moitié la prise de comprimés pour les nerfs, parce que les démangeaisons ne me font plus autant souffrir. Le grand succès consiste dans le fait que je ne bégaie plus, que je suis en mesure d'écrire cette lettre, parce que mes pensées sont de nouveau claires. La neurologue m'a conseillé de laisser de côté les comprimés à partir de la mi-octobre, et de boire à la place de la tisane de millepertuis. Je vais prendre en outre les bains de siège de prêle des champs que vous conseillez.

J'ai eu la chance que les tisanes conseillées dans le livre « La Pharmacie du Bon Dieu » sous la rubrique « Psoriasis » aient été préparées dans les cliniques dermatologiques de Minden et de Norderney. Le médecin-chef de Norderney a relaté à ses patients les succès obtenus à l'aide de la tisane. Le médecin-chef de la clinique pour la peau et les allergies a été très étonné de constater cette amélioration soudaine de mon état de santé.

Je remercie Dieu tous les jours de m'avoir fait connaître « La Pharmacie du Bon Dieu », que tout est arrivé ainsi grâce à LUI. Après des années de souffrances incroyables, j'ai recouvré la santé, et je commence enfin à vivre, à 57 ans. Que Dieu vous bénisse ainsi que votre activité si bénéfique. »

Monsieur Karl v. W.-Z. de R./Haute-Autriche écrit le 9 octobre 1983:
« Nous sommes restés fidèles à vos conseils et nous avons eu quelques succès! Une personne de ma connaissance m'a fait savoir qu'elle a réussi à se débarrasser d'une **tumeur au poumon** en buvant de la tisane de souci en grandes quantités. »

Madame Selma St. de B. en Alsace écrit le 13 octobre 1983:
« Je me suis procuré votre livre et les herbes du Suédois (« Schwedenkräuter ») à Strasbourg. Début septembre de l'année dernière, je suis passée à l'institut du cancer; le médecin a été étonné des progrès accomplis dans la lutte contre ma **maladie des glandes**. Je peux à peine croire combien les tisanes et la liqueur du Suédois (« Schwedenbitter ») m'ont aidé, comme vous le conseillez dans vos conférences et dans vos livres. Je fais tous les jours des gargarismes avec du gaillet et je bois la préparation de tisane à base d'orties, d'achillée et de souci, tout cela m'a beaucoup aidée. Je ne peux que vous exprimer mes remerciements et mes louanges. Ce sont bien les conseils de votre livre qui ont amélioré mon état de santé. »

Madame Marlyse L. de B./France écrit le 17 octobre 1983:
« Un grand merci pour votre aide tirée de « La Pharmacie du Bon Dieu ». Les saignements dont je souffrais, qui étaient dus à la ménopause, ont totalement disparu grâce à la tisane de gui et d'achillée. Mes **troubles circulatoires** ont également bien diminué grâce à la tisane d'orties. J'ai également pu aider beaucoup de personnes grâce aux conseils de votre brochure, qui ont fait de l'effet. »

Madame Gerda L. de St./R. F. A. écrit le 18 octobre 1983:
« Vers la fin de 1981, je découvris un nodule mobile dans le cou. Un spécialiste des maladies de la glande thyroïde me pris en charge et me traita. En 1982, un contrôle fut fait, qui donna le même résultat que la première fois. Je commençai alors intensivement le traitement conseillé dans « La Pharmacie du Bon Dieu » sous la rubrique « tumeur » pendant trois mois; tous les soirs, je me fis des enveloppements de vapeur de prêle des champs. Une nuit, je fus atteinte de maux d'oreille et de gorge, et lorsque je regardai la base de mon cou, je vis qu'il avait disparu. Il a dû se dissoudre dans les vaisseaux lymphatiques. Au contrôle médical, on ne remarqua plus rien. Je suis très heureuse et reconnaissante que vous existiez. Je considère le tout comme un miracle. Je voudrais vous remercier de toute mon âme. »

Monsieur Jürgen Fr. van O., Pressedienst 200 de Fr./R. F. A. écrit le 20 octobre 1983:
« Comme je l'ai expliqué en détail à la Foire du Livre à Francfort, j'ai obtenu une «guérison totale» de ma périostite à l'articulation du coude droit en l'espace de 9 à 10 jours au moyen d'une teinture de consoude.
Le matin et le soir, j'ai bu un petit verre de cette teinture (légèrement délayée avec du Kirsch de la Forêt Noire, car elle n'est vraiment pas bonne au goût), et de plus j'ai massé mon coude. Le succès a été incroyable, si l'on pense que j'avais essayé auparavant pendant des mois tous les moyens possibles et inimaginables, avec différentes pommades et des piqûres à base de gui. »

Madame Frieda D. de M./R. F. A. écrit le 21 octobre 1983:
« Un grand merci pour votre aide. J'avais un **kyste** du larynx, ce qui me provoquait de fortes douleurs et me désespérait. Pendant 5 semaines environ, j'ai fait les enveloppements de vapeur à la prêle des champs conseillés dans votre livre, et j'ai fait fréquemment des gargarismes de mauve fraîche. Le kyste n'a certes pas disparu, comme l'otorhinolaryngologue me l'a dit, mais l'horrible sentiment d'étranglement a disparu. »

Madame Therese S. de O./Haute-Autriche écrit le 2 novembre 1983:
« Mon mari âgé de 52 ans avait une **cirrhose du foie** et il n'était plus qu'une boule de nerfs à l'hôpital. Mon mari commença à boire de la tisane de lycopode selon les conseils donnés dans votre livre « La Pharmacie du Bon Dieu », nous allions chercher du lycopode frais dans les bois. Au bout de trois semaines, le médecin a constaté que ses analyses étaient bien meilleures. Il a retrouvé son appétit, et ne boit plus d'alcool. »

Le curé Josef R. de O.-St. V./Carinthie (Autriche) écrit le 2 novembre 1983:
« Le 26 décembre 1977, on découvrit chez moi, après une crise nocturne qui ressemblait à une crise d'épilepsie, un trouble neurologique; des analyses permirent de reconnaître une **tumeur du cerveau** dans la région frontale droite et on l'opéra fin janvier 1978 (astrocytome). Comme suite opératoire (cicatricielle), des crises de crampes attaquèrent les membres du côté gauche, qui devaient être maintenues les plus faibles possible par la prise quotidienne d'anticonvulsifs en doses de plus en plus élevées

(12 comprimés par jour à la fin). Au cours d'une visite de contrôle en janvier 1983, on constata une récidive de la tumeur qui fut traitée au moyen de 33 séances de rayons. Ceci entraîna alors une perte de poids rapide, une chute des cheveux et des troubles de la vue.

Je me décidai à demander aux soeurs du carmel de Himmelau, en Carinthie, de me recevoir pendant trois semaines pour que je puisse me rétablir. Les trois semaines se sont transformées en trois mois: dès les premiers jours, les soeurs me demandèrent si je voulais bien faire une cure avec des moyens thérapeutiques naturels. Je donnai mon accord, mais je la considérai seulement comme sensée dans la mesure où elle me permettrait de laisser de côté tous les médicaments chimiques qui portaient tellement atteinte à mon bien-être général. C'est ainsi que commencèrent des enveloppements jour et nuit de vapeur de prêle des champs, des tisanes de prêle des champs, une tisane mixte à base d'orties et d'achillée ainsi qu'une cure à base de miel (miel, propolis, gelée royale).

Le 2 mai 1983, j'arrivai à Himmelau, le 17 mai, je me décidai à laisser tomber tous les médicaments. Cette désintoxication (vraisemblablement trop radicale) me provoqua pendant plusieurs semaines de suite de fortes crises de transpiration. Selon mes calculs, j'aurais dû avoir par conséquent plusieurs«crises de Jackson» plusieurs fois par jour. Mais à la fin de la cure, elles ne se produisirent plus que toutes les semaines. Les soeurs étaient constamment en contact avec Madame Maria Treben, qui s'était elle aussi unie aux prières intensives des soeurs du carmel. Ces prières furent en grande partie adressées à la Mère de Dieu, Marie, à la carmélite polonaise P. Rafael Kalinowski qui fut canonisée pendant la cure, et à P. Pio.

C'est avec impatience que j'attendis les résultats des analyses faites à l'hôpital de Vienne-Lainz (scanner, EEG), le 28 octobre 1983: ils étaient si bons que les médecins s'étonnèrent. – De plus, mon état général s'était amélioré, comme je ne l'avais pas ressenti depuis longtemps: je suis beaucoup plus éveillé, j'ai retrouvé ma volonté de travailler et j'ai plus d'initiatives qu'avant.

Il faut aussi mentionner les lavements matinaux de tout le corps avec de l'eau froide contenant du vinaigre (de pomme). Mes remerciements vont à la Vierge Marie, à P. Rafael, à P. Pio, à Madame Maria Treben et tout particulièrement aux carmélites d'Himmelau! Que Dieu récompense de tous leurs efforts et de leurs prières tous ces hommes si bons. »

Soeur Gabriela du carmel de Himmelau/Carinthie (Autriche) écrit le 15 novembre 1983:

« Nous voudrions toutes vous remercier encore une fois pour vos efforts et tout particulièrement pour le livre« La Pharmacie du Bon Dieu », grâce auquel tant de personnes souffrantes et dans un état désespéré ont trouvé une aide. Nous aimerions à notre tour vous relater l'histoire de la maladie du curé R., qui est resté chez nous pour soins pendant trois mois. En 1978, il dut être opéré d'une **tumeur cérébrale** maligne. En janvier de cette année, on constata que la tumeur avait repoussé. Les crises se multipliaient. Il reçut 33 séances de rayons et une dose élevée de médicaments. Il avait de graves troubles de la vue. Nous lui conseillâmes une cure tirée de votre livre« La Pharmacie du Bon Dieu », que nous avons suivie à la lettre. Il est retourné dans sa paroisse trois mois plus tard transformé. Les troubles de la vue avaient disparu, il avait retrouvé son appétit, son esprit était vif et il était plein d'ardeur. Lors du contrôle clinique fin octobre de cette année, le médecin constata tout étonné que toute trace de tumeur maligne avait disparu. Que Dieu soit loué et remercié pour cela, lui qui donne aux plantes médicinales une telle force! Un merci du fond du coeur à la Mère de Dieu! »

Madame Ulrike W. de St./R. F. A. écrit le 5 novembre 1983: « Il y a deux ans, on m'a couronné des dents, et ceci a eu pour conséquence une éruption sous le menton au bord supérieur de la gorge. Trois médecins que j'ai consultés ont pensé à l'acné – bien qu'étant âgé de 34 ans – à une allergie et à des valeurs anormales de la vitesse de sédimentation. Les remèdes n'ont été d'aucun secours. J'ai alors commencé à boire, selon les conseils de votre livre, de la tisane d'orties et de pissenlits. A mon grand étonnement, l'éruption a diminué au bout de quelques jours et a disparu complètement très vite. Les remèdes les plus forts prescrits par les médecins avaient à peine pu me soulager. Je peux maintenant me montrer en public et je n'ai plus besoin de répondre à des questions très personnelles, dans l'exercice de mes fonctions comme secrétaire.

J'ai également fait d'excellentes expériences en ce qui concerne ma **maladie de la vésicule biliaire**. Depuis des années, je souffrais de crises de vomissements douloureux accompagnés de crampes, liés à des crises de transpiration. Je croyais parfois en mourir. Ces crises se produisaient toutes les 5 à 6 semaines et duraient la plupart du temps toute une journée. J'ai alors commencé une cure de pissenlits en je dois reconnaître que depuis le début de cette cure – il y a maintenant trois mois – je n'ai plus eu une telle crise.

Alors que, depuis des années, je ne savais plus ce qu'étaient des vomissements « normaux », j'ai pu récemment pendant une grippe pour la première fois vomir sans effets secondaires particuliers, je me suis ensuite endormie tout de suite, sans avoir mal au coeur. Ceci était pour moi un vrai miracle, dû sans aucun doute à la tisane de pissenlits que je prends tous les jours avant d'aller au lit. – Je voudrais vous remercier pour vos précieux conseils et vous encourager à continuer sur cette voie. Vous pouvez soulager ainsi beaucoup de personnes qu'on ne peut plus aider autrement. »

Madame Hilde St. de H./R. F. A. écrit le 15 novembre 1983:
« Depuis de nombreuses années, je souffrais de **varices** et je les ai faites scléroser trois fois. Cela ne m'a pas servi à grand chose, j'avais de fortes douleurs et devais porter des bas de contension. Grâce à votre livre« La Pharmacie du Bon Dieu », j'ai commencé à boire de la tisane de prêle des champs et d'orties. A mon grand étonnement, je n'avais plus de douleurs dans les jambes au bout de deux mois et je n'avais plus besoin de bas spéciaux. Avec de la pommade au souci, que je me fais moi-même, je masse également mes jambes. J'avais de forts **maux de tête**. Pendant la nuit, je me suis mis un enveloppement aux herbes du Suédois (« Schwedenkräuter ») sur le front, et le matin, les douleurs avaient disparu. Je suis maintenant débarrassée de ce mal. »

Madame Erna H. de M./R. F. A. écrit le 15 novembre 1983:
« Depuis six ans, je souffrais de **mucosités dans les bronches**. Une cure et des médicaments n'apportèrent aucune amélioration. J'étais souvent désespérée, je ne pouvais pas boire de lait ni de jus, j'avais une toux grasse toute la journée. J'ai essayé de m'en débarrasser au moyen d'une

cure à base d'orties, j'ai bu pendant deux mois le matin et le soir une grande tasse de tisane d'orties. Le succès se montra quatre semaines après la cure. Pendant 4 semaines de suite, j'ai expectoré une grande quantité de mucosités purulentes, sans avoir eu auparavant de refroidissement. Depuis, je suis guérie. Je me sens bien et très heureuse. Je n'aurais jamais cru qu'une tisane d'ortie puisse avoir un tel effet! – La tisane à base de roseau odorant a bien aidé mon frère. Il avait une **maladie des intestins**. Il m'a dit que sans roseau odorant, il serait déjà mort. Aujourd'hui, il a l'air très bien et il se sent en bonne santé.

Monsieur Raimund W. de R./Haute Autriche écrit le 18 novembre 1983:

« Mon père avait il y a environ 7 ans des douleurs d'estomac constantes. Lorsque ma mère lui donna la mauve que vous conseillez, ses douleurs d'estomac disparurent. A l'occasion d'une visite à l'hôpital de Vienne, on a constaté cette année que les parois stomacales sont bien cicatrisées et que tous les **ulcères d'estomac** ont guéri. Mon père avait cet été un hémogramme très mauvais. Depuis des années, il souffre d'**acidité gastrique**. On lui a conseillé à l'hôpital de Vienne de prendre des comprimés de fer afin de pouvoir améliorer son hémogramme. Ceci a eu une mauvaise incidence sur son estomac. Mon père vit en ce moment aux Iles Canaries; je viens de lui envoyer aujourd'hui la dernière édition de« La Pharmacie du Bon Dieu » afin que son acidité gastrique puisse se normaliser par la consommation de tisane de racines de roseau odorant.

Il y a environ quatre ans, votre livre sur les plantes médicinales m'a également fait renaître. Depuis l'âge de 11 ans, je souffre constamment d'otites. On m'a déjà opéré deux fois à l'oreille droite. Trois semaines après une telle opération, de l'eau est rentrée dans l'oreille au cours d'un bain. L'oreille se remit à supurer. Selon les conseils de votre livre, j'ai imbibé d'élixir du Suédois (« Schwedentropfen ») un tampon d'ouate que je changeais toutes les quatre heures, et le lendemain, l'otite avait disparu. j'ai conseillé cela très souvent et j'ai appris plus tard que même les **otites** les plus graves avaient entièrement guéri en quelques jours. »

Madame Lily Rh. de R./Styrie (Autriche) écrit le 19 novembre 1983:

« Ces dernières semaines, j'avais de fortes douleurs à la **colonne vertébrale** qui était tordue dans tous les sens, au sacrum et à l'articulation de l'épaule. J'ai pris des feuilles de consoude qui se trouvent en grande quantité à proximité de notre maison et qui grâce aux conditions climatiques favorables pouvaient être cueillies fraîches, je les ai mises pendant 24 heures dans un seau de 8 litres avec de l'eau, j'ai préparé un grand bain bien chaud et y ai versé l'eau contenant la consoude. Puis j'ai mis un petit sac rempli de prêle des champs dans la baignoire sous mon sacrum et j'ai pris un bain de 20 minutes. Après le bain, je me suis frottée et massée avec de l'huile de millepertuis et de l'essence de consoude, et suis allée transpirer dans mon lit. De plus, j'ai bu tous les jours 3 tasses de tisane de prêle des champs contenant chacune une cuillérée à café de liqueur du Suédois (« Schwedenbitter »). Aujourd'hui, c'est la première fois que je ne ressens pas de douleurs, que je peux me relever de ma position courbée et que je n'ai pas dû souffrir de terribles douleurs à chaque mouvement, pour pouvoir enfin dormir la première nuit sans douleurs. C'est un vrai soulagement, que je dois seulement aux merveilleuses plantes médicinales. J'essaie de me guérir, moi et les miens, seulement au moyen de plantes médicinales. Il est évident que je fais moi-même l'huile de millepertuis et l'essence de consoude. »

Madame Dori B. de H./Suisse écrit le 24 novembre 1983:
« J'ai vécu un grand miracle. Laissez-moi vous raconter l'histoire depuis le début. Je suis une commerçante de 53 ans, nous cousons, comme prestation de service à nos clients, de nouvelles fermetures-éclair dans les vêtements. En septembre, je me blessai la peau des ongles de l'annulaire de la main gauche et du majeur de la main droite en décousant la fermeture-éclair d'un pantalon d'homme venu de la teinturerie. Les blessures de la peau s'enflammèrent, mais je n'y accordai pas grande attention. A la mi-septembre, pendant les vacances, nous fréquentâmes la sauna de l'hôtel, dont la propreté laissait à désirer. Une semaine après notre retour de vacances, mon état empira très vite. Des **pustules** se formèrent sur mon cuir chevelu, sur le dos et dans la région du sacrum. Deux jours plus tard, elles apparurent sur la paume des mains et sur les doigts. Cela me faisait tellement mal que je ne pouvais presque plus me concentrer. A l'hôpital, les médecins étaient déconcertés et me donnèrent une piqûre contre les douleurs. Le lendemain matin, je dus aller dans un hôpital de Berne. On me donna de la pénicilline ainsi que des bains de mains au chlore, une teinture et un shampooing pour le cuir chevelu. Tout d'abord, les pustules disparurent de cuir chevelu, puis du dos. Mais les mains ne guérissaient pas si vite. Je pouvais tirer la peau du bout des ongles comme si cela avait été un dé. A cette époque,

je ne pouvais, tel un tout petit enfant, ni tenir mon couvert en main, ni aller toute seule aux toilettes, car les douleurs étaient insupportables. Au bout de quatre semaines, le tout commença à guérir. A la mi-octobre, j'eus une terrible rechute. On me recommanda votre livre. Je fis trois fois par jour des bains de 20 minutes dans un mélange de mauve, de prêle des champs et d'achillée, et je bus aussi de la tisane d'orties. Le deuxième jour, je me baignais pendant 20 minutes dans un bain au souci et à la véronique, et je bus de la tisane de souci. Après le bain, j'appliquai de la pommade au souci. Le grand miracle se produisit. Au bout de 10 jours, mes mains avaient retrouvé une peau neuve et saine, et à partir du troisième jour, je n'eus plus de douleurs. Je n'ai plus pris de médicaments depuis la mi-octobre et mon hémogramme était excellent, lorsque j'ai consulté le médecin. Je n'ai pas pu travailler pendant six semaines et aujourd'hui je rapporte à mes clients ce grand miracle et votre livre. Que Dieu veuille vous protéger longtemps encore. »

Madame Elisabeth K. de W./R. F. A. écrit le 25 novembre 1983:

« Un grand merci pour tous les efforts que vous avez consacrés, ne serait-ce qu'à la rédaction de votre livre. On sort maintenant en contemplant le monde sous un jour nouveau, en louant le Créateur de sa bonté. Combien de personnes votre livre a-t-il déjà aidées, combien de peurs de maladies terribles a-t-il atténuées et atténuera encore, combien de remerciements et d'honneurs a-t-il exprimés à Dieu le Père dans sa sagesse.Qui pourra l'apprécier à sa juste valeur! Dans notre grande famille, nous avons ressenti si souvent les bénédictions des plantes médicinales, et nous avons recours à la moindre occasion à votre livre. Beaucoup de plantes médicinales ont trouvé leur place dans mon jardin. J'envoie en Pologne des herbes du Suédois (« Schwedenkräuter ») et de la prêle des champs à une jeune mère de 6 enfants. Que le Dieu Tout-Puissant vous bénisse! »

Madame Petra K. de W./France écrit le 27 novembre 1983:
« Depuis longtemps, je fabrique des pommades, des teintures et des tisanes selon vos prescriptions; nous pouvons depuis renoncer totalement aux médicaments chimiques. – Il y a exactement deux jours, je me suis fait une **coupure** très profonde au pouce. Au bout de deux jours – cette plaie est déjà en voie de guérison: avec des bains de camomille et la pommade au souci. La plaie profonde est en train de se refermer, la chair se reforme. Nous ne jurons que par« La Pharmacie du Bon Dieu » et nous voulons augmenter nos connaissances sur les plantes. »

Le curé en retraite Alfred R. de G./R. F. A. écrit le 5 décembre 1983:
« Une voisine a raconté qu'elle était extrêmement heureuse. Je lui avais conseillé le gaillet pour une **atrophie rénale**. A cause de ces douleurs, elle ne pouvait pas fermer l'oeil de la nuit. Maintenant, me dit-elle, tout est terminé, elle dort comme un loir. Elle voulait se montrer reconnaissante et m'apporta une plante de Noël. Je lui répondis qu'elle avait choisi le mauvais destinataire, que les remerciements devraient aller à Madame Treben.

Des cas de **tumeurs**, je pourrais vous en raconter plus d'une douzaine. La plupart d'entre eux ont été opérés et ceux que l'on avait opérés mouraient deux ou trois jours après.

Dans un petit village de 500 habitants, une demi-douzaine de tumeurs! Un camarade de classe de 42 ans avait une tumeur du cerveau. Dans une famille apparentée, la fille est plus morte que vive après une opération d'une tumeur au cerveau, la mère est morte d'une tumeur des reins! D'où viennent donc toutes ces tumeurs? On ne plante plus rien dans son propre jardin et les familles ont un régime de conserves qui ont été rendues stériles avec des moyens de conservation chimiques. Même le fourrage amélioré des animaux ne contribue pas à produire un lait de valeur. »

Madame Grete K. de G./Styrie écrit le 7 décembre 1983:
« Grâce à votre livre « La Pharmacie du Bon Dieu », j'ai pu me débarrasser de **tumeurs** bénignes du **sein** gauche et d'un **myome** dans le vagin. Celui-ci est parti avec les règles en novembre. Il ressemblait à un parachute et avait une longueur de 5 cm. »

Madame Ursula H. de R./R. F. A. écrit le 8 décembre 1983:
« La mère d'une de mes connaissances avait **un cancer de l'estomac**. En janvier 1980, elle a pu sortir de l'hôpital, sa vue était pratiquement réduite à zéro. Toutes les semaines, elle devait aller à l'hôpital, son hémogramme baissait toutes les semaines de 1%. Soudain, ces valeurs restèrent, au grand étonnement des médecins, constantes. Puis les valeurs augmentèrent, la femme prit du poids, elle put de nouveau rester dans son appartement. En juillet de la même année, on la pria de venir à un contrôle. A la grande surprise du médecin de service, le cancer de l'estomac est stabilisé. « Qu'a donc fait votre mère? » demanda le médecin à la fille.« La thérapeutique à base de tisanes de Maria Treben! » Le médecin, enchanté, félicita la mère

pour ce bel événement et lui dit que lui aussi était en faveur de la thérapeutique par les plantes médicinales. »

« Une jeune connaissance devait recevoir, en raison d'une grave **arthrite**, des prothèses du genou et des hanches. Lorsque je vins la voir deux semaines plus tard, je fus bouleversé de joie. Grâce à la tisane contre l'arthrose tirée de « La Pharmacie du Bon Dieu », Rosemarie m'ouvrit la porte, en bonne santé et plus qu'heureuse. Les parties enflées de ses mains, de ses genoux et de ses pieds avaient complètement disparu, et le visage déformé, gris et gonflé a maintenant un air jeune et resplendissant. De ce fait, elle n'a plus ses **insomnies** et ses **douleurs d'estomac** vieilles de 10 ans, liées à des **syncopes**. »

Je connais deux femmes ayant subi une **amputation du sein (cancer)**. La première s'en est tenue strictement aux conseils de « La Pharmacie du Bon Dieu », a seulement eu besoin d'un traitement de quatre mois, et n'a fait une visite de contrôle qu'au bout de 2 ans. Elle boit aujourd'hui encore sa ration quotidienne de 2 litres de tisane. L'autre, qui n'a pas fait ce traitement à base de plantes, a maigri de 10 kilos, est devenue chauve, ne pouvait plus se nourrir que de tisane et de biscottes et ses nerfs étaient à fleur de peau. »

Un commerçant avait en juillet de l'année dernière un **orteil purulent** et enflammé et ne pouvait plus rentrer dans aucune chaussure fermée. Depuis novembre 1982, il a été hospitalisé pour cette raison. Son médecin de famille a également traité l'orteil. Comme je venais de me procurer de la mauve, je lui laissai la tisane. Résultat: tout d'abord, les bains le délivrèrent de ses douleurs, puis l'état de son orteil se normalisa. Son médecin de famille a été extrêmement étonné, car cela s'est passé en peu de temps. »

« Ma soeur souffrait de **constipation chronique**. Depuis qu'elle prend l'élixir du Suédois (« Schwedentropfen »), elle n'a plus ce souci. Il existe des herbes du Suédois (« Schwedenkräuter ») qui provoquent de la diarrhée, mais en composant la " petite recette", ceci n'est jamais le cas. Seul Dieu a cré toutes les merveilleuses herbes. C'est un médicament tiré de la nature et nous autres les hommes nous en rendons de plus en plus compte: les comprimés chimiques menacent notre vie! »

Madame Helga F. de G./R. D. A. écrit le 12 décembre 1983:
« Votre merveilleux livre a fait de vous une amie. Je vous remercie pour tous les bons conseils. Sur la tombe d'une vieille connaissance, une femme me parla, et je me pris d'amitié pour elle. C'est elle qui me fit connaître votre livre. Les épilobes à petites fleurs ont aidé mon père et d'autres hommes de notre voisinage à surmonter leurs ennuis de prostate, et ils ont été guéris. Il y a trois ans, j'ai eu après le repas de fortes **douleurs d'estomac**. La première tasse de tisane d'orties apaisa déjà les douleurs. Au bout de 8 semaines, et de trois tasses quotidiennes de tisane d'orties, les douleurs avaient disparu. L'**eczéma** qui se formait aussi sur mes mains avait comme par miracle disparu lui aussi. J'ai souffert pendant 40 ans, depuis l'âge de nourrisson, sans arrêt de ce terrible eczéma qui me démangeait. Vous avez parlé de la force thérapeutique de cette plante dans votre livre, maintenant tout va bien! – **Les refroidissements** ne sont plus aussi terribles depuis

que nous ramassons et buvons régulièrement du plantain lancéolé. Cette année, j'y ai ajouté des feuilles de tussilage. – Le sirop de pissenlit est d'un goût unique! Au printemps, les feuilles de pissenlit nous donnent quotidiennement une salade bonne et fortifiante. – Ce qui est le meilleur au printemps, c'est le lycopode. A 10 kilomètres d'ici, au bord de la forêt, on le trouve en masses. Je vais en chercher en mobylette aussi souvent et en aussi grande quantité que possible. Maintenant, je mets le matin dans ma tisane d'alchémille, d'achillée et de bourse-à-pasteur une cuillérée à café de liqueur de lycopode. – Depuis que j'ai trouvé la grande consoude, je prépare la teinture. C'est merveilleux, mes **genoux** ne me font plus mal, depuis que je les frotte avec cette teinture. Cette racine excellente aide aussi beaucoup d'autres personnes. – Mais la plus fantastique de toutes ces plantes est la petite fleur du millepertuis. Un jour on trouva chez nous de l'huile d'olive dans plusieurs magasins; c'était très cher, mais je m'en suis acheté. Enfant, des ennuis de glandes très douloureuses m'assaillaient. Une fois de plus, les mâchoires inférieures me faisaient mal jusqu'aux oreilles. Je ne pouvais plus tourner la tête qu'avec difficulté. Vers la Saint-Jean, j'avais cueilli les plus belles fleurs et je les avais mises dans de l'huile d'olive. Le lendemain, toutes les douleurs avaient disparu. Je suis encore aujourd'hui étonnée de cet effet. Je me suis aussi massée trois soirs de suite avec l'huile, et depuis trois ans, je n'ai pas eu de rechute. L'huile aide également beaucoup en cas de **coupures** ou d'**égratignures**. Il ne s'est jamais produit d'infection par la suite. J'ai eu un **ongle d'orteil infecté** et pendant huit jours, j'ai traité l'orteil à l'huile au millepertuis, et il a entièrement guéri. En cas de **rhume**, je frotte intensivement la région du sinus frontal et des cavités avoisinantes avec l'huile et les tensions ne sont plus aussi fortes. – Vous serez peut-être heureuse d'apprendre quel écho positif vous provoquez. Vous avez l'art d'écrire un livre sur la façon dont on fait certaines choses sans que l'on ait besoin de poser des questions par la suite. Notre plus grand merci pour cela! »

Madame Anni N. de H./R. D. A. écrit le 16 décembre 1983:
« En l'espace de quatre semaines, ma **tension** est redevenue normale grâce à la tisane de gui. Les comprimés que j'avais pris pendant de nombreuses années ne sont plus nécessaires. »

Madame Rita S. de M./R. F. A. écrit le 18 décembre 1983:
« Si je n'avais pas les bonnes herbes et vos conseils, comment aurais-je survécu à ce stress? Je vous remercie de tout mon coeur pour vos bons conseils et l'aide apportée par « La Pharmacie du Bon Dieu ». Il y a peu de temps, une naturopathe qui vous respecte beaucoup disait ce qui suit: si Madame Treben n'avait fait connaître **que** la liqueur du Suédois (« Schwedenbitter ») et l'achillée à petites fleurs, elle aurait déjà eu beaucoup de mérite!

J'avais donné à une patiente très sensible de l'huile de millepertuis faite moi-même avec des plantes ramassées personnellement. Lorsqu'on l'a frottée avec cette huile, elle s'est sentie comme entourée d'une couche protectrice. Chère Madame Treben! J'ai repris une de vos habitudes: je prie en ramassant des herbes! »

Madame Gertrud J. de B./Suisse écrit le 18 décembre 1983:
« Il y a environ 3 semaines, une connaissance m'a raconté que le petit garçon de six ans d'un paysan a eu soudain un

petit **nodule** douloureux derrière les dents, sur le palais. L'enfant devait être opéré dans deux semaines. Je lui ai conseillé, à l'appui de « La Pharmacie du Bon Dieu », de faire des lavages de bouche avec du gaillet et je lui ai donné en même temps tout le gaillet jaune que j'avais ramassé dans les montagnes suisses du Jura. Au bout de 15 jours, le médecin ne pouvait plus constater de nodule, pendant la visite de contrôle, et une opération n'était plus nécessaire. »

Monsieur Hans B. de H./R. F. A. écrit le 22 décembre 1983:
« Ma femme a été opérée en juillet 1982 d'un **cancer de l'intestin** En avril 1983, on constata de nouveau une récidive du cancer de l'intestin et du **foie**. On refixa de nouveau une date d'opération. Ma femme se décida alors de faire une cure tirée de votre livre« La Pharmacie du Bon Dieu » et de ne pas se faire opérer. Au contrôle médical du 30.11. 1983, on a constaté que l'état de l'intestin n'avait pas empiré. Ma femme se sent en bonne santé et donne d'impression de quelqu'un en bonne forme. Nous sommes convaincus que les herbes de« La Pharmacie du Bon Dieu » ont une fois de plus été d'une grande aide. Je voudrais faire remarquer que ma femme a légèrement changé le programme des boissons depuis le 10 décembre. Au lieu de la tisane mixte recommandée à base de souci, d'achillée et d'orties, elle boit deux litres de tisane de gui répartis dans la journée et traite l'intestin malade par des gouttes de gui également. Nous avons aussi changé l'endroit où dort ma femme, car un radiesthésiste a constaté la présence de rayons. »

Monsieur Günther R. de O./R. F. A. écrit le 8 janvier 1984:
« J'ai aidé un ami tyrolien de 75 ans à sortir de la clinique grâce à votre tisane de gaillet pour un **cancer du larynx**

et de la langue. Son camarade de chambre de 35 ans qui souffrait de la même maladie est mort peu après. Quant à moi, j'ai passé deux années de vacances chez mon ami, et j'ai escaladé avec lui des montagnes de 2000 et 3000 mètres. S'il n'avait pas écouté mes conseils, il aurait été« tué » de façon académique comme son jeune camarade de chambre qui était si plein de vitalité. – Ma femme s'est débarrassée de son **arthrose** que les médecins avaient déclarée incurable et a pu escalader avec nous les 2000 mètres, bien qu'auparavant elle n'ait même pas pu monter sans douleur les étages menant à notre appartement.

Ma chienne avait tellement souffert de la naissance de ses 6 chiots que 8 jours après elle se retrouvait encore le matin dans une mare de sang. Le vétérinaire essayait constamment une nouvelle méthode, mais les résultats étaient nuls. Au bout de deux semaines, j'en ai eu assez et j'ai donné à la chienne de la tisane d'alchémille de Maria Treben, et j'allais spécialement ramasser la plante sur une montagne de la Forêt Noire. Le saignement a disparu en une seule nuit. »

Madame Ottilie F. de A./R. F. A. écrit le 10 janvier 1984:
« Je voudrais aider d'autres personnes avec cet exemple. Mon mari souffrait de la **goutte**. En dépit des nombreux médicaments, son état ne s'améliorait pas. Il changea de médecin, rien n'y fit. Ses doigts étaient si gros qu'il ne pouvait même pas tenir un petit pot. Les mains étaient complètement insensibles. Il lut alors dans un petit livre sur les plantes que les jeunes racines de pteridophyten (« Farnkraut »), en cas de goutte, pouvaient aider. J'allai chercher dans le bois des racines de fougères, je les mis

dans de l'eau froide dans une grande casserole, les chauffai sur la cuisinière, et laissai le tout refroidir, jusqu'à ce que ce soit tiède. Il mit trois semaines de suite plusieurs fois par jour pendant un long moment ses mains dans cette casserole où se trouvaient encore les racines. Un miracle se produisit: les mains désenflèrent de jour en jour et devinrent plus souples, de telle sorte qu'il put même coudre avec une petite aiguille. Notre dermatologue m'a demandé un jour comment allait la goutte de mon mari. Je lui racontai l'histoire des racines de fougères. Il est resté sans voix! »

Madame Anna Sch. de R./Basse-Autriche écrit le 16 janvier 1984:
« J'avais une douloureuse **infection de la mâchoire**, et l'élixir du Suédois (« Schwedentropfen ») m'aida dans un premier temps, il fit disparaître les douleurs. C'était une racine dentaire qui provoquait cette infection. Elle se trouve certes maintenant encore dans la mâchoire, mais elle se tient tranquille et ne s'infecte plus. – Si je remarque qu'un **rhume** s'annonce, je mets un tampon d'ouate imbibé d'élixir du Suédois (« Schwedentropfen ») dans le nez et je l'y laisse toute la nuit. Si on le fait à temps, le rhume est stoppé, et s'il est déjà avancé, cela facilite beaucoup le traitement.

Depuis des années, j'ai des **yeux larmoyants**. L'ophtalmologue ne savait que faire. Même la nuit, je devais essuyer les larmes. Ceci était très désagréable, les larmes coulaient, comme si je pleurais. Pleine d' espoir je pris de l'élixir du Suédois (« Schwedentropfen »). A ma grande joie, l'état des yeux s'améliore de jour en jour. A la maison, dans la pièce, ils ne coulent plus du tout, dehors cela m'arrive encore parfois. Je suis extrêmement heureuse d'être parvenue à ce résultat avec votre aide, et je vous en suis infiniment reconnaissante.

A la piscine, j'ai attrappé un **champignon** sur tous les **ongles** des orteils. Pendant plusieurs années, j'appliquai des pommades coûteuses, sans succès. Maintenant, j'essaie la pommade au souci et l'élixir du Suédois (« Schwedentropfen »). Et vraiment, les ongles deviennent chaque jour plus beaux! Je devais constamment prendre des médicaments en raison de ma **constipation**. Depuis que je prends l'élixir du Suédois (« Schwedentropfen »), plus de problèmes de ce côté là. – J'ai également réussi à baisser mon taux de **cholestérol** trop élevé avec de la véronique et je normalise la **tension trop basse** avec de la tisane de gui. – Je vous remercie de tout coeur pour votre grande oeuvre en faveur de l'humanité. »

Madame Magdalene R. de W./R. F. A. écrit le 24 janvier 1984:
« Il y a quatre ans, j'ai eu une excroissance dans la vessie (**papillome**), et on l'a enlevée au cours d'une opération. Malheureusement, tous les quatre mois, pendant plus d'un an, de nouveaux papillomes se reformaient. J'étais désespérée, d'autant plus qu'un professeur de l'hôpital de Mannheim me déclara que si cela se répétait, il faudrait envisager d'enlever toute la vessie. A l'appui de votre livre« La Pharmacie du Bon Dieu », j'ai bu de la tisane de souci, d'orties et de prêle des champs, puis plus tard d'achillée à petites fleurs. Je bois cette tisane sans interruption depuis 3 ans et aucun papillome n'est apparu depuis cette époque. Je fais faire une cystoscopie tous les trois mois. Vous pouvez vous imaginer comme je suis contente de ces résultats! »

Madame Margarete W. de K./Basse-Autriche écrit le 27 janvier 1984:
« Une collègue a eu sur le nez et le menton une **éruption** qui est devenue de plus en plus grave, avec de temps en temps des squames sur les rougeurs. Aucun médecin ne pouvait l'aider. J'ai lu son livre sur les plantes et lui ai conseillé le traitement contre le psoriasis. Depuis quatre semaines, elle boit la tisane que vous conseillez, elle suit aussi le régime et on remarque une nette amélioration de son état. »

Madame Elisabeth G. de M./R. F. A. écrit le 27 janvier 1984:
« Une de mes parentes avait tous les ans en automne une forte toux que le médecin ne pouvait combattre qu'avec des médicaments très forts. Il y a quelques semaines, cette toux l'a de nouveau fait souffrir. Elle a bu 4 à 5 jours de suite de la tisane de tussilage et la toux a disparu.

Une parente a bu deux mois de suite de la tisane d'orties fraîches, et elle a été débarrassée de ses **maux de dos**. »

Sr. M. Conradine de S./R. F. A. écrit le 2 février 1984:
« Madame T. de S. avait des coliques hépatiques graves; la radio montrait de petits et de grands **calculs biliaires**, le médecin conseilla une opération, mais Madame L. ne pouvait pas s'y décider. Dès l'apparition des premières fleurs de pissenlit au printemps, elle mâcha tous les jours 4 à 5 tiges de pissenlit. Les douleurs diminuèrent. Lorsqu'elle expliqua au médecin la raison de son bon état, il dit que c'était absurde. Sur sa demande empressée, il fit des radios. Il n'y avait plus de calculs.

Le fils de Madame B. de W. voulait monter un jeune cheval. L'animal se rebiffa et jeta le cavalier à terre en marchant sur le visage du jeune homme. C'était un spectacle affreux. Les médecins essayèrent tout ce qui était en leur pouvoir pour remettre en état l'os écrasé ainsi que la peau: 10 semaines à l'hôpital. Il était aveugle d'un oeil et l'autre était plein d' **hématomes**. De retour à la maison, une **pleurésie** vint s'ajouter à son malheur. On lui recouvrit le dos et la poitrine de pommade de grande consoude et le patient but de la tisane de grande consoude. Ce traitement accéléra la guérison et lui donna de nouvelles forces.

Madame C. de M. souffrait de terribles **crampes** aux pieds et aux jambes. Afin de juguler le mal, tout fut fait, mais sans succès. Dans une conférence de Madame Treben, j'entendis parler d'un coussin de lycopode. Elle se le mit sous les pieds, ce qui la soulagea, et au bout de trois semaines les crampes avaient disparu.

Sr. C. de S.: ma soeur de 63 ans devait aller à l'hôpital à cause de **coliques hépatiques**, on repoussa l'opération. Elle se procura du jus de pisssenlit dans un magasin de régime et le pris selon les prescriptions. Au bout de deux semaines, les douleurs disparurent et l'appétit revint. Une opération ne fut plus nécessaire.

Madame R. de R. avait depuis des années **un manque d'acidité gastrique** et **un sentiment de brûlure dans la bouche**. Une cure au souci, à la capucine, à la prêle des champs et à l'ortie eurent vite fait de toutes ses douleurs, même des brûlures dans la bouche.

Sr. E. de H. avait des **crampes** dans les mollets et dans les pieds. Ici aussi, un coussin de lycopode eut raison de son mal, un vrai bienfait!!

Sr. R. de E. avait depuis deux ans un **champignon des ongles**, qu'elle essaya de le guérir avec toutes sortes de médicaments, mais en vain. Elle prit des bains dans une préparation à la prêle des champs, les enduisit de pommade à la grande consoude et elle est heureuse d'être maintenant guérie.

Sr. Irmlind d'Ancon au Pérou écrit: j'ai reçu d'Allemagne la pommade au souci. Elle est irremplaçable. Dans un foyer de plus de 100 enfants, il y a tous les jours de petits et de grands bobos à soigner, et la pommade au souci apaise la douleur et les larmes.

La fille de 22 ans des Sch. de S. fut victime d'un grave accident de voiture. Sa **hanche** était non seulement fracturée, mais il y avait des éclats d'os. Trois semaines après la première opération, son état ne s'était pas amélioré. Une deuxième opération n'apporta pas d'amélioration sensible. Elle fut alors massée avec de la pommade de grande consoude et elle but de la tisane de grande consoude. Au bout de quatre semaines, la radio montra que tout était rétabli.

Madame M. de E. avait une grave **névrite** aux mains de sorte qu'elle ne pouvait plus écrire. Grâce à des massages externes à la pommade au souci, et à la tisane de souci qu'elle a bue, le mal a été enrayé au bout de trois semaines.

Une femme alitée était incontinente. Le médecin avait tout essayé, il avait dit aux parents que la grandmère mourrait bientôt. On donna à la malade, le matin à jeûn et le soir avant le dîner une tasse d'épilobe à petites fleurs. Dès le deuxième jour, elle sentit une amélioration, et au bout de dix jours, la vieille femme était guérie de son **incontinence**.

Madame G. avait un goitre d'assez grande taille. Selon les conseils de« La Pharmacie du Bon Dieu », elle fit des gargarismes de tisane de gaillet et en but aussi. De semaine en semaine, le goitre diminua de volume, et bientôt il disparut totalement.

Sr. E. de H. se plaignait de violentes douleurs partant des hanches et allant jusqu'aux cuisses. Les médecins constatèrent une **périostite**. Comme elle ne guérissait pas, elle commença à frotter les endroits douloureux le matin et le soir avec de la pommade de grande consoude et elle but en même temps 2 tasses de tisane de grande consoude. Au bout de quelques jours, ses douleurs avaient disparu.

Le petit-fils de Madame S. de S. avait une malformation cardiaque depuis sa naissance. A 6 ans, on opéra l'enfant. On l'ouvrit de la gorge au nombril, et ceci laissa une **cicatrice** rétractée. Avec de la pommade à la grande consoude, frottée deux fois par jour, elle perdit de sa tension et le petit garçon peut de nouveau jouer avec ses amis.

Sr. A. de H. a été pendant trente ans responsable de la salle d'opération d'un grand hôpital. Comme on amenait fréquemment la nuit des cas d'urgence, elle devait constamment interrompre son sommeil. Elle en arriva même à ne plus pouvoir prendre un rythme de sommeil. C'est alors que votre livre«La Pharmacie du Bon Dieu» vint l'aider dans son problème, avec son excellente tisane pour dormir. Au bout de quelques jours, son **sommeil** redevint paisible et ininterrompu. Un grand merci pour votre aide!

Madame F. de L. ne pouvait pas marcher, ses **genoux** ne répondaient plus, il lui manquait le" lubrifiant". Des massages et des enveloppements à base de pommade à la grande consoude l'ont aidée. Maintenant, Madame F. peut, Dieu soit loué et remercié, de nouveau marcher.

Monsieur S. de N. avait eu un grave accident de moto. Lors de cet accident où il fut éjecté en l'air, le pied gauche était presque détaché et dut être recousu. On dut faire une greffe de peau à la jambe droite. Le jeune homme souffrait terriblement de douleurs **cicatricielles**. La pommade à la grande consoude apaisa les douleurs et assouplit sa peau tendue.

Une femme avait eu dans sa petite enfance une plaie au front (provoquée par une chute) laissant une **cicatrice** avec laquelle elle dut grandir. Elle lut alors dans « La Pharmacie du Bon Dieu » que l'on pouvait faire disparaître des cicatrices. Avec de la pommade à la grande consoude, elle enduisit trois fois par jour la cicatrice, et celle-ci disparut au bout de cinq mois. La cicatrice était vieille de 80 ans!

Madame Sch. de S. souffrait terriblement d'**hémorroïdes**. D'après les conseils de « La Pharmacie du Bon Dieu », elle fit infuser deux tasses de tisane à base de bourse-à-pasteur fraîche, et elle la but par gorgées. Au bout de trois semaines, les douleurs avaient disparu.

Madame A. de H. avait de gros hématomes sur la tête et sur le pied, dus à une chute dans un escalier de pierre. Trois orteils étaient bleu foncé. Elle prit des feuilles de joubarbe, les coupa et les noua autour des orteils. Le lendemain matin, les orteils avaient de nouveau leur couleur normale. Le gros **hématome** à la tête a disparu au bout de deux jours avec des feuilles de joubarbe. »

Madame Hanna Sch. de O./R. F. A. écrit le 8 février 1984:
« Votre livre « La Pharmacie du Bon Dieu » m'a redonné la santé. Ces 13 dernières années, j'ai eu quatre **ulcères** au duodénum, et des douleurs constantes. En décembre 1983, j'ai commencé à boire de la racine de roseau odorant, selon les prescriptions. Au bout de deux semaines, je n'avais plus de douleurs et je peux maintenant manger à nouveau de tout. Je ne peux pas décrire combien je suis contente et reconnaissante! »

Madame Christel B. de D./R. F. A. écrit le 15 février 1984
« Mon mari a été très malade il y a deux ans, vraisemblablement à cause de rhumatismes et aucun médecin ne pouvait trouver ce qu'il avait. Son état ne s'améliora pas, mais empira. Maintenant, il boit selon les conseils de votre livre sous le chapitre « arthrite » 1 à 2 litres de tisane par jour, il prend toutes les quatre semaines un bain de siège à la prêle des champs et il boit des herbes du Suédois (« Schwedenkräuter »). Il n'a plus de douleurs. – L'oncle de 80 ans de mon mari avait un **cancer de la peau** derrière l'oreille, ce qui lui a fait subir deux années de souffrances, une opération, des rayons, des douleurs. Aucun médecin ne pouvait refermer la plaie grande comme une pièce de 20 centimes, et guérir la

grosse tumeur tout autour. Lorsqu'il vint nous rendre visite de Berlin, cet été, nous lui avons donné de la tisane de prêle des champs à boire, et nous lavâmes la plaie avec de la tisane de souci et de prêle des champs. Dès le premier lavage, le bouchon de pus blanc sortit, et en l'espace de trois semaines, la plaie put se fermer. Encore aujourd'hui le médecin ne peut y croire.

Une tante a été opérée de la glande thyroïde. Les **cordes vocales** furent tellement endommagées de ce fait qu'elle ne pouvait plus que parler d'une voix grinçante. On a fixé un autre rendez-vous pour une opération visant à lui mettre un amplificateur de voix. Selon les conseils de votre « La Pharmacie du Bon Dieu », elle commença à boire de la tisane de souci, et jusqu'à la date de l'opération la voix était plus ou moins rétablie, de sorte qu'elle annula la date de l'opération en novembre 1983. Aujourd'hui, la voix est de nouveau normale.

Mon mari n'a pas eu besoin de plâtre lorsqu'il s'est déchiré l'**articulation astragalocalcanéenne**, nous avons fait des enveloppements et des bains à la prêle et à la consoude, puis nous l'avons frotté avec de la teinture de consoude. – En l'espace de 3 jours, il a pu de nouveau marcher sans douleur. Le chirurgien qui a pris une radio de la jambe a dit que c'était un miracle. Mais nous avons continué à frotter la jambe avec la teinture pendant 4 semaines. Que Notre Seigneur vous protège. »

Madame Irene J. de W./R. F. A. écrit le 22 février 1984:
« Ma cousine de 59 ans résidant en R. D. A. a quitté l'hôpital, il y a environ un an, après sa deuxième opération du **cancer de l'intestin**, pour mourir chez elle. Elle reçut d'une

connaissance la recette de l'aloès citée plus bas, et commença aussitôt sa cure. Elle se rétablit si bien qu'elle put faire, six mois après, un voyage de quatre semaines. Elle a également pris une boisson du Suédois (« Schwedentrunk »). »
Nous voulons confier à nos lecteurs la recette à l'aloès qui nous a été envoyée:
Patiente: Madame Maria Sabierkonra
Diagnostic: cancer de l'utérus, décomposition des tissus
Elle sortit de l'hôpital comme incurable. En octobre de la même année, elle vint à une visite de contrôle. Elle est complètement rétablie et elle a pris 22 kilos.

Sa guérison s'effectua de la manière suivante:
300 g d'aloès
500 g de miel d'abeilles
0,7 I de vrai vin rouge
0,1 I de Primasprit

L'aloès doit être vieux de 3 à 5 ans et ne doit pas être arrosé les 3 jours précédant l'utilisation. L'aloès est moulu au hâchoir à viande et bien mélangé avec les autres ingrédients, rempli dans des bouteilles sombres que l'on referme bien, et on laisse reposer pendant 5 jours dans un endroit sombre et frais. Au bout de 5 jours, on remue, et on passe autant de liquide dont on a besoin pour une semaine. Le reste demeure non passé dans un endroit sombre et frais. Les 5 premiers jours 3x par jour 2 heures avant le repas, prendre une cuillérée à café; puis 3x par jour 2 heures avant le repas, une cuillérée à soupe pleine.

Ce médicament ne doit être utilisé qu'une fois par an et pendant moins de deux mois.

La quantité citée guérit ce qui suit:
Tuberculose pulmonaire, ulcères d'estomac et autres inflammations des organes et maladies de caractère ulcéreux. Maux de tête constants, maux d'estomac, intestin, coeur, tuberculose, asthme pulmonaire, sclérose, reins, coagulation sanguine et autres maladies féminines.

Il augmente l'appétit. – Il guérit la grippe et l'angine en 5 jours.

Monsieur Kurt R. de R./R. F. A. écrit le 13 mars 1984:
« Une de mes connaissances m'écrit des Etats-Unis: on a constaté au cours d'un séjour de 10 jours à l'hôpital que j'ai une **atrophie musculaire** dans la jambe droite. Avant notre voyage aux Etats-Unis, je ne pouvais grimper quatre étages qu'avec d'énormes difficultés. Dans la rue aussi, je ne pouvais faire que de courts trajets, et ceci très lentement et en souffrant. Le voyage était réservé et l'avion payé, que faire? On me parla du livre « La Pharmacie du Bon Dieu », à la page 81, sous« atrophie musculaire », on trouvait:« Recouvrir les bourses-à-pasteur de liqueur ou de liqueur de fruits, laisser reposer 10 jours au chaud. Frotter avec cette essence les muscles maladies puis boire de la tisane d'alchémille ». C'est ce que j'ai fait pendant mes vacances en Californie. Au bout de quelques jours, les douleurs disparurent, je pouvais de nouveau dormir la nuit et marcher le jour. Maintenant, je n'ai plus de douleurs du tout à la jambe, et je marche comme avant. Les escaliers ne sont plus un obstacle pour moi. Je porte de lourds paniers sans problème. La vie est de nouveau belle. Six médecins ont examiné ma jambe. On m'a conseillé de marcher beaucoup. Je ne le pouvais pas. J'aurais dû faire un régime sévère – je

ne le pouvais pas non plus, car je ne pèse plus que 60 kilos. Mais maintenant je remonte la pente. Les vacances ont été sauvées et indescriptiblement belles! »

Madame Ursula H. de R./R. F. A. écrit le 13 mars 1984:
« Une patiente m'a raconté aujourd'hui ce qui suit: ma belle soeur, Doris L., avait une **tumeur cancéreuse** de la lymphe derrière le poumon et une opération était pour cette raison impossible. A l'hôpital, on assécha cette tumeur avec 102 séances de rayons au cobalt. Cette pauvre femme vomissait sans arrêt et ne pouvait plus manger. C'était il y a deux ans et demi. Elle commença alors la thérapeutique à base de tisanes de Maria Treben, que l'on trouve sous la rubrique« tumeurs ». Depuis cette époque, elle peut de nouveau tenir son ménage elle-même. Le professeur s'étonna fort et déclara qu'avec cette dose de rayons, **personne** n'aurait pu s'en sortir. »

Madame Theresia W. de W./Basse-Autriche écrit le 15 mars 1984:
« Un grand merci pour votre livre. Je suis tombée, le dimanche du carnaval, plusieurs fois à cause d'une tempête de neige. Ma jambe ne s'est pas cassée, mais j'ai eu de l'articulation du genou à la cuisse un terrible **hématome**, bleu et noir, enflé comme un boudin. Avec des enveloppements aux herbes du Suédois (« Schwedenkräuter »), avec des enveloppements de bouillie faite à la farine de grande consoude, des massages avec de la pommade et de la teinture au souci, les terribles douleurs ont disparu, la peau est devenue lisse et claire. Pendant une semaine, les douleurs m'avaient empêché de m'asseoir, je vous remercie de tout mon coeur! »

Madame Gertrud St. de H./R.F.A. écrit le 19 mars 1984:
« Je voudrais vous remercier du fond du coeur. Si je n'avais pas eu votre livre « La Pharmacie du Bon Dieu », je ne serais plus en vie. – Depuis de très très nombreuses années, je toussais légèrement. Cette toux légère devint une vraie toux d'irritation constante. J'avais le sentiment d'une boule dans la gorge et je consultai un spécialiste il y a deux ans et demi. Le médecin me prit pour une hystérique et me donna des comprimés pour calmer les nerfs. Comme la toux devenait plus grave, était sèche et grinçante, je consultai un deuxième spécialiste qui constata des muqueuses complètement sèches. Ma **toux** s'aggrava, et j'allai voir un spécialiste des poumons. Pendant 11 mois, je dus prendre de nombreux médicaments agissant sur les bronches et faire en outre des inhalations. Ma toux empira, je toussai et grinçai toute la journée. Les gens se retournaient sur mon passage dans la rue, je n'osais plus sortir. La toux d'irritation devint si forte que je vomissais à chaque fois. J'avais atteint les limites de mes forces physiques, psychiques et nerveuses. Ma tension, les reins, le foie, les selles ne fonctionnaient plus. L'oto-rhinopharyngologue me renvoya à un interne, qui m'envoya à son tour chez l'ophtamologiste. On constata 20% de liquide lacrymogène. On me donna des comprimés et une salive artificielle, ce qui n'apporta aucun soulagement. Je remarquai que les médecins ne savaient plus que faire. Mes prières furent entendues et on me montra la voie à suivre. On me mit votre livre en mains, et en même temps j'entendis parler d'un naturopathe qui fait également le diagnostic des yeux (iridologue). Mon corps était complètement empoisonné par les médicaments, je renonçai, selon les conseils du naturopathe, à tous les médicaments. Je commençai

à prendre des tisanes et des bains de prêle des champs, des enveloppements aux herbes du Suédois (« Schwedenkräuter »), comme vous le conseillez dans votre livre. Mon poids qui était tombé à 52 kilos environ, remonta à 58. De mois en mois, ma santé s'améliora, et mon état est supportable. Il est clair que je continue à prendre vos herbes. »

Madame M. F., médecin à D./R.D.A. écrit le 29 avril 1984:
« Dans mon pays, on se préoccupe de nouveau intensivement de phytothérapie. Deux hôpitaux fonctionnent sur cette base. J'ai dû, en raison de mon travail, reconnaître que ma famille était très malade et la grave maladie dont j'étais atteinte (et que je n'avais pas sentie pendant des années auparavant) ne pouvait être guérie que par la phytothérapie. J'ai été très étonnée en lisant votre livre que j'avais reçu par un heureux hasard. La simplicité des recettes est unique, mais l'effet c'est la **guérison**! Il est dur de trouver des mots pour exprimer ce que l'on ressent. Qui peut faire part de la même expérience? Je peux me permettre de le dire, car j'avais essayé beaucoup de traitements auparavant. Votre livre, c'est un don qui apporte la guérison et la vie! Le plus grand bien pour l'homme. J'espère que la science le reconnaîtra et l'utilisera, qu'elle ne le niera pas et ne l'opprimera pas. Elle a encore beaucoup à apprendre dans ce domaine. »

Madame Theresia H. de K./Haute-Autriche me raconta le 3 mai 1984:
« Les deux enfants d'une personne de 90 ans étaient désespérés de voir que leur mère ne les reconnaissait absolument plus. Sur un bon conseil, ils recouvrirent d'un peu d'eau bouillante des orties fraîches et mirent un envelop-

pement fait du jus et des feuilles sur le front et sur la tête de leur mère. Au bout de quelques minutes, elle reconnut ses enfants. L'ortie dépurative aide, comme cet exemple le montre, même dans des cas sévères de **sclérose**. On peut évidemment répéter les enveloppements fréquemment. Les enveloppements d'herbes du Suédois (« Schwedenkräuter ») stimulent aussi la circulation sanguine. »

Madame Paula F. de T./Tyrol du Sud écrit le 28 mai 1984:
« L'année dernière, on m'a conseillé votre livre« La Pharmacie du Bon Dieu », lorsque mon mari âgé de 51 ans, fut atteint d'un **cancer du larynx**. Pendant deux ou trois ans environ, il souffrit de maux de gorge. On lui conseilla de faire des inhalations et des gargarismes. La cause n'en est pas claire: peut-être la dangereuse poussière se trouvant sur les compteurs électriques, sur les plaques d'amiante, dont il devait se servir en tant qu'électro-mécanicien. En avril 1983, un prélèvement du larynx ne montra aucun signe de kyste dangereux. Un deuxième prélèvement fait à Innsbruck ce mois-là, montra un mauvais résultat. On conseilla à mon mari une opération. A l'appui de votre livre, nous nous procurâmes de la mauve qui pousse ici en quantité, de la prêle des champs et du gaillet. La chimiothérapie commença le 24 mai 1983. Toutes les deux semaines (et il se sentait terriblement mal) il pouvait faire une pause et rentrer chez lui. Nous utilisâmes ce temps de pause pour essayer les cures suivantes: du gaillet macéré à froid pendant la nuit dans de l'eau froide, c'est ce qu'il buvait pendant la journée, et la nuit, il mettait autour du cou les restes chauds de la plante mélangées en bouillie avec de la farine d'orge. Pendant la journée, il faisait des enveloppements avec de la prêle des champs tiède,

il buvait des mélanges de tisanes à la mauve, à la sauge et à l'alchémille. Le 7 juillet, on déclara à Innsbruck que la tumeur cancéreuse s'était tellement réduite qu'une opération serait possible sans enlever les glandes lymphatiques. Les excroissances avaient tellement diminué de volume que, après avoir enlevé le larynx, le patient put recommencer à se nourrir par voie orale 9 jours seulement après l'opération. Le dixième jour déjà, une spécialiste du langage lui réapprenait à parler. Les 30 séances de rayons furent pénibles pour lui, mais elles étaient nécessaires pour le traitement post-opératoire. Depuis septembre 1983, mon mari est définitivement revenu à la maison, il se sent bien, d'autant plus que les conséquences des séances de rayons (disparition du goût, la barbe ne poussait pas) ne se font plus sentir.

Lorsque nous rendons visite aux médecins qui ont pratiqué l'opération, ils envoient mon mari voir des compagnons de souffrance auxquels il redonne courage. Mon mari ne porte pas de tuyaux, il cache le trou dans la gorge par lequel il respire avec de petits cols de coton, tricotés ou crochetés, et il a l'air de porter un pull à col roulé. Il continue à boire la tisane hebdomadairement, en alternance avec du jus de carottes, et en outre de la liqueur du Suédois (« Schwedenbitter »). Cette lettre doit vous apporter aussi tous nos remerciements. Avec les merveilleux médecins d'Innsbruck vous êtes coresponsable de la guérison de mon mari, et ceci grâce à votre livre. »

Madame Hilde F. de K./Styrie (Autriche) écrit le 30 mai 1984:

« Puis-je vous joindre la lettre datée du 10 mai de l'année dernière et émanant de ma tante de 90 ans, qui vit en Amérique? Elle écrit: je bois chaque jour deux à trois tasses de tisane de prêle des champs et d'orties, dans lesquelles j'ajoute quelques cuillérées à café d'élixir du Suédois (« Schwedentropfen »). Au cours de mon analyse de sang mensuelle, le médecin m'a dit que mon **anémie** n'était plus aussi dangereuse qu'avant. Depuis septembre 1983, je n'ai plus besoin de transfusion de sang, ce dont j'avais besoin tous les trois mois. Tous mes amis et mes connaissances me félicitent de ma vitalité, d'autant plus que ces derniers temps, ils n'avaient pas pensé que je vivrais longtemps. Même le médecin est étonné de mon état. Je lui ai demandé s'il croit à la science des plantes. Il s'est tu, puis m'a répondu quelques minutes plus tard de continuer à faire ce que j'avais fait auparavant! »

Madame Loise K. de Z./Basse-Autriche écrit le 24 juin 1984:
« Ma petite-fille âgée de deux ans à l'époque avait des **crises d'élancements**. Vous avez tenu une conférence dans l'abbaye de Zwettl, en Basse-Autriche, devant une salle comble. Vous avez conseillé de la tisane de gui. Ce fut un grand succès. Au bout de quelques années, les élancements revinrent. On lui redonna de la tisane de gui. Aujourd'hui, elle a huit ans et demi et est en bonne santé, Dieu merci. – J'avais un champignon aux ongles qui ne voulait pas guérir, et je l'ai fait disparaître en le frottant avec de l'élixir du Suédois (« Schwedentropfen »). Un grand merci pour vos efforts. »

Monsieur Josef B. de K./Tyrol écrit le 24 juin 1984:
« Une de nos parentes avait une **maladie de la langue** qui était très désagréable. Toutes les trois semaines, la langue

pelait jusqu'à la chair, puis l'état se stabilisait. Les médecins ne pouvaient rien faire. Cela semblait être une infection qu'elle avait ramenée d'Espagne. Il lui fut conseillé des gargarismes à la mauve, à la prêle des champs additionnée d'un peu d'élixir du Suédois (« Schwedentropfen »). Elle gardait ce liquide dans la bouche et en buvait aussi un peu. En outre, elle prenait de la vitamine B2 (levure de bière« Vis »). Maintenant, elle est guérie depuis deux mois de sa maladie de la langue, et elle est extrêmement heureuse. »

La pâte au beurre et à la cire d'abeilles (Pasta antiphlogistica)

Utilisation externe contre les ***furoncles****, les* ***abcès****, les* ***bartholinites****. D'après le Dr Dirk Arntzen, Berlin.*

Faire fondre environ 4 parts de cire d'abeilles jaune et odorante, que l'on peut obtenir dans les pharmacies et les drogueries sous le nom de« Cera flava », au bain-marie (par exemple, un récipient en verre posé dans une casserole). Y ajouter environ 5 parts de beurre frais, non salé. Laisser chauffer le tout environ ¼ d'heure à ½ heure et écumer régulièrement, de façon à éliminer au maximum l'eau contenue dans le beurre. On peut ajouter, afin d'améliorer encore l'efficacité déjà grande, environ 3 à 5 gr de fleurs de souci séchées (Calendula officinalis) pour environ 100 gr d'émulsion grasse au début de la cuisson ou au moment où l'on rajoute le beurre. Dans ce cas, il faut passer le tout à la fin de la cuisson.

La conservation est optimale par température ambiante dans un bocal en verre fermé par un couvercle à vis, sous un film de «Silica Gel» qu'on peut obtenir chez le pharmacien. Cette pâte, si elle est préparée avec soin, peut être conservée pendant des années, sans addition aucune de conservateur! Appliquer localement en épaisses couches et recouvrir de gaze en quantité suffisante.
En cas d'infections citées plus haut, avaler en même temps, toutes les heures, un comprimé d'Hépar sulf. D 3 ou D 4. Après que l'abcès est vidé du pus ou que l'inflammation est résorbée, éventuellement dès le début de l'inflammation, prendre quelques comprimés d'Hépar sulf. D 30 et pour parachever la guérison, quelques comprimés (maximum 10) de Silicae D 30. On peut aussi soigner les abcès en faisant des compresses de fromage blanc, légèrement chauffé. Bonne réussite!

INDEX